国家职业心理咨询师丛书
心理咨询的实践与案例分析系列

心理咨询技巧
心理咨询师和助人专业人员实践指南

第二版

Counselling Skills:
A practical guide for counsellors and helping professionals · Second Edition

〔英〕约翰·麦克劳德　　茱莉娅·麦克劳德　著
John McLeod　　　　Julia McLeod

谢晓丹　译

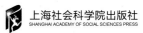

上海社会科学院出版社
SHANGHAI ACADEMY OF SOCIAL SCIENCES PRESS

献给凯特（Kate）、埃玛（Emma）和汉娜（Hannah）

目　录

ix

x

前　言

　　本书的上一版出版于 2006 年，书名是《心理咨询技巧》。目前这一版加强和扩展了同一领域的内容，着重强调帮助疲于应对日常生活问题的人们的实践方法和策略。

　　我们写这本书是为了满足两类人群学习的需要：

　　1. 从业者，诸如医生、护士、老师、牧师，以及那些在社会服务、人力资源、贸易联盟、社区项目、罪犯司法系统、建议中心及许多其他情景中工作的人。他们接受工作对象的拜访，对来访者充满压力的个人问题提供情感支持。我们采用*嵌入式心理咨询*（embedded counselling）这一术语来描述这类从业者进行的咨询行为——他们的咨询角色是嵌入在更广泛的职业责任中的。

　　2. 对于那些处于心理咨询和治疗培训早期的从业人员。本书提供了一套建立和维持咨询关系，促进来访者改变的实践技巧。在专业咨询师培训的初期，受训者不太可能接待来访者，所以他们有必要从之前或者其他工作角色中积累咨询关系的经验，作为学习和反思的源泉。

　　对本书写作的方式进行评论可能是有益的。我们尽可能地尝试，以简明扼要的方式去表达不吐不快的内容，书中主体部分引用的参考文献相对较少。大体上来说，主要的文献来源都在章节最后的扩展阅读建议中被注明了。我们也把相关的研究和主要概念通过表格框加以强调。在每章中，读者会找到自我反思任务，这些任务是通过从个人经验熟悉内容，鼓励读者通过实践探索其意义。每章开头都由唐纳德（Donald）、他的妻子安妮塔

(Anita)和他的护士咨询师萨莉(Sally)的故事摘录引出。我们希望唐纳德使用心理咨询帮助他面对生死攸关疾病的故事能够帮助读者将每个章节所探讨的不同主题建立联系。当然,唐纳德、安妮塔和萨莉都不是真实的人,而是基于几个我们的来访者的经历合成的角色。

xiii　　　　我们在本书中加入了心理咨询技术研究证据的文献。因为在我们看来,学习心理咨询技巧的大部分人或是学位在读或是已获学位。嵌入式心理咨询的从业者或者专业心理咨询人员都在一个研究证据可能会影响政策和实践的职业环境中工作,如果在这些机构中心理咨询技术和情感支持是被认真对待的,那么,介绍更多更好的关于咨询技术使用过程和结果的研究就十分重要了。

　　我们想向很多朋友和同事表达感谢,他们的观点、与他们的对话使我们对心理咨询的兴趣更加深入和持久。他们是:乔·阿姆斯壮、巴德·巴克斯特、罗尼·本格、蒂姆·邦德、茉莉亚·巴克罗德、安妮·陈、凯特·孔伯、米克·库珀、恩迪斯·寇马克、伊莱恩·克雷格、温迪·德鲁厄李、罗伯特·埃利奥特、布伦特·加德纳、金姆·埃瑟林顿、安嘉莉·高斯瓦米、柯林·库克伍德、埃克·琅勃、斯蒂文·郎、诺林·莉莉、托马斯·麦克里尔、马哈里·麦克米兰、凯瑟琳·马力特、琳赛·麦克米兰、德芙·摩恩斯、安·摩恩波西、丹尼斯·奥哈拉、菲奥娜·奥哈拉、莫拉·波洛克、斯蒂夫·克文斯、布莱恩·罗杰、艾莉森·洛斯、艾莉森·舒马克、萨尔玛·思迪魁、马哈莉·瑟斯顿、多特·维克、威廉·韦斯特、苏·韦勒、马克·威多森和甄妮·赖特。我们非常感谢开放大学出版社的莫妮卡·李的慷慨的鼓励和明智的建议,也感谢她的同事理查德·唐若和曼迪·建特在书写和出版的过程中有效和及时的协助。我们也想向在邓迪阿伯泰大学中参与心理咨询技巧认证项目的学生致以感谢,我们从你们身上学到了不少。

　　我们最感谢的是我们的女儿凯特、埃玛和汉娜,你们仍是我们两人
xiv 喜悦和惊奇的源泉。

第 1 章

通往心理咨询的邀请函

我不知道接下来自己会发生什么

我不知道该去哪儿

在家里病倒

疼痛

想着这就是结局

等着医护人员

然后在医院

医生和护士

小心翼翼地给予希望

以一种谨慎的方式

家人

僵硬的上唇

要坚强

以及所有这些

但是我呢？

我的生活完全改变了

这不是真的

我现在生活在一个不同于他们任何人的世界

🖐 简 介 🖐

这本书是写给那些充当助人、管理或者促进者角色的人的，例如教学、社会工作、医疗行业、牧师、咨询、培训、人力资源和司法系统中的人员。任何做此类工作的人都需要熟练掌握多种不同形式的人际交流技巧，例如，交流信息，通过访谈收集信息，共享决策以及心理咨询。这种特殊的人际交流方式就是所谓的"心理咨询"，指的是任何个体试图通过探索、理解，或者解决一些现实中的需要处理的个人问题所产生的

1　互动。当个体向他人咨询*生活中的问题* ——即当一些冲突或困境妨碍了个体过他们想要的生活时——心理咨询就发生了。教师、社工、护士，以及那些有其他工作角色的人，经常会从他们的来访者或服务对象那里遇到类似的请求。

接下来的章节提供了一个框架来帮我们理解*嵌入*在其他活动和角色中的心理咨询情境。本书是关于咨询的，而不是关于如何成为一名咨询师的。本书是为那些已经在某一领域，诸如护理或教学，受过培训、掌握专业知识的人写的，并且，这些人还意识到，当工作对象*需要谈话*时，发展出更好策略来作出有建设性的和有效性的反应的价值。本书的主要目的在于澄清遇到这些时刻时，能够做些什么以及该如何去做。当然，本书也对"专业"的咨询师有用，这些"专业"咨询师是在独立经营的基础上提供心理咨询的，他们咨询的典型模式是以每周一次，一次一小时的方式来会见"来访者"，在咨询时间之外与来访者没有任何其他联系。本书对专业咨询师的价值在于试图阐述他们工作技巧中的一些基本元素。

在本书中，一个有效的心理咨询对话会被想当然地认为持续 8 到 10 分钟。这个时间长度提供了一个典型的机会窗口（window of opportunity），使教师、医生或管理人员得以允许他人谈论困扰他们的问题。当然，在很多情况中可能需要更长的时间，或者可以把每个分散

的 10 分钟谈话串联在一起。但是,重要的是,要意识到 10 分钟的对话足以起到一定作用。不应该以时间不够为借口回避倾听来访者的故事,或者不许他们把事情讲完。

在本书中,"咨询师"和"个体"这两个术语分别指的是寻求心理咨询的人(个体)和提供心理咨询的人(咨询师)。这里关于"咨询师"术语的用法并不是指"通过专业认证的独立执业的心理咨询师",它指的是在一个人需要谈谈困扰他的事情的当下,能够提供心理咨询,发挥咨询师作用的人。总的来说,相对"来访者"这个术语来说,"个体"这个术语更受青睐,因为情景式咨询或嵌入式咨询很少涉及正式的合同和角色定义(我是一个心理咨询师,我有一个办公室,墙上有我的执照)来证明这个词的用处。在本书中所采用的例子涉及很多领域,包括各种工作背景的人,其中很多不能按照常规被称为来访者。例如,诸如学校或者学院等教育机构的使用者很少被称为来访者。在这些情境中,其他术语,如服务对象、患者、来访者这些术语都被使用。

练习 1.1:心理咨询的概念

2

　　在你开始读这本书时,你关于心理咨询的最初设想是什么? 你所理解的心理咨询的概念是什么? 你关于心理咨询的个人批判立场是什么——即此刻你相信什么是心理咨询有效或有用的地方,而对哪些你是持怀疑和保留意见的?

✸ 叙 事 流 派 ✸

本书采用广义的叙事流派(narrative approach)来理解咨询是如何帮助他人的。叙事流派理念指的是近些年来在心理学、社会学和保健科学领域的一个巨大的运动(Mcleod, 1997a, b; Greenhalgh and Hurwitz, 1998)。19 世纪和 20 世纪,工程、技术和物理学的巨大成功使人们产生了一种通识,普遍把人看成机械、物品、机器或者器官,它们可能会损坏,并需要进行修理。很多人开始明白,这种态度,尽管在某些方面有其独有价值,但是也会带来去人性化的危险,或者逐渐侵蚀,使人丧失了作为人类最重要的本质。叙事提供了一种简洁但是有力的方式,来提醒我们人性的本质,并在我们的思考和实践中强调这些特质。

叙事关系到人类讲故事的能力。我们用故事的方法和他人交流我们日常生活中发生的一些重要或者值得记忆的事情。在我们的头脑中,在我们自己的生活中,我们每个人都有一个或者几个自己的故事,我们通过创造自己生活的故事或者自传,构建我们的身份认同和自我意识。从文化角度而言,人的信仰、价值和世界观就是通过神话、文稿、文学作品和"新闻"等形式表述出来的。

专栏 1.1:帮助就在你找到它的地方

考思(Cowen,1982)通过对理发师、擅长家庭问题的律师、工厂主管和酒吧男招待实施访谈,了解他们对自己的工作对象提供的情绪和人际问题的帮助。他发现在各个群体中都有中等程度到严重的个人问题发生,尤其是理发师和律师身边。运用于这些助人谈话的一系列不同方式经报告,发现这些非正式助人者使用的一些策略和那些专业治疗师采用的有很多都是一样的。在该调查和其他研究中,均发现理发师对顾客的个人问题做反应时特别足智多谋(Cowen *et al*,1979;Milne and Mullin,1987)。在一个从求助者的视角来看待非正式帮助价值的研究中,麦克伦南(Mclennan,1991)做了一个报告自己经历了情绪挫折和个人困难的大学生的调查研究。他们有些人咨询了咨询师,而另一些人和他们的朋友或非正式的助人者说过自己的难处。当问及被调查者和正式或非正式助人者的关系质量如何时,从他们所受的服务时长、助人者的能力、自身的理解程度等方面看,两组并无显著差异。哈特(Hart,1996)调查了专业学生辅导员和与学生一起参加田园工作的学术型导师,发现这两者在诸如倾听、理解情感、提升自尊的技术的使用上有很大程度的重叠。这些研究的结果,以及许多其他对非专业类型咨询助人者的研究,都表明很多非正式和嵌入式咨询发生在大量的社区背景中。几乎肯定的是,更大比例的生活中的问题是通过非正式的方式处理的,而不是去看专业咨询师或心理学家——大概有 35% 的人在一生中会有心理健康问题的经历,但只有 3% 的人寻求专业帮助。

叙事过程同时包含了个体和社会。故事是由个人讲述的,然而是以文化叙事的形式描述的,一旦被讲述,就被变成一个可以被再次讲述的可分享的产品。故事包含生活中的一贯性和可变性。虽然个体所讲的故事内容和结构可能会一致,但所讲的方式都是不一样的:每个故事中总会根据特定的听众或者观众进行即兴创作。任何一个连贯的故事都会随着时间揭示出关于事件的信息及其意图和目的,揭露出主人公或者故事的核心人物与其他人之间的关系,以及交流时的情绪和情感。这些故事也有一个评估的因素:事件是建立在道德基础上的。

因此,咨询的叙事流派注重讲故事的过程中所包含的所有人性维度(意图、关系、时间、感受和道德)。更具体地说,叙事流派关注人们运用语言和谈话来建构他们生活的方式。心理咨询的叙事流派能让来寻求帮助的人和给予帮助的咨询师对语言的使用更加敏感。这里的一个关键点是,某些谈话的方式让人处于困境或担忧中,感觉走投无路。相反地,采用另一种不同的谈话方式,可能会让人豁然开朗。叙事流派也意识到人类讲故事这一过程的价值。从这种角度来看,当人们寻求咨询时,很多人想要的仅仅是一个讲述自身故事的机会,并且让他们的故事得到认可。现代生活的环境使得很多人带着对个人意义重大的故事四处游荡,但是因为没有人愿意听而无法讲述。这些人因交织在故事中的痛苦而感到孤独,不能从他人那里获得支持和团结感,很难有机会从自己身上发生的事情中得到反思和收获。这就是咨询可以介入的地方。

4

专栏 1.2：能成为他人生活中的重要他人

对任何一个父母而言，没有比和自己的孩子陷入一个充满冲突和分离的模式更烦人的情境了。克斯廷·内安德（Kerstin Neander）和卡萝拉·斯科特（Carola Skott）在瑞典做了一项研究（2006），研究访谈了那些成功经历了这个阶段的父母，谈论了在那个阶段对孩子和家人起到决定性积极影响的人。这些关键人物包括护士、社工、教师、青年领导者和学校负责人。这些重要人物的特征是什么呢？他们具体的专业角色和训练似乎不重要。重要的是相互信任的发展，真诚的温暖和被接纳的感受，一种值得被"特别"对待的感觉，清晰地关注什么是对孩子最好的，通过一系列日常小事的进步，发展出一个关于这孩子的新的更积极的故事。这个过程的核心是一种感觉，"这些人……能创造出新的情境，在其中孩子和父母能感到舒适并做得很好"（原书 309 页）。本书的目的是探索如何让这些教育和护理领域角色的从业者成为他们来访者生活中的重要他人。

🖑 创造一个空间来好好谈谈它 🖑

任何形式咨询的核心都在*创造一个空间好好谈谈它*。这个词组作为一个检验标准贯穿本书，提醒读者咨询所扮演的角色事实上是如何与人们经历的烦恼建立关系。这个词组包含了很多的意义：

- *"创造一个空间……""创造*"这个观点揭示出心理咨询是有意图的、有目的的行为。它不是"正好发生"的一些事情——它必须是被"创造"出来的。"创造"是合作双方共同参与的一项活动。个体不能在缺乏咨询师的意愿和参与的情况下制造出一个咨询空间，反之亦然。"创造一个空间"还有类似概念的词语，如"创建"、"建立"和"构建"，所有的这些词汇在帮助理解这个过程都是有价值的：咨询可以被理解为是一项"合作构建"的活动。这些术语的运用也带来这样一个问题：在这个建立或者构建的过程中使用的材料是什么？建立一个咨询空间需要一些"人力"或能力：注意力、身体姿势和距离、语言、座位的安排、时间的控制，等等。构建出一个怎么样的空间取决于具体情景中可使用的材料。

- "创造一个*空间*好好谈谈它……"在咨询情景中的"空间"是什么意思呢？是哪种空间呢？这空间既存在于那些想要谈论个体问题的人的生活当中，也存在于个体和咨询师关系中。本书的主题之一就是理解人类生活在一个他们为自己构建的，存在于他们的社会和文化的个人空间里。在这个领域，或者个人世界中生存，有时会很难——会出问题。咨询是人们日常生活之外的空间，在咨询中他们可以远离他们的日常行程，反思他们希望做出哪些更好的改变。一个咨询的空间像是一个"泡泡"、"天堂"或使情绪安定的地方，个体可以进入一段时间，必要的时候他们也可以回来。一个咨询空间也是个体和咨询师之间关系的空间。个体和他们咨询师之间的关系有很多方面：约好时间见面（下周的同一时间？）；其他角色，性别/年龄/种族的相似性或差异性；咨询室之外一些共同的经历（如在超市碰见）。然而，一旦咨询活动开始就需要把其他关系当作背景资料，开展另一种不同形式的对话。空间的概念意味着要有界限——一个空间是有边缘限制的。一个被其他东西所环绕的空间，但是在这个空间里面却空无一物：这就是*空间*。在咨询中，尽管不同的东西会从外面被带进来（"让我们采用这个问题解决的模式来解决你的生涯选择中难以决定的困难……"），但咨询的基本前提是以一个空的空间开始，在那里人们可以依据心愿谈论（或者不谈论）任何事情。空间的观念让我们反思发生有意义的个人和情感学习的其他空间的本质。一个咨询空间相似又不同于其他空间，如在读一本好的小说所进入的空间，或者在剧院舞台上所创造的空间，或者当走在山中时所体验到的空间。

6

- "一个空间来好好*谈谈它*……"咨询的本质是谈话。把一些事情转化成语言文字或者把它带入到语言中,这是一种强有力的治疗经验。语言包含了无数种表达意义的方法。词汇、词组和论述体现了多代人用来表达意义的活动。谈话的方式总是多种多样的,而每种谈论方式与话题的不同定位有关,与一系列不同的已发生的事情有关。找到合适的词汇来表达,命名或者区分不同——谈话的这种成果可以把一个话题或者问题带入一个空间,让谈话者和听众可以一起检验它。这也可以让讲的人听到自己的声音——谈话可以促进自我反思。谈话者可以观察他们的语言对于听众的冲击。从自言自语(这个问题一直纠结在我脑袋里面)到谈话对话,排解了被孤立和被社会排斥的心情,得到分享和支持的机会。谈话带来了笑声。把关于事件的所有独立部分组合起来,让整个故事变得更加连贯完整。

● *"……好好谈谈它……"* "它"的重要性在于个体想要谈论的话题或问题总是很少被清楚地定义。通常"它"的感觉比较模糊,如好像有什么不对劲的感觉、痛苦的感觉,或一种要谈话的需要。咨询的任务通常涉及一些典型的活动,这些活动可以被描述为"描绘"、"探索"、给问题"命名"或者"处理这个问题"。这种找到正确的语言来描述"它"的行为可以带来一种放松的感觉("原来它是这样的")。描绘出"它"的形状和轮廓,才有可能找出处理"它"的方法。这也可以被理解为是为咨询对话找一个*重心*的过程。

● *"……好好谈谈它……"* 的好好谈谈意味着谈话要全面、彻底,并且围绕和这个问题相关的所有方面来谈。它也暗示着要谈到问题的解决方法,谈到没什么可谈为止。当个体正在谈论一个非常重要的个人问题时,要意识到一个故事正在展开。个体有正在"轨道上"的体验,会对谈话中"接下来"的事有所觉察——还有些东西要谈。这些事情就个人而言是很少预先计划好的,而是在一个允许被说的情境中产生的。这样的谈话有一种运动的感觉,从一个地方到另一个地方。

"创造一个空间好好谈谈它"的观点定义了咨询的主要目标——这就是咨询的本质。这是对咨询的一种理解，它强调可以创造出一个空间的关系的存在，强调语言、讲故事和对话的作用，并以此为媒介，两个人合作，产生一些影响效应。

> **练习 1. 2：被理解的机会**
>
> 在你的生活中有怎么样的机会让你可以和其他人讨论困扰你的问题？这些机会让你能感到完全"好好谈谈"问题的程度如何？这些帮助你或阻碍你好好谈谈的情境有何特征（如听众的态度和数量）？当你没法获得这些机会时，你的生活中会发生什么？

🖐 学习心理咨询技巧 🖐

本书所包含的材料可以被用于心理咨询课程教学的各种阶段。因此，它对我们了解心理咨询需要发展哪些技巧可能会有用。目前有很多关于心理咨询培训的课程，关于培训模式的文献以及对咨询培训的相关研究。也有专业机构出版的行业规范，推荐培训项目的标准模式。这种被广泛认同的培训大致分为四个主要领域。第一，任何向他人提供咨询关系的个体应该能用某种模型或理论框架来解释他们的所作所为。第二，培训必须给出反思实践的时间，让个体发展出面对面咨询的方法和策略。这种"技巧"训练的特点包括观察专业咨询师（现场或者在录像上），与训练小组的其他成员一起或者在他们身上练习这种方法，尽可能地与真正寻求咨询的人讨论咨询过程并记录。第三，心理咨询的训练需要自我意识的发展。如果咨询的有效性取决于个体和咨询师关系的质量，那么对咨询师来说，了解自身的关系需要和模式对咨询关系的影响，以及对求助者偏好的咨询关系类型作出建设性反应的能力就显得非常重要。在训练课程中，自我意识的发展通常是通过这些活动得到促进的：对小组讨论的反思；针对如性关系、区别和控制关系等这些困难关系问题的工作坊；心理咨询中作为来访者的经验；坚持做个人学习记录。最后，训练课程需要涉及职业和伦理问题，诸如隐私保密、督导或咨询支持。

针对本书的内容，很重要的一点是要清楚知道本书提供的是让人了解心理咨询技巧的框架而不是技巧本身。要成为技巧娴熟的咨询师，需要在一个鼓励真诚支持和挑战的背景中和一群人一起工作一段时间。尽管心理咨询课程普遍被参与者认为是对个人有益和有价值的，但有时这种学习也会令人不适，例如，当学习小组中的其他成员在人际情境中指出个体的逃避和自我保护策略时。除非个体准备好承诺参与这类个人学习，否则参与此类培训是没有什么意义的。

专栏 1. 3：人们想要什么？

已经有很多的研究在探索心理咨询和其他职业助人形式中对人们有帮助的东西是什么。但是，调查人们不想要什么也是有指导性的。在瑞典有一个国家机构，患者和他们的亲属可以向这个机构报告他们遇到的令其不满的医疗保健服务。对该机构接收到的抱怨进行分析，简兰德（Jangland）等人（2009）发现，最大的不满是缺乏共情、尊重和感谢。患者及其亲属的陈述包括：

我们隔壁有个患者，只有一个窗帘把我们隔开，我们和医生的对话没有私人空间。我们能听到医生给另一个患者的病情诊断……

我被告知"我们无能为力"。医生给出这个信息时毫无情感，完全缺乏共情和关心……

医生进到病房的时候没有和我握手或打招呼，在谈话的整个过程中都没有眼神交流。

他们很不情愿地回答我们的问题，并对我们的处境毫无同情。

在这些个案中，医生和护士的人性体谅和关心的缺乏就足以让个体想要抱怨。这些人并不是因为遭遇医疗事故而愤愤不平——他们是因为最基本的情感支持的缺乏而受到伤害。

🖐 小　结 🖐

本章尝试介绍了本书的一些观点,这些观点贯穿于整本书,在后面还会进行详述。心理咨询被描述为一种特别的对话,当个体感觉在关系中足够安全,能够开放性地去探索生活中的困难和痛苦时,心理咨询就发生了。心理咨询是一种可以发生在很多场景中的过程,不局限于专业咨询师或治疗师的办公室。本书的心理咨询适用工作在诸如社会、医疗保健和教育领域的从业者,他们的咨询师角色是嵌入在其他职业角色中的。为了向求助者提供有伦理的、有效的和为他们的需要和偏好量身打造的心理咨询,有必要采用研究和严格的调查来质疑现存的心理咨询假设,为实践发展出新的框架。

🖐 扩展阅读建议 🖐

围绕心理咨询技巧培训和咨询技巧模型进行批判性的讨论很少。在德博拉·卡梅隆(Deborah Cameron)所写的一篇非常有影响力的论文中,他认为当前的交流技巧和人际交往技巧模型的发展没有充分关注现实中人们在组织中与他人交往的方式:

Cameron, D. (2004) Communication culture: issues for health and social care. In M. Robb, S. Barret, C. Komaromy and A. Roger (eds) *Communication, Relationships and Care: A Reader*. London: Routledge. (本书的其他章节也提出很多不同的有价值的批判性视角。)

一本非常有趣内容丰富的书,捕捉了心理咨询的精髓:

De Board, R. (2007) *Counselling for Toads: A Psychological Adventure*. London: Routledge.

第 2 章

嵌入式心理咨询模型

在去医院的公交车上。车辆。相同的街道。唐纳德望着窗外。只有几周就要60岁生日了。一个大日子。他们在准备些什么，但他们是不会说的。好几个月觉得不舒服。心脏病发。检查。诊断。治疗。吃药。每周，心脏科门诊的护士都会来看他一次，"就是看看你过得怎么样"。更多的检查。这就像是一场梦。这不可能是真的。像梦游一般经历这一切。"他处理得不是很好吗？"在背后，另一种不同的痛。

简 介

对一个正在寻找帮助，想好好谈谈个人问题的个体提供咨询关系需要承担责任。这不是随意答应的承诺。作为一个咨询师，经常涉及对个人生活中敏感、疼痛和困惑领域的学习和反应。因此，很有必要为实践搭建坚实的框架。对任何提供咨询的人来说，尽管做出真诚的个人反应很有必要，但是，能够回到咨询过程的地图或模型中，反思正在发生什么，并以此作为基础向个体或服务用户解释应该期望什么和为什么要期望，这也是很重要的。

这一章中介绍的嵌入式心理咨询的模型是用来应用到任何以下情境中的，即当个体请求或邀请某个专业人员来帮助他们好好谈谈个人问题的时候。嵌入式心理咨询的时间可以从简短的（5分钟）微咨询会谈（mirco-counselling），到持续几个月甚至几年时间的长对话。这一章

的目的是为嵌入式心理咨询实践的观念和假设提供一个基本纲要。接
下来的章节将聚焦于这些原则在实践中的应用。

11

🖐 嵌入式心理咨询模型 🖐

本书所使用的嵌入式心理咨询的模型是基于一系列关于求助者、
助人者或咨询师见面时的机构场景及心理咨询过程的假设。

🖐 求 助 者 🖐

我们每个人都生活在塑造我们思考方式和感受方式的社会文化
中。但是,在现代社会中,不存在一个单一的系统完全决定每个人的生
活。相反的,每个个体在社会中构建个人领域,在其中他们寻求过上令
人满意的、有意义的生活(Willi,1999)。当个体经历一个*生活中的问
题*时——在他们生活中的一个阻碍、冲突或者缺失——不能马上用自
己能够利用的资源解决的,就引发了咨询。咨询的一个主要目的是帮
助个体激活他们所需的个人、社会和文化的资源来解决眼前生活中的
问题——有效的咨询帮助人们变得更有*智谋*。

练习 2.1:描绘你的个人定位

拿一张纸和一些彩笔或蜡笔,描绘构建你个人定位的重要内
容,包括真实和想象的人、活动、物体和任何其他东西,做完后,
你学到了关于自己的什么? 你生活空间或领域中最困扰你的地方
是什么? 哪些领域能展示你的个人长处? 哪些领域你可能开放给
咨询师看,而另一些可能会隐藏?

这种描述求助者的方式与大多数咨询教科书中的观念很不一样。

总体上来说,现在关于咨询的书被一种方法所主宰,即认为人们带到心理咨询中的问题本质上是*心理的*。从心理学观点来说,问题可以被看成是心理机制的功能失调或需要被修复的"缺陷"。举个例子,从心理学观点来说,一个人可能被认为是受低自尊、非理性思维、未加工的情感、侵入性记忆等折磨的(Gergen,1990)。与这些观念有所不同,本书把人作为存在于*社会*的人来解释,会更有助于理解,通过我们互动和谈话的方式,我们讲述的故事,在其中共同构建人类的现实,并能一起工作去解决日常生活中产生的问题。社会视角的一个优点是它强调了人与人之间的连通性和团结,以及我们生活在其中的文化传统。这里的关键点是,咨询,作为这个模式里的设想,并不是一个处理假设在个体身上存在的缺陷的东西。咨询不是在一个人的"自我"或"灵魂"里,修复错误机制的东西。"问题"不在人的心灵。相反,咨询是一种业务,是与个人工作来处理他们所生活的实际社会世界里的真正困难,以及定位那个世界里面他们可以使用的资源,并用它来做出改变。

专栏 2.1:我们怎么谈论处理个人问题的方式

我们生活在一个存在多种理解情绪问题和关系问题方式的文化中。现代社会存在一种想法,即提倡最好把诸如此类的问题当作"心理健康"问题,并通过药物解决。另一种该如何生活的方法是利用长久以来一直有的宗教。受这种想法影响的人们经常为自己偏离"本应该"的作为而感到内疚,并寻找如何帮助自身重归"正途"的方法。另一种更有力的方式是把个人问题当作源于童年早期事件(精神分析),不能接纳自我(人本主义)或持续的错误思维方式(认知—行为)的心理问题。在构建个人定位时,我们每个人都倾向于从这些文化话语(和很多其他)中选择观念,使之适合我们试图为自己创造的生活。结果,当我们最终可能寻求心理咨询时,我们对能发挥作用的策略和过程有明确的偏好。

隐藏在这种观点之下的是,求助者在试图解决自身问题和过上更

令人满意的生活时是积极和坚定的。在心理咨询中,将当事人"物化",将求助者当作事件或命运的消极受害者从不是个好主意。人们总是了解发生在自己身上的事,并想出方法来应对和生存。我们都生活在一个包含丰富多样的策略和观点的世界中,这些策略和观点是关于如何处理生活中问题的,我们每个人都拥有一套关于生活的理论技能和方法。人类*行动性*(agency)的理念是本书呈现的心理咨询框架中的一个基本假设之一,指的是人们有意和积极构建(与他人共同努力构建)他们生活的现实的能力。

13

在日常的基础上,不可避免地会在每个人的生活中持续出现一系列的*生活中的问题*(problems in living)。它们会以个人问题的形式出现,包括围绕着个人需要和愿望的困境和挑战,比如,人际关系冲突,人生选择的不确定性或困惑,对他人和情境的害怕或逃避,对未来的清晰度和希望的缺失。大部分时间,个体通过采用一系列问题解决方法中的任意一种来处理这种问题;例如,从一个家庭成员那儿获得建议,去山上散个步把这件事情想通,祈祷,看关于这个主题的书或者报纸上的文章等。使用最频繁的非正式的个人问题解决的类型可能发生在日常会谈中,讲故事,说长道短,这时人们彼此分享处理生活的挑战。然而有时候,一个问题出现了,往往无法通过上述的方法来解决。为什么问题会变得难对付是有很多理由的。个体可能缺乏能分享问题的人和关系,例如,搬到一个新的城市,或者很亲近的人去世了。作为一种选择,个体会选择社会网络,但是由于问题的本质又不愿跟其中的任何人讲。这常发生在个人认为这个生活中的问题是令人很尴尬或羞耻的时候。例如,虽然一个人感到工作压力很大,但他可能在一个高成就取向的环境中工作,这个组织的潜在"规则"使得他很难向同事承认自己的脆弱。另一种可能促进问题产生并达到朋友、家庭、其他及时支持都不够的情形是建立在回避基础上的个人对自我照料和应对策略的使用。如果一个人处理问题的方式是"尽量不要去想它"或者通过药物和酒精进行自我麻醉,他们很快会达到这一个阶段,即问题变得太大而无法谈论,或者承认放任这个问题达到现在这个地步是很令人尴尬的。例如,一个大学生在一次作业中拿了一个很差的分数,他担心课程通不过,通过逃课和待在床上看电视吃巧克力来处理这些压力。

14

专栏 2.2:生活中问题的社会根源

对心理咨询师来说,使用一些当代社会学家的观念是很有价值的。这一领域的主要作家可能是安东尼·吉登斯(Anthony Giddens),他分析了当今的生活条件使人们很难维持"他们是谁"的安全身份,他认为心理咨询专业的出现可以理解为对日益增长的不确定性的一个文化回应。咨询成了可以让我们远离日常生活的细节,并获得自我认知的一个避风港(Giddens,1991)。这些观念得到了另一些社会学家的进一步明确。举个例子,理查德·森尼特(Richard Sennett,1998)研究了全球化经济所带来的雇佣模式方式的改变,这种改变导致了工人身份安全感的缺失。当人们一个从临时的职业跳槽到另一个,在组织内被分配给不断变化的团队,或者在家工作时,与同事建立起深层次关系变得更为困难。齐格蒙·鲍曼(Zygmunt Bauman,2004)认为,全球资本主义经济和地球资源枯竭造成了大量的,如他所说的"被浪费的生命"——那些不被经济系统需要的人和那些从此不再重要的人,比如移民者、难民、无业者、残疾人。贯穿这些现代生活社会模式的主题是人们在多大程度上感到被排除在一个全面参与有意义的社会生活之外。

致使人们寻求心理咨询的"生活中的问题"可以被视为通过两种不同的水平运作。一种水平由实践中的困境组成,这种困境可以通过有意识的制定策略,"将周遭习以为常的事务转移"来解决,对当事人的生活方式作出相对较小的调整。但是,有些求助者在被定义为"存在"挑战的问题上也有问题,这些存在挑战反映的是更基本的他们与周遭世界关系的紧张。这些存在挑战与一些基本的幸福维度有关:

- 与其他人保持亲密关系,有相互关系,有归属感和被关怀
- 建立和维持一种价值认同感,并有能力回答"我是谁"

- 带着对意义的源泉和提供幸福感、满足感和繁殖的目的去发现，
  滋养和结盟

对于咨询师来说，认识到这些不同类型的生活中的问题，并能开放地与当事人在正确的水平上工作是很重要的。尽管嵌入式心理咨询通常是被实际情境中的情绪反应所激发，有时这些日常困境反映的是关于连通性和归属感、认同感和满足感这样的大问题。

15

心理咨询师

嵌入式心理咨询是由诸如教师、护士、社工或者其他涉及与人互动并整合入心理咨询维度的工作的人提供的。通常，这类从业者在他们的机构中并不被描述为或冠以"心理咨询师"的称号，因为他们工作中咨询的层面是次属于他们的主要功能的。就某个程度来说，基本上，在他们和有困扰的人进行一线接触时，这些职业中的所有从业者都在执行着某种咨询师的角色。但是，这些职业群体中的成员在他们对心理咨询感兴趣的水平上，以及他们卷入到来访者咨询对话的意愿上表现出不同。这和发生在很多其他职业专业角色中的情况是类似的。例如，一个教师可能在一些"附属角色"上发展出相当多的知识和专业技术，例如成为工会的代表，在学校委员会任职，组织国际学生的来访，或者成为学校—大学的联系人。实际上这些活动没有一项是涉及教学的，教学是教师被培训和付报酬的理由，但是这些都是学校有效运转的所有必需元素。同样的，一些教师（和其他职业人员）可能在他们的机构中为他们自己建立一个特别的领域让当事人可以来咨询。

嵌入式心理咨询的成功从业者的某些主要特征包括：

- 自我意识
- 对人们应对方式持有好奇感
- 对文化具有敏感性
- 肯定他人重要性的价值观

- 对关系感兴趣

- 对特定工作环境中可能性的现实评估

这些属性以生活经验为依据。心理咨询培训可以帮助参与者反思上述主题,并能提供理论视角让他们理解自己的咨询角色是什么。但是,优秀的心理咨询师并不是培训课程造就的——他们是生活造就的。

自我意识的能力是所有咨询角色中最重要的成分,是咨询师与求助者的经验联结能力的中心。个体可能与围绕丧失、失控、无望、绝望、无力和困惑等主题的个人困难做斗争。如果咨询师之前在这些问题上已经有自己的经验,并熟悉个体所处的领域的话,便能更好地提供一个全面的、人性化的回应。自我意识让咨询师意识到他们自己的脆弱领域。当咨询师充分倾听另一个人的困难时,他们都不可避免地对对方的痛苦开放自己。对任何一个咨询师来说,熟悉他们生活中自身敏感或脆弱的领域,找出解决这些问题的策略相当重要,而不是在真实的咨询中,在他们试图帮助别人时发现这些问题。最后,自我意识帮助咨询师了解寻求帮助的人与他们在一定程度上的相似与不同。只有通过清楚地知道他人的具体反应和模式,咨询师才能避免陷入认为所有人都与自己有着相同的思考和感受的假设中。

培养这种自我意识有很多方法——记日记,写自传,和朋友家人聊天,拜访自己早期生活的人和地方,接受个人咨询。所有这些活动的共同点是,他们都涉及系统的、持续的个人经历的*反思*。尽管有丰富的人生体验对咨询师来说是有帮助的,但是仅仅经历过困难时期是不够的——为了能利用这些事件来影响咨询反应,有必要至少用一些方法将这些经验转变为文字并理解它们。咨询师从根本上不是一个角色榜样——有人从危机中幸存下来的,因此可以被作为一个例子被追随——视之为合作者则是更好。和寻求帮助的人一起工作,通过对话发现解决生活中问题的方法,对咨询师来说,在自己的人生中反思和预先探索一些经验是很有必要的。

练习 2.2：发展自我意识

在过去的 10 年中你做了什么来发展你的自我意识？你以什么方式来反思自己的生活，并记录所学内容？在你成长的环境和所生活的文化中，你能在多大程度上理解和解释自己作为助人者或者咨询师的优势和局限的来源？你目前和将来自我意识的计划是什么——你想要进一步探索自己生活的哪些方面？

发展对存在于学习、改变和"治疗"中广泛信念的敏感性，对咨询师角色的准备工作来说是一个很重要的因素（见专栏 2.1）。一个寻求帮助的人必然有他们自己的关于问题发展原因和如何解决的想法。例如，一个总是通过计划行动和目标设定解决问题，并且永不回头的人，在咨询师一直问诸如"这是否让你回想起了什么？"或"你能想到第一次发生这种事的时间吗？"的问题时，很可能会感到受挫并拒绝回答。关于学习和改变，以及如何解决生活中问题的信念以复杂的方式与诸如性别、种族和社会阶层等人口因素相联系。对个体的"助人信念系统"敏感性是和*不同的*人有效工作能力的核心。

17

案例：对来访者关于学习和改变的信念的敏感性

作为一家初级保健诊所的心脏护理健康顾问，曼吉特（Manjtt）是戒烟和肥胖问题的主要负责人，他通过调动患者关于什么会有帮助的信念来改变长期存在的不健康的行为模式。在他见过患者并就他们改变的承诺达成协议后，他会对他们说，"我想知道你是否尝试过戒烟/减肥。有吗？你能告诉我以前什么方式对你有用吗？"在与患者接下来的每一次会面中，他总是问他们是否相信他们正在采取的方法是有效的，它是如何被认可的，以及个体认为曼吉特可以做一些变化可能对他们更有帮助。

伊恩(Ian)是社区精神科护士,他相信他工作对象所患的疾病可以通过服用药物得到最好的治疗,而他的工作是帮助他的来访者理解这一点,并一起找到正确的剂量和发现处理副作用的方法。唐纳德,他的一个患者,是心理健康治疗小组的一个成员,他拥护和推广基于社会团结和政治行动的生存和康复哲学。伊恩非常失望唐纳德只在危机时刻服用药物,唐纳德很沮丧,因为他认为伊恩并没有认真对待他的观点,并竭力限制他们会面的次数。

伊娃(Eva)是一个家庭支持工作者,她为与她工作的人能发现的解决自己问题的不同策略而着迷。她大部分的工作是帮助有行为问题的学龄儿童的家庭,比如无论是在家里还是在学校都难以管理的多动和攻击行为。伊娃认为"不同的东西对不同的人有效,这些家庭有那么多的情况要应付,他们不会接受任何对他们来说无效的方法"。她帮助的其中一个家庭已经发展出基于如徒步登山旅行和骑马等户外活动的固定项目的应对策略。另一个家庭花了大量的时间找出他们自己的方法来持续奖励他们儿子特定类型的行为。另外一个家庭则非常强调饮食。

学习和改变的信念表明了很多在咨询中发生的事。然而,很少有人清晰地知道对这些领域自己有什么信念,因为通常在每天的生活中很少有思考这些问题的需要。为丰富咨询角色的准备工作涉及发展一种对问题和问题解决信念的敏感性,并制订策略邀请人们清楚地表达这些假设。

练习 2.3:你在自己的生活中如何处理麻烦?

当你遇到自己生活中的问题时,你使用什么观念和策略呢?你喜欢的应对风格是什么? 花一点时间思考并记录下两或三段近期在你的生活中遇到的问题或压力。 为了这个练习的目的,你的注意力不应该集中在实际情境本身，而是集中在为了解决问题，你个人是怎么想的和怎么做的。一旦你想好了一些你喜欢的应对策略，逐一地看一遍它们并确定潜在于它们之下的文化假设和对话（例如宗教、医学、心理、哲学）。在一个小组中进行这个学习活动非常有意义，它可以让我们意识到人们使用的假设和策略的多元性。最后，结合你咨询师的角色，当你的来访者处理个人问题的观念和你自己的不一样时，你是如何应对的？

　　被咨询师角色所吸引的人们有几个其他的特征。通常，这些人对人际关系很感兴趣，并对幸福感的质量依赖于人际关系质量这样的观念非常认同。这并不意味着被咨询所吸引的人人际关系没有障碍——有时，从受虐的童年和失败的婚姻中走出来的人学会了很多关于关系的重要性和好的关系是如何运作的理念。通常咨询培训项目的参与者的平均年龄位于 30—40 岁这一段，他们中的大多数要么在自己的生活中有过有问题的关系史，或者之前曾做过一些工作让他们近距离地习得了失败关系的代价。成为心理咨询师的人的另一个关键特征是他们有一系列的价值观，这些价值观肯定个体的价值，并认为个体有帮助自己的能力，会为公共利益作出贡献。消极的世界观或者趋向于给人们贴标签批判人们，很有可能会破坏咨询的过程。

　　尝试去扩展自身嵌入式心理咨询师角色的人的最后一个特质是胜任本职工作。通常，寻求心理咨询训练的护士、教师、社工和其他工作者在他们的职业生涯中已经到达了某点，他们对他们能做什么非常自信，并因此感到能进一步扩展和深化他们的心理咨询，提供给他们的来访者或者服务用户使用。他们对工作的组织有足够的了解，因此对心理咨询可以做什么和不能做什么非常清楚。他们也知道在自己的组织中如何获得相关的情感和实践支持，对自身职业的伦理框架很清楚。在这些职业中的学生或培训生要对他们服务用户的咨询需求做出反应是非常难的，除非他们有一个支持他们的导师。嵌入式心理咨询是一种平衡的行为,需要时刻做出判断,能和每个来访者花多少时间,你是否是和对方进行对话的最佳人选。如果来访者求助的咨询师自己很焦虑,这对来访者是没有帮助的;当来访者很焦虑,而咨询师情绪稳定且安全,这时心理咨询最有效。

对心理咨询师的特征的讨论反映出一个观点,即有些人比其他人更擅长心理咨询。不想要听其他人的麻烦,对此不感兴趣并不羞耻。复杂的组织需要各种不同类型的人:那些管理和制定战略的人;那些有非常高超的技术知识的人;那些仅仅做好他们的本职工作并过自己生活的人。有些人擅长情绪关怀和心理咨询,对诸如教育、卫生保健和社会工作领域的人群服务单位来说,找到重视员工贡献、并创造机会让其在实践中应用技术的方法,是非常重要的。

专栏 2.3:心理咨询技术的起源

心理咨询技术,诸如注意、挑战、倾听和即时反馈,是基于大多数人人际关系中与其他人连接的方式,甚至是早于他们开展心理咨询培训之前。任何能够与他人维持令双方满意关系的人,都已经能使用心理咨询中的大部分技术。在心理咨询培训中发生的,是个体学会如何以特别的方式使用他们已有的人际关系技巧和意识,能够促使求助者"好好谈谈事情"。

20

✺ 机 构 设 置 ✺

嵌入式心理咨询可以在很多不同类型的组织机构内实践。一些卫生保健机构,诸如英国的国家健康服务中心(the National Health Service),是雇佣成千上万人的大机构。相对的,也有一些小的只雇佣一小群人的志愿福利机构和培训机构。即使是在大机构中,不同的部门和单位间,存在的关怀精神可能差别很大。例如,在学校系统中,心理咨询的重要性可能很大程度上取决于每个具体学校校长的态度。尽管有这些差异,在过去的 20 年中,由于公共事业部门内不断增加的竞争和外界问责的引入,作为咨询者的一线教师、护士、社工和其他从业者正在逐步地被侵蚀。更重要的是,公共事业专业人员被期望用得少干得多,他们所做的被定义和审计在一个很高的水平上。因此,人员的接触和关爱的空间已经被缩减。尽管在这些机构中咨询师保有期望并尽最大的努力,社会中大势所趋的风气是对教学和护理的去人性化、官僚化和机械化。

所有的这些意味着,在很多大组织中,从业者想要回应他们当事人的愿望进入到咨询对话中,就会面临着重大的挑战。有些挑战是自然的和有形的,例如进入一个人们可以私下谈话的空间,并对时间进度有足够的控制力,冒着风险邀请当事人"说更多"他们在那个时刻的感受。另一些挑战是和从业者工作的组织文化有关的。例如,组织文化承认情绪的有效性吗? 当从业者受到来访者故事的影响时,机构鼓励员工从同事那里寻求支持吗? 还有一些挑战源自法律、监管协议。例如,就来访者所说的而言,从业者可以为之提供的保密性界线是什么——哪些是必须在本子上被记录下来的,哪些是必须被立即上报给督导或者管理者的,信息会被怎么处理? 此外,组织中的结构和奖励系统也会影响咨询对话发生的程度。员工能得到资金支持和时间来进行咨询,或者接受咨询督导吗? 擅长心理咨询对晋升而言有积极还是消极作用?

全心全意支持心理咨询的机构很少,完全禁止心理咨询的机构也很少。在大多数的公共事业单位中,存在对心理咨询的很大支持,以及很多创造性的方式来调整体系和程序以便实施某种心理咨询。就此而言,心理咨询与很多其他并不简单溶于组织核心目标的活动并没有区别。例如,在组织中希望能够促进反歧视做法、工作—生活平衡、环境意识和可持续发展、社会责任以及其他的工作者也会面临很多挑战。

组织因素塑造了为心理咨询创造空间的能力。组织在很大程度上决定了建筑结构的类型,以及在这些建筑中如何使用空间和时间。组织也对员工之间是如何联系的,他们每个小时做些什么也有很大的控

21

制。与这种"自上而下"的控制并行的,是通常存在一些机制,能够让员工对这些问题的决策和政策施加一些影响。就组织中来访者可以得到什么,他们去那儿是为了什么而言,组织也倾向于对来访者和服务用户有巨大的影响。尽管大部分的机构会取得来访者的反馈,但是个体来访者能决定他们实际上接收到何种治疗的可能性还是很小的。

本书呈现的嵌入式心理咨询模型的一个关键特征是它极大地强调了组织背景的重要性。心理咨询的文献包含了大量关于如何与人们合作以帮助他们解决生活中问题的好观念。但不幸的是,文献通常忽略的是,这些观念总是在具体的背景中实施的,这些具体的组织背景使得一些事可行而另一些事不可行。例如,多数的心理咨询模型假设,来访者和咨询师之间有持续的接触——在一些卫生保健机构中,就不能保证这会发生。

☙ 嵌入式心理咨询的过程 ☙

当从业者的咨询功能是嵌入到另一个职业角色中时,如医疗工作者或教师,他们很难知道来访者或服务对象是否真的在寻找一个机会谈论个人问题,还是说做好自己的本职工作,如护理或学习,对方就心满意足了。在最近几年,医患关系领域的研究者发展出一种确定是否需要作心理干预的有用的方法。这些研究者发现这样一个现象,在咨询中,患者可能会给他们的医生提供一系列的*共情机会*(empathic opportunities)。在和医生会面时,患者谈话的焦点主要是报告相关的医学信息,通常是回答医生的问题。然而,有时患者可能会发出个人顾虑的信号。然后问题就是医生是否能意识到并抓住这个"共情机会"。下面这个例子是艾德(Eide)等人(2004)提供的,他们研究癌症患者和肿瘤医生之间的咨询对话:

患者:我的听力之前很差(*提供医治信息*),现在又衰退了很多

（*提供医治信息*），所以别人如果对我说什么，我很难听得到（*潜在的共情机会*）。

医生：很多声音……

患者：我走路的时候戴的手表的声音应该会很吵（*提供医治信息*），而且我家里的男孩子们也会制造大量的噪声，但是我一点也听不到（*提供医治信息*）。

医生：不，我听到了（*笑声*）。

患者：是的，你当然可以听到啊，但是我一点都听不到，所以这就是我最大的障碍（*潜在的共情机会*）。

医生：是的，也许这种情况会改善。我不知道会不会恢复正常，但是我认为现在说这个为时过早，还是等做了手术之后再说吧。

患者：是的，我之前也有过，都是做了化疗的缘故（*提供医治信息*）。

医生：是的，但那是化疗，不是手术，是化疗。你感觉怎么样？……你的脚有不舒服吗？

患者：是的，我感觉我的脚很紧绷，它们……（*提供医治信息*）

医生：好的，我觉得脚会变好的。它当然不能像它之前一样完整，但是它会变好的。

患者：那只是我的脚和手的问题，我可以忍受（*提供心理社会信息*）……但是我耳朵里的声音（*提供医治信息*）……如果我在开会，我必须非常集中，当我回到家时……我就非常累（*共情机会*）。

在这个摘录中，研究者对潜在的共情机会和实际的共情机会作了明显的区分，前者被定义为"临床人员可能从患者的陈述中推断出潜在的、没有明确表达的情绪"，后者被定义为"患者直接而明确的情绪表达"（Eide et al.，2004：292）。在这个例子中，医生没有注意到在对话开头患者就提供的潜在共情机会，而选择只关注医疗信息。在对话结束时，患者用更明确的方法,回到了她关心的情绪问题上。对共情机会,以及从业者如何对来访者的情绪表达和个人顾虑作回应的进一步研究,可见比隆德(Bylund)和马考(Makoul, 2002),加拉赫(Gallacher)等(2001),詹森(Jansen)等(2010)和拉伦(Laron)与约(Yeo, 2005)的研究。

共情机会的概念表现出嵌入式心理咨询重要的一面,因为它描述了从业者能从他们与来访者的实际关系(围绕着他们作为教师、护士或社工的主要工作)转入到咨询关系的主要方式。嵌入式心理咨询的一个核心技术是能够有效地适应这种转变,确认来访者是真的想要谈论

23 困扰他们的问题,并能创造出一个合适展开心理咨询对话的空间。另一项更进一步的重要技术是以令人满意的方式来关闭咨询空间的能力,再转回到作为护士、社工或者其他从业者的工作中去。在心理咨询的空间中,心理咨询的过程是借助已有的咨询技术和方法,这部分内容会在本书之后的章节有介绍。但是,通常伴随着嵌入式心理咨询的时间压力意味着从业者要能够快速确认咨询的中心以便咨询的任务能够在可提供的时间内完成,这是很重要的。心理咨询的一系列任务会在第四章中有介绍。

最后,值得提到的是,*共情机会*这个概念与专业咨询中的情境也是有关的,在专业咨询中,心理咨询是从业者和来访者之间唯一的接触基础。在专业或独立的心理咨询中,来访者经常笼统地讲述他们生活中的问题和困境,提供给咨询师背景知识,但实际上并没有讲述他们真正的担忧。正如在嵌入式心理咨询中,当独立咨询中的来访者以直接的方式表达他们的*感受*时,这个时刻可以被视为是想要更接近,并更深探索问题的隐蔽邀请。

专栏 2.4:嵌入式咨询的实施——利用共情机会

医学、护理和其他专业的专家从业者能够将咨询的时刻整合进他们对来访者或患者的工作中。在布兰奇(Branch)和马利克(Malik)做的一个研究中(1993),由有经验的、被高度认可的医生实施的 20 个医患者咨询案例被拍成录像带。这些咨询的长度从 12

分钟到 20 分钟不等。通过这个系列的医生患者临床采访,研究者可以确认出患者在谈论他们关心的个人、情感和家庭问题时的五个片段。这些"机会之窗"每个都持续 3 到 7 分钟。通常,医生会通过解决当前医疗问题来开始访问。几分钟以后,医生会问一个开放性问题,例如"然后还有事情吗?"或者"还有什么?"患者对这个问题的回答会伴随着研究者所描述的医生的"节奏改变"——医生会聆听,讲话更加缓慢轻柔,保持沉默,往前倾。这些医生对此类咨询片段的结束很有经验,他们通过表达理解,共情地总结关键主题,对进一步的行动提出建议来结束咨询(例如,转介给一个专业咨询师)。尽管这些医生和他们患者谈话的过程中没有使用咨询方法,他们还是能够通过聚焦微片段的上下文背景有所作为。布兰奇和马利克(1993)总结:"……患者在充分地表达了他们自己之后,看起来很满足。我们认为,经验丰富的临床医师通过实践学到使用短暂且紧凑的机会窗口处理患者的担忧,并依然保持效率"(p. 1668)。这个研究为嵌入在其他从业者关系中的简短的咨询对话的潜在价值提供了证据。它也显示了这类经历的相对低频率性——虽然患者在大部分的会面中会提及心理社会问题,但即使是这群专家医生,这种嵌入式咨询只发生在 25% 的会诊中。

24

练习 2.4:反思你作为来访者的经验

想象一个你和从业者互动的场景,例如护士、医生、社工或教师及他们在他们专业领域帮助过你的问题。在这些互动中,你表达过任何情绪或个人的担忧吗?如果有,在你看来和你一起工作的从业者意识到你的感受了吗?他们对你的担忧反应的充分程度如何?最后,你从这个练习中学到了些什么,对你作为一个咨询师进行实践可否有帮助?

✋ **主要观点概述** ✋

本章所呈现模型的主要观念可以用一些围绕有效心理咨询的核心属性来进行概括：

a）背景

1. *拥有一种强调个体智谋和优势的世界观*。求助者被认为是积极并有目的地和他人合作，寻找解决生活中问题的方法。为了这么做，他们利用所处文化中关于如何理解问题和如何最好表达问题的一系列观念。一般来说，人们一般直到最后才寻求专业帮助，除了专业帮助外，人们会持续地利用个人的应对策略。

2. *真正对助人行为感兴趣*。能有效参与到嵌入式心理咨询的从业者是那些对自己的生活展现出持续的好奇心和兴趣，信奉人际关系的重要性，认同积极向上的价值观和关心他人的人。最终，嵌入式心理咨询所使用的咨询技术和方法都将归于并始于生活经验。

3. *考虑工作场所的现实条件*。嵌入式心理咨询的实践需要对用人单位的组织进行系统、严苛的分析。需理解在进行心理咨询的特定工作环境中什么是可能并恰当的。嵌入式心理咨询的从业者在他们的工作场所中积极尝试构建心理咨询的合适会面机会。

b）心理咨询的过程

1. *对共情机会的反应*。当对来访者或者服务对象进行日常教育或照料时，嵌入式心理咨询的从业者对"机会之窗"或"共情机会"的出现很敏感，了解到这样的时刻就是来访者表达情绪或者以某种方式提及他们生活中的难题时。

2. *取得心理咨询的知情同意*。咨询师此刻应做的是通过报告他们所观察到的内容，询问来访者是否愿意谈谈事情的细节。

3. *创造一个空间*。如果来访者希望进一步探索事件，咨询师需要尝试创造一个咨询空间，界定事件、时间、地点和保密界线。

4. *发现聚焦点*。因为不可能有长期工作的合同,咨询师得为对话寻找一个聚焦点,即来访者在可能的时间内想要得到什么(目标)及可能完成的能帮助来访者在那个目标上有所进步的即时性任务。

5. *灵活地使用来访者理解的心理咨询方法*。由于来访者对他们认为有益的咨询类型有不同的偏好,且从业者没有足够时间与来访者交流以同意使用预先设定的治疗方法,所以咨询师能够灵活地使用他们的咨询技巧来激发一系列方法完成任务就很重要。

6. *来访者可以就咨询的任一阶段与咨询师进行合作检查*。咨询师常规性和经常性邀请来访者提供反馈,就目前所采取的方法对他们的问题是否有帮助,以及他们是否有其他可能有帮助的想法。

7. *就风险进行互动活动的监控*。咨询师注意任何预示对来访者或其他人有害的风险,并且如果必要的话,邀请来访者转移注意聚焦到谈论"多大程度的风险是可被控制的"对话中。风险的一个重要方面与这样的可能性相关,即成功解决来访者的问题除需要从业者外,可能还涉及其他专家。

8. *关闭空间*。咨询师意识到可用的时间,以及不可以将来访者留在一种持续增加的隐患中。咨询师有责任管理时间,并仔细查看安排(如果有必要)进一步会面或其他提供帮助的资源。

9. *使用督导*。从参与的每次咨询中你学会了什么? 哪些是你做得好的? 哪些是你需要做得更好的? 哪些成为未来咨询的经验? 有效的咨询师会使用督导或咨询探索这些问题,并作为一种情感支持。

当这样的一个序列被有效地执行的时候,来访者或服务对象能带着对曾经困扰他们生活问题的新理解或可以用来处理这些问题的新策略回到他们的日常生活中。

相较于专业咨询,嵌入式心理咨询可能在几方面对来访者更有效。来访者处在一个他们已经决定想要谁来当咨询师的状态中。例如,一个学生可能知道好几位老师,从中他可能选择一位他觉得最信任或最有同情心的。这意味着来访者不需要在咨询中花时间检验他们的咨询

26

师,下决心审视咨询师是否能胜任。咨询师可能也已经知道一些来访者的信息,因此不需要经历一整个收集信息的过程。除此之外,通常是在人们采取措施预约心理咨询师,等待预约时间之前,人们会与他们即时圈内的专业人士谈话(或尝试交谈)。这意味着嵌入式心理咨询的从业者可能更早的、在问题可能被更好地处理的时刻听到问题。嵌入式心理咨询这种灵活的、"草根性的"本质意味着咨询师很少有机会给来访者灌输一种治疗理论或对来访者来说是陌生或有害的方法——咨询

27 师必须紧贴更契合来访者常识的方法。最后,嵌入式心理咨询激活来访者优势和资源的本质意味着来访者在心理咨询中所学的任何东西都很可能被应用到他们的日常生活中。

与此同时,每周约好的"专家"咨询或心理治疗的结构代表着一种人们正视生活中问题的有力手段。在一些个案中,嵌入式心理咨询的

28 结果可能使来访者决定进入治疗。

🖐 小 结 🖐

本章概括的嵌入式心理咨询的模型反映了现代专业生活的本质,即人际接触和关爱的可能性与苛刻的工作安排相冲突。模型认为,对嵌入式心理咨询的从业者来说,很重要的是,通过仔细思考咨询对话如何在他们特定的组织背景下维持的问题,从业者需做好充分的准备。模型也建议,将来访者、患者和服务对象视为存在于社会关系网中的人是有用的。个体想要谈论的大部分肯定源于他们关系网中的某种危机。在护士、教师、社工和其他人群服务专业繁忙的工作安排中,当从业者对*共情机*会持开放心态时,或当来访者说到目前正困扰自己的生活问题时,从业者参与咨询对话的可能性就有了。如果想要更进一步,则需创设一个专门的咨询情境。对来访者来说,这个对话的价值将依赖于咨询师在相对较短的时间内聚焦发现什么可以被有效地讨论的能力,以及咨询师能找到一种符合来访者原先

对人们是如何相互帮助的假设和预期的方式,并以此方式合作的能力。

嵌入式心理咨询模型还要考虑伦理问题。教师、护士、社工或其他从业者所实施的任何心理咨询都必须和他们职业内的理论准则一致。例如,咨访关系中的照料责任。在模型中概述的心理咨询过程整合了伦理维度的知情同意,从业者应该总是和他们的来访者确认他们是否想要更深入地探索问题。在特定咨询任务上的聚焦体现了保障伦理实施的进一步手段——通过将咨询过程分解为可管理的组块,而不是试着在一个时间点打开探索来访者问题的所有方面,来访者的安全得到维系。

另一种看待这一模型的方式是思考当来访者陷入困境时的想法与需求。总的来说,人们想要:

- 过好自己的生活;
- 在生活受困时有人能与之交谈;
- 有一个可以和所信任的人安全好好谈谈事情的空间;
- 被作为有智谋和有价值的人来对待;
- 能掌控生活,关于什么是有帮助的(或其他)的观念被认真对待;
- 小步子处理问题。

29

娴熟的咨询师是能够恰当对需求作出反应的人。咨询师有效反应能力的关键因素不是专业技巧与能力,而是价值观和内心。如果一个咨询师能持续以肯定个体价值和潜力的价值观为基础来行动的话,那么,咨访双方将很有机会共同获得有用的东西。以心理学理论知识和治疗方法为形式的经验技巧,如果以错误的精神传达的话,最终很可能会让个人问题更复杂。

这些观念以及能将这些观念付诸实施的实践策略将在接下来的章节中有更详细的叙述。第 4 章和第 5 章探索了组成嵌入式心理咨询基本成分的咨询技巧的本质和特征。第 6 章回到了嵌入式心理咨询模型的咨询"菜单"中,在咨询菜单中,这些咨询技巧能结合在一起解决来访者生活中的问题("渴望")。

✋ 扩展阅读建议 ✋

介绍心理咨询的技巧和观念如何能在各个方面丰富社会工作实践的一本综合性书籍：

Seden，J.（2005）*Counselling Skills in Social Work Practice*，2nd edn. Maidenhead：Open University Press.

第 3 章

心理咨询技术：嵌入式
实践的基本构成模块

"与那个护士谈话很轻松。"

"哪个方面?"

"我不知道,但是就是这样。我发现我说了些从没想过要说的事情。就像她真的能和我合拍。我不知道她是如何做到的,她已经掌握了诀窍。"

简　介

在前面的章节中,提供了关于嵌入式咨询本质的粗略介绍,并且这一解释适用于诸如护理、社会工作和教育等专业领域的角色。在这个章节和接下来的章节中,讨论的焦点将转移到更具体的层面,转为思考在有效对话中实际发生了什么,思考那些为生活中的问题寻求帮助的人和他们所求助的专业人士之间的互动。本章的目的是为*心理咨询技术*(Counseling skills)这一概念提供一个评价,理解其作为一种手段是如何让在任何行业的助人者对他人的生活产生影响的。心理咨询这种复杂活动能够被分解为一套离散技术的想法已经被证明是思考心理咨询培训和实践的一种有效的方法:心理咨询技术被看作是促进关系的基石。

通过回顾到以技术导向为背景的心理咨询的出现,本章力求提供一个框架来搞清心理咨询技术。然后讨论转移到"技术"概念的探索上——当使用这个术语时,我们做出了怎样的假设。接下来将会详细研究一些有影响力的心理咨询技术模型,最后总结日常助人实践中的主要心理咨询技术。本章以讨论嵌入式心理咨询理论与实践背景下的咨询技术的小结作为结束。

31

✋ 技术视角的出现 ✋

将心理咨询过程和人际间行为看作"技术"的想法可以追溯到 20 世纪 50 年代。在第二次世界大战期间,被英国国军雇佣的心理学家被要求分析士兵和空勤人员完成的任务,比如组装武器和开火,其目的是为了就如何更有效地和准确地实施这些任务和提供最好的训练方式给出建议。这些心理学家想出了个主意,把每个任务或职责分解为一系列的技术要素,这套技术要素可以单独学习并且最终构成完整的任务序列。这个出现的技术模式强调操作者需要完成的动作序列,以及操作者对每个操作步骤是否有效完成预定目标的反馈。在战后的几年,技术的概念作为在众多领域的任务分析上的表现是有价值的。尤其是,技术的概念被社会心理学家所接受,如对人们互动方式很有兴趣的迈克尔·阿盖尔(Michael Argyle, Argyle and Kendon, 1967)。应用社会心理学在人际技术和社会技术方面取得了有意思且重要的进步,产生了这样的观念,即技术的概念可以有效地应用在对社会互动和绩效的分析上。到 20 世纪 70 年代为止,在英国临床心理学家皮特·特罗尔(Peter Trower)的领导下,由阿盖尔发展的社会技术的概念被应用到报告一系列心理健康问题的人的工作上(Twentyman and McFall, 1975; Trower *et al*., 1978)。这个方法的主要观念之一是:不把对心理健康问题的干预看作是一种治疗形式,而是把它看成是一种训练形式,在其中患者可以得到一系列指导下的学习或者所需技术。

在美国,一个平行的发展正在发生。在咨询的领域里,20 世纪 40

年代后期和 50 年代早期人们对心理治疗的需求急剧扩张,这主要是受到了复员服务人员心理健康问题需要的刺激。那时候的大量资源被直接投入到来访者中心疗法的发展中,这种疗法是在 20 世纪 40 年代由卡尔·罗杰斯(Carl Rogers)提出的咨询和心理治疗的一种方法。被有效快速地训练咨询师的压力所驱动,罗杰斯的一些学生和同事,例如,查尔斯·杜亚士(Charles Truax)和罗伯特·卡科贺夫(Robert Carkhuff)得出要理智地对待来访者中心疗法的核心概念,比如非指导性、共情和无条件的积极关注技术的结论。后来这些心理学家开发了培训项目,学生在其中学习、实践一系列的咨询技术。这种方法作为人类资源发展模式众所周知(Carkhuff,1969a,b;Cash,1984)。20 世纪 60 年代,美国咨询和心理学专业上极具影响力的人物发展了大量的咨询和助人技术项目,比如说,杰拉尔德·古德曼(Gevald Goodman, 1984)、托马斯·戈登(Thomas Gordon,1984)、伯纳德·葛露易(Bernard Guerney,1984)、艾伦·艾维(Allen Ivey,Ivey and Galvin, 1984)和诺尔曼·卡根(Norman Kagan,1984)。

32

　　所有的这些技术项目都受到了杜亚士和卡科贺夫早期工作的启迪,然后像他们的原创一样,把心理咨询活动分解成一系列的组成技术。被卡尔·罗杰斯和其他人首创并经研究确定的、被科学地证实了的治疗转变原则,现在对辅助专职人员,非心理学家和同辈支持团体的成员来说,也变得可行(Gendlin,1984a;Boukydis,1984)。

　　在心理咨询领域,技术的观点已经成为被全世界的大学、学院和培训机构所广泛接受的咨询培训的技术。通常,学生或者实习生通过现场或者视频聆听技术讲解和观察演示。然后在小组内练习这个技术,并接收反馈。关于这种训练模式有效性的研究综述可以在贝克(Baker)等人(1990)和希尔(Hill)与伦特(Lent,2006)的文章中找到。了解心理学和心理咨询中技术观点出现的历史,使得我们能开始领会为什么这个思考人际互动的方式会有这么大的影响力:技术观点的独特价值在于它的高实用性,以及它关注相对简短的行为序列,这些行为序列不需要思考深层的理论问题就可以教授和学习。

练习3.1：回顾你学习某种实用性技术的个人经历

想想你最近习得或开发的某种实用性技术。这可能是与工作有关的、从你参与的运动中产生的，或者是与一些家庭生活相关的。例如：学习使用你手机或个人电脑上的一种新应用程序；一种体育技艺，例如打网球时能够抽球；给婴儿换尿布；能够恰当地修剪果树。一旦你已经选定一种对你有意义的特定技术，花一些时间思考以下的问题：

- 为了掌握新技术，你已有的、你不得不进一步发展或与之有联系的技术是什么（例如，打网球抽球的必要元素是更基本的如发球和握拍的技术）？
- 获得这种新技术的过程是什么？你经历了哪些阶段？
- 其他人的哪些帮助和教授是有用的或无用的？
- 你学习实用性技术的经验的发现对你学习和发展心理咨询技术有什么意义？

如果可能，与他人分享和讨论由这个练习所触发的领悟是有益的。

✋　学习和使用技术的经验　✋

技术的获取和使用对心理咨询技术的学习和应用有非同寻常的意义。首先，承认任何复杂的技术总是由已有的简单技术的组成是很重要的。对于那些通过学习成为心理咨询师，或为了在其他专业角色中加强他们咨询技术的人来说，他们学习的咨询技术在某种意义上已经存在了。从很小的时候，婴儿就学习如何观察别人、如何笑、如何检测情绪信号，以及如何在对话和其他类型的互动中交流。在后来的生活中，我们学习如何去同情他人，当别人陷入困境时，学习如何给予支持和帮助。为了能实施咨询技术，需要有些核心的人际交往技术，例如解释当事人所作出陈述的意义，或者用开放式问题鼓励当事人探究围绕问题的情绪。因此咨询技术在生活经验中随处可见。正在进行心理咨询技术训练的人不应该只学他们不知道的东西——他们应该学习的是如何以更有目的性和觉知的方式，应用他们所了解的去获得一个不同的结果。这就是为什么有效的咨询技术训练包括学员对自我进行反省，这种方式可以使学习者更深入体会他们帮助和被帮助的个人经历，而这反过来又加强了他们在这些情境下对他们所学习的基本技术的意识，或者他们能够运用技术的意识。

心理咨询技术的另一个重要方面是它们几乎总有一个物理的、*具体化*（embodied）的维度。在头脑中设想技术是纯粹能被认知的（例如，在脑中做一个复数乘法计算）。然而，大多数的技术是实用的，包括实际的身体活动。心理咨询更像学习一种舞蹈而不像学习在脑中做算术，对咨询来说的确如此。所以，为心理咨询技术提供口头解释的书，比如本书，无法为学习这些技术提供足够的基础。有机会看到他人如何应用这些技术，并且亲自操作得到相关的反馈，是很有必要的。

任何技术应用的深层要素包括使用个体所采取的每一个活动效果的*反馈*（feedback），并使用这些信息来调整下一步活动，这个活动是技术序列的组成部分。例如，发球始于抛球。发球者需要看着球。就最基本的而言，他们需要检测是否扔得足够高和直以便打到球，或者扔得太不平衡以致不能击中球（在这种情况下，预期的发球是不能进行到底的）。这种利用反馈的有效技术的使用要求引出了过程中的另一个具体的维度：技术娴熟的人是已经学会看什么、听什么、发自肺腑的感受，并知道如何处理这些信息的人。因此，仔细的和精确的*观察*是技术使用的本质——一个熟练的技术使用者能够观察到所使用技术的影响（是否已经达到预期的结果），并且是了解他人如何使用技术（也了解他们自己是如何使用技术的）的敏锐观察者。

任何技术的另一个重要方面是它包括的行为*序列*（sequence）。当一个人的技术变得更熟练时，他掌握了更长的序列。例如，一个初学棋手也许只能想到提前一或两步："如果我移动这个车，这将避免被我对

34

手的后所吃掉"。相比之下，专家棋手会采用概念性的策略，对一个长的移动序列中可能发生的复杂可能性作评估。这个现象背后是咨询技术训练中的一个悖论——有经验的咨询师就不倾向于想特定的技术。在学习心理咨询时，倾向于注意具体的、分离的技术，例如"倾听"，是很有用的。尽管最终目标是能够熟练掌握这些具体的技术，例如，能够想着和当事人共事的程度而不是琢磨什么程度的移情是足够的、需要被维持的。"移情的协调"是一个更抽象的概念，是包括诸如倾听、表达等基本技术的合成序列。

技术获取经验中的最后一面是*困境*（awkwardness）的现象。大多数的人都有一个让他们感觉很舒适的实用性和人际交往技术的基线——他们知道如何使用这些技巧，并在运用这些技术时很有自信。继续向前并变得更熟练需要经历一定程度的困境，因为它需要人们尝试一些不知道如何正确处理的情形。有时候，学习一种技术也许需要不学习其他技术。例如，在一方的立场上做一个完全可以被接受的网球发球是可以的，但如果运动员想要学习如何打一个上旋球的发球，他们需要改变他们的站姿，以致他们处于一个与底线成直角的角度——他们会感觉非常的困难。

总之，技术使用的这些方面强调技术的获取涉及积极的*实践*这一事实——接受指导，看别人是如何行事的，自己尝试，得到反馈，再次尝试等。当学习者以不同的序列尝试不同的技术时，这个过程不可避免地包括很多错误。因此，咨询培训通常包括很多能够接受犯错的实践机会。通常，至少在开始时，在对"真正"的当事人进行咨询前，咨询培训生在彼此身上练习他们的技术，以将错误的负面影响最小化。

35

❦ 心理咨询技术模式 ❦

在心理咨询专业中的一系列领军人物已经在咨询的领域发展并应用这些想法。这有两种全面的方法去理解心理咨询技术——艾伦·艾维的微技术模型，还有罗伯特·卡科贺夫、杰勒德·伊根（Gerard Egan）、克拉拉·希尔（Clara Hill）等人发展的各种*三阶段*模型。

微技术方法（The microskills approach）

微技术模型由美国心理学家艾伦·艾维和他的同事（Lvey et al.，2010）发展出来的，这个模型已经被咨询技术培训项目广泛地采用，并获得大量的研究项目支持。自 20 世纪 60 年代起，微技术模型已在这个领域中突出，在常规的基础上新的观点不断增加。因此，这个模型近期的版本高度的复杂和多维。然而，阐述这种方法的基本观点是：（a）有些核心技术在所有助人情景下都是至关重要的；（b）有些特定的交互作用序列倾向于对来访者有用。另外，微技术方法强调一种观念，有感染力的助人者在与当事人共事时是*有意图的*（intentional）。换句话来说，助人者知道他们试图获得什么结果，并且能够在适当的时候从一个广泛的技术和观点的全部本领中选择适当的回应和策略：

> ……意图性是有能力以感觉行事，并在一系列可供选择的行动中作出决定。有意图的个人能选择超过一种的行动、想法或者行为来应对不断改变的生活情况。有意图的人能在给定的情况下形成可选择的余地，从多重优势中形成解决问题的方法，使用各种技术和个人才能，调整风格去适应不同的个体和文化。
>
> （艾维等，2010：21）

意图性的概念表现了微技术模型中一个重要和独特的要素，因为它起到了一个提示的作用，假定有一个固定的适合于所有来访者的咨询公式是无益的。艾维过去几十年所写文章的一个特点是致力于认识文化的多样性，而意图性的概念是强调面对来自不同背景和生活经历的人的需要提供适切的帮助和变通是重要的。

在微技术模型中，所有形式的助人行为的基础核心技术是*注意*（attending）技术。这些技术包括目光接触、温和且充满兴趣的语调，

36

"言语跟踪"(愿意跟随当事人的故事而不改变主题)和恰当的身体语言(例如面对对方、探身过去、使用鼓励的姿势)。这些特点由艾维等人(2010)总结为"三个 Vs + B：视觉(visuals)、声音(vocals)、言语(verbals)和身体语言(body language)"。

微技术框架的深层次水平是将基本的注意技术整合进"结构良好的面谈"。艾维等人(2010：209-11)提出，从来访者的角度来说，一场有效的面谈或咨询包括以下的具有代表性的序列：

- *建立一个关系*。开始会话，提供结构和建立亲密关系。
- *故事和优势*。收集个体的故事和他们的关注点、问题的资料。
- *目标*。确定当事人想发生什么。
- *重述故事*。探索故事中可选择的及面质故事中的矛盾之处。
- *采取行动*。按照新的故事和理解行动。结束会谈。

如果咨询师和来访者能够见好几次，这个序列可以根据来访者的争论点或问题的不同方面被反复提出，因为序列会依照来访者之前的解决问题的尝试而变化。解释模型这方面的关键假设是如果会谈不完成这个序列的话，就冒着给当事人留下挫败或者无望感觉的风险，而完成这一序列就会有所进步。

尽管这个面谈序列能用基本注意技术应用来完成，但是在一些情况下，这个序列需要有能力利用更先进的*影响力技术*。这些先进的技术包括：找出当事人故事中矛盾和含糊不清的信息；以支持的方式挑战当事人；澄清问题；从多角度看待问题；重新组织或解释当事人的经历；观察当事人此时此地的反应。

艾维等人(2010)认为这些技术是组合的一个层级，他们设想这像个金字塔。在金字塔的顶端是将微技术的不同层次整合进咨询师的*个人风格*(personal style)，反映出他们个人的优势和缺点、文化背景和价值观。微技术模型为组织训练项目提供了有力的资源，因为它详述作为培训起始点的基本技术，然后提供了一个框架来解释这些核心技术如何和为什么可以被结合起来(结合为面谈顺序)，可以被扩增(通过先进的影响力技术和干预)，并且最终被学员个人化。

🤚 心理咨询技术的三阶段模型 🤚

有些理论家提出，帮助个体解决问题的过程可以被拆分为三个阶段。这种方法的最早版本可能始于卡科贺夫(1969a,b)的工作，卡科贺夫是卡尔·罗杰斯的一个学生，后来成了他的同事。最近，最有影响力的三阶段模型与克拉拉·希尔和杰勒德·伊根的著作有关。

助人技术模型

由克拉拉·希尔(2004)提出的助人技术模型认为，助人或咨询的过程包括三个阶段：探索、洞察和行动。每个阶段的咨询师的主要技术和任务是：

1. 探索

技术：使用开放式问题、注意、倾听、重述、情感反应、自我表露的领悟及沉默作为手段：

- 建立良好关系和发展治疗关系
- 鼓励来访者讲述他们的故事
- 鼓励来访者分享他们的想法和感受
- 促进情感的觉醒
- 了解来访者对自身问题的观点

2. 洞察

技术：使用质疑、释义、自我表露的领悟和直接性以便于：

- 与来访者共同建立新的领悟
- 鼓励来访者在思想上、感受上和行为上确定自己的角色
- 和来访者共同解决关系中存在的问题（例如误解）

3. 行为

技术：提供信息、反馈和指导、家庭作业、诸如放松和角色扮演的技术，为了：

● 鼓励来访者探究可能的新行为

● 协助来访者决定采取行为

● 促进行为技术的发展

● 提供关于尝试改变的反馈

38　● 协助来访者改变评价和修改行动计划

对希尔来说（2004：25），这些阶段发生的潜在过程可以概括为："助人过程包括带着来访者更'深入和进入地'了解他们自己，带着他们'上升并出来'到外部世界，使他们能更好地解决问题。"

希尔（2004）认为，助人者对每个阶段背后的理论原理有深入了解是很重要的。*探索*阶段是根据卡尔·罗杰斯的来访者中心理论形成的。*洞察*阶段借鉴了弗洛伊德和其他人提出的精神分析的概念。最后，*行动*阶段是认知行为理论（CBT）观点的表达。在这三个阶段，对于咨询师来说，与来访者一起对于工作重点持有一致的观点是很重要的。*助人技术模型*是由就研究有益的和无益干预的特征提出的（Hill，2001）。

熟练助人者模型

熟练助人者模型由杰勒德·伊根（2004）提出，这个模型提出了一个三阶段方式去促进改变，这就类似于希尔（2004）的框架：

阶段1　帮助来访者述说他们的故事

● 协调一致——共情的存在

● 倾听言语和非言语的交流

● 和来访者交流你所理解到的内容

● 突出来访者故事中的核心问题

● 探索与总结

● 明确问题和机遇

● 确定故事中矛盾之处，并质疑来访者

阶段2　帮助来访者决定他们需要的

● 目标设置

- 决策制定
- 确定更好未来的可能性
- 从可能性转到选择
- 承诺改变

阶段 3 执行行动策略帮助来访者得到他们需要的

- 确定和评估策略
- 制定行动计划
- 作出改变

39

三阶段模型的优点和缺点

咨询过程能够被组织成三阶段（探索—洞察—行动），这一想法对包括来访者和从业者在内的很多人都有意义。三阶段模型为咨询提供了方向和动力。它帮助学员领会自己使用的具体技术的目的和作用。对于许多已经习惯采用控制、提供意见、"修理问题"的方式与他人互动的助人者来说，三阶段模型明确了在问题被解决之前，需要描述和理解的问题。同时，这个模型强调了仅仅谈论问题是不够的——某些时刻人们需要在生活中作出改变，并继续前进。

然而，三阶段模型也有一些限制。在实践中，对来访者的咨询过程不是那么有条理的。个体可能到达采取行动这一阶段时，却发现这些改变是无效的，于是重新回到探索阶段。也有些时候，来访者只想要在他们自己作出决定的改变上得到帮助，而对洞察或探索不感兴趣。任何三阶段模型的最大的缺点可能是模型暗示有效的咨询*应该*包含完成这三个领域的进展。这个期望可能导致咨询师在来访者准备好之前就推动他去完成这些阶段。为了尊重咨询师，来访者可能会同意问题的错误解决方式。

练习 3. 2：反思你作为来访者的经验

花一点时间来反思自己作为来访者的经验，无论是在正式的咨询（心理治疗），还是在嵌入式咨询的情况下。咨询的过程与卡科贺夫和其他理论学者所描述的阶段种类的相似度有多少？

40

🖐 小 结 🖐

心理咨询技术是咨询实践的基本构成模块。这一章节探讨了不同的心理咨询技术模式的发展。接下来的章节中,我们将会更加详细地讨论整合到这些模式中的技术。本章节主要有两个目标:第一个是尝试介绍该领域重要人物的思想,如罗伯特·卡科贺夫、杰勒德·伊根、艾伦·艾维和克拉拉·希尔。另一个目标便是鼓励对这些模式的质疑。总体上,本章中描述的模型是用来简化复杂的人类能力,以便让那些学习心理学、护理、医学、社会工作和其他领域的年轻人更容易接受;同时也为评估这些学生的能力提供一个基础的衡量标准。因此,一定量的简化不可避免。要特别说明的是,现今所使用的技术模型并没足够考虑到三个重要的因素:从业者的个人意识,来访者与从业者的关系以及咨询和助人行为发生的组织环境。另外,就来访者的目标而言,技术模型对于这项工作中的目标并没有给予足够的重视,也没有注意到为完成这些目标需要的一步一步实施的任务。在第 2 章和接下来的第 5 章将更详细介绍的嵌入式心理咨询的模型,提供了一个情境化的方法,让我们在现实生活情境中使用心理咨询技术时考虑到组织和现实。

🖐 扩展阅读建议 🖐

一本帮助我们理解过去 30 年心理咨询技术理论和实践发展的经典书:

Larson, D. (1984) *Teaching Psychological Skill: Models for Giving Psychology Away*. Monterey, CA: Brooks/Cole.

41

第 4 章

A 到 Z 的心理咨询技术

简　介

　　上一章介绍了可以从一系列技术应用的角度来看待心理咨询,以及重要的咨询技术理论家诸如卡科贺夫、伊根、希尔和艾维等人的理论观点。本章的目的是探索代表任何涉及咨询基本能力的一系列核心咨询技术。这些技术以字母表的顺序来介绍,表示它们同等的重要性。虽然基于训练和研究的目的,我们可以将这些技术分离出来,但是在实际应用中它们都是彼此联结的,并且成了咨询从业人员的普遍特征。

　　本章中的材料本身不打算为咨询技巧提供充分的依据。在咨询情境中发展技术,需要观察其他人如何使用这些技术,在实践中尝试它们,接收反馈,并围绕这种实践已获得的效果接受指导。此外,了解不同的作者如何描述相同的技术是有价值的———一项实用技术总有许多的方面是难以用言语来捕捉的,不同的作者强调技术运用的方面往往会相对立。在本章的最后,是有关于心理咨询技巧本质的进一步阅读推荐书目清单。

专栏 4. 1: 心理咨询技巧是为了什么?

　　记住心理咨询技术的使用具有目的性一直是很重要的。咨询师如何漂亮地与来访者共情并不重要———如果咨询师的回应不是促进性的,并不会让来访者有所不同,那么心理咨询就没有价值。相反,有一些咨询师的回应对观察者来说看起来可能是笨拙或古怪的,但是来访者可能会觉得很有帮助。我们如何知道一种心理咨询技术正在被有效地使用? 在练习和实际运用阶段,了解咨询师对来访者所产生的影响是很重要的。有几种影响可以被观察到。心理咨询技术可以被用来:

- *帮助来访者讲述他们的故事*:咨询师所说和所做的能够使来访者在更深层的和更具有个人意义的层面上继续交谈。

- *建立关系*:咨询师的反应影响咨询师和来访者之间联结的建立,如传达出咨询师对来访者所说的感兴趣和关心来访者,相信来访者有能力解决正在探讨的问题。

- *促进思考和选择*:咨询师所说和所做的能够为来访者打开一个空间,更能让来访者意识到自己正经历什么,或者促使来访者考虑换一种行为方式。

- *创造新体验*:有时候来访者会被邀请进入一个他们从未有过的经历——例如,孤僻的人可能会做一些眼神交流,健谈的人可能会沉默地坐一段时间。

当练习咨询技巧的时候,例如,在课堂训练中,使用萨克斯(Sachse)和埃利奥特(Elliott,2002)定义的三元法来评估咨询技巧是很有用的。这三元是一个互动的序列,首先是来访者陈述,接着是咨询师陈述,最后是来访者进一步的回应。在这种分析的"微"水平中,有效地使用咨询技巧可以导致来访者细微但有意义的变化,包括更全面地探讨问题,或者和咨询师建立更深的联结。相反,无效的咨询技巧则会产生相反的作用——来访者可能会偏离所要讨论的事情,或者拒绝与咨询师沟通。

练习4.1:反思你自己的咨询技巧

在进一步阅读本章之前,花一些时间来列举你与他人的互动中使用较多的咨询技巧的清单,这些技术是你感觉很自信或能胜任的,另一张清单是你自己还有疑问的。

🖐　**A 到 Z 的心理咨询技术**　🖐

表 4.1　核心咨询技术

注意	观察
协调	提供反馈
身体意识	过程监控
界限管理	提供信息
关心	提问
挑战	反映/重述
核对/澄清	重构
提供建议	记忆
即时性	自我表露
倾听	自我监控
理解	组织
命名	利用沉默
	见证

注意(attending)

在咨询关系中,寻求帮助的人应该成为注意的焦点。如果当来访者试图在讲述某个问题时,他们认为咨询师并没有真正关注这个话题,就会因此分心。因此,*注意技巧有两面性*——内在的和外在的。在内在层面,咨询师需要真正关注于来访者,而不是忙于其他的事情。在外在层面,咨询师注意的质量需要传达给来访者。有些传达注意的方式是通过轻微的前倾,面部表情和对来访者的反应姿势,恰当的眼神交流,以及艾伦·艾维所描述的"最细微的鼓励"——鼻音或者简短的语句,例如"嗯"或"是的"。和其他任何技术一样,做得太生硬或者太多只会适得其反。例如,太多的目光接触会导致尴尬,对某些来访者来说甚至有点羞愧。在接受注意的风格上存在着重要的文化差异:北欧人通常倾向于更有距离的风格,而很多其他文化群体则期望更活泼的反应。

协调(attunement)

一个有效的咨询师会尝试去理解来访者的经历,以及来访者表达这些经历的方式。*协调* 是指各种使人与人的联盟得以形成的方法。例如,在情感层面,一个协调的咨询师可能由内而外感受到与来访者一样的情感。协调也指和来访者使用同样的词语(例:如果一个来访者表述他很"低落",咨询师如果用"抑郁"来回应则可能导致不一致性)。此外,咨询师遵循来访者说话的速度和节奏,甚至效仿来访者的身体语言是有帮助的。当协调过程进展得顺利,来访者就容易产生咨询师是和他"在一起"的感觉。如果没有这种感觉,咨询过程则可能会一开始就停止,无法展开话题,而且来访者(和咨询师)会在自我意识里觉得两人间进展得并不顺利。从长期来看,协调的失败使得咨询师很难判断什么样的任务和方法适用于特定的来访者,并很难评估咨询是否有帮助。

身体意识(bodily awareness)

似乎没有一个合适的词可以用来描述这个技能。它指的是一种利用来访者和咨询师的非言语线索和肢体表达的信息的能力。大多数的心理咨询发生在面对面的互动中,强调的是语言表达。但这些语言是身体发出的,并且伴随着多种肢体信息。对咨询师来说,了解一些涉及身体活动的治疗形式,例如冒险治疗、舞蹈治疗或心理剧,或者看关掉声音的面谈录像,是很有价值的。即使关于这些活动的极少的经验也足以阐释通过身体姿态和运动可以表达很多意义,而且关系的质量可以通过两人间的"舞蹈"传达。熟练的咨询师能够观察自己("我意识到我驼着背坐着,双腿交叉——这意味着什么?")和来访者的身体现象,然后将这些信息整合到他们接收的非语言和语言信息中,并用此解释咨询的过程。

界限管理(boundary management)

如果心理咨询可以被定义为"创造一个空间来好好谈谈它"(第1

章),那么咨询师有责任确保这个空间的界限足够安全以"容纳"那些个体可能需要探索的"任何东西"。大部分界限管理的技术是很实际的:合适的座位,一个私密的会面地点,没有打搅并且商定开始和结束的时间。另一个界限管理的要素是契约:例如,关于会面的频率问题,或者需要对权威机构发布的信息(如非法活动、自残或自虐)。界限管理的一个更微妙的方面是关于咨询师与来访者关系的情感意义或心理意义。例如,来访者或咨询师也许渴望将这种关系从咨询"空间"转到另一个不同的人际空间,如友谊、商业或是性亲密的范围。对在护理、社会工作、教学工作以及其他参加到嵌入式心理咨询的从业者的一个界限问题是,他们愿意在多大程度上与来访者分享自己的经历。通常情况下,这样的从业者被训练待在与患者和来访者的关系保持合适距离的专业角色中。然而,在心理咨询关系中,有些时候咨询师的自我表露可能对来访者十分有益。界限管理的部分技术包括发展策略以应对此种情况。

45

关心(caring)

从接受心理咨询个体的角度来看,咨询过程中最宝贵的一方面是咨询师真正地关心你的感受(Bedi et al.,2005;Levitt et al.,2006)。关心可以以多种方式表达。小到可以包括回应当事人的生理需要,如一张更舒服的椅子,或是一杯水。关心可以通过记住来访者的重要信息来传达,比如他们的生日,或者心爱之人的忌日。对于一些来访者而言,咨询师积极地参与被视为一种关心,例如,相对于被动回应个体的话语,咨询师出于关心去提出一些建议,或者开展活动及练习。关心的一个重要方面是专心地推测某个特定事件是如何对个体产生影响的,例如,展望令人不快的假期,如圣诞节。满意的来访者有时会提到这个因素,他们描述自己的咨询师不拘泥于职业角色,把他们当做"特别"的个体对待,或者愿意为他们"做得更多"(Neander and Skott,2006)。对于咨询师而言,关心技巧始于对来访者的真正兴趣,而这种兴趣反过来是围绕通过有效的专业自我照顾以应对职业倦怠和感情疏离的能力建立起来的。传递关心包括牢记这句话："这个独一无二的人需要从我这得到什么来证明我是关心他的？"

挑战（challenging）

寻求帮助的人通常希望他们的咨询师能"站在自己这边"，形成一个支持的、安全的关系。但是，来访者同样希望他们的咨询师是诚实的，能在他们无理或自相矛盾，逃避事情或沉溺于自我毁灭的行为时指出来。*面质*或者*挑战*的技巧对许多咨询师来说很困难，因为他们是倾向于规避冲突并偏爱和谐的、亲密关系的那类人。咨询师们往往认为挑战来访者意味着冒破坏治疗关系的风险。当然，对使用挑战持谨慎态度某种程度上是正确的——很大比例的人寻求咨询是因为他们在生活中被其他人批判和贬低，因此，他们对咨询师有一丝批判的意味都高度敏感。咨询师持有这样一种观念很重要：作为一种激发新理解或新行为的手段，挑战不仅仅本身很有好处，而且也表明来访者了解了*支持性*挑战是由共情关怀衍生的。支持性挑战有三个重要的原则。首先，咨询师暗示他们对来访者所作或所述的某些方面很关心，并想要挑战来访者。咨询师询问这是否是进行质疑的好时机，抑或这样做是否会打断来访者当时陈述的思路。其次，挑战或面质依照围绕来访者所作的不同陈述间可能存在的矛盾的尝试进行。例如："你提到希望利用此次咨询来解决与爱人间的争吵，可是我们已经见过两次面了，你没有再提到这个问题……"；"你说自己感觉很好很放松，但是你听起来很生气……"；"你想要对母亲更诚实，但在我看来，你刚才描述了一番你与她的谈话，你似乎在其中尽力隐藏了一些关于……的信息"。这种表述方式的关键是这都是基于事实的，具有针对性而不是一概而论（"总结"或一概而论的话，如"你抵触正视自己的行为"，很少是促进性的，这样只会导致回避性的反应，或是愤怒和怨恨性的回击）。挑战及面质来访者的第三个原则是观察接下来会发生什么并且愿意面对将要发生的任何事情。来访者是否开放性地参与问题，或是他们转移话题？如果是后者，通常咨询师有必要指出这就是来访者看起来正在做的事情。由于是试探性的,咨询师可以允许来访者更改咨询师的模式。例如,一个似乎逃避谈论配偶的来访者可能会这样说"我避而不谈是因为我以为你对这个问题感到不大舒服",或者"是的,但这争执并没有工作中压力大得不到同事支持来得那么糟糕"。

核对/澄清(checking out/clarifying)

每一个对咨询略有了解的人都明白,咨询师角色的核心取决于对来访者提供倾听的人的能力。然而,尽管倾听很基础且重要,但当倾听与和来访者核准所获信息的意愿相结合时,会更有帮助。在长时间的倾听之后最没有用的咨询反应之一是对来访者说"我了解你的感受",或在陈述上做一些变化。如果你还没有尝试用语言来表达他们感受的内容,来访者能够相信你真的了解吗? 此外,咨询师如何确保真正掌握了来访者的感受,而不是误解或曲解对方所发出的情感信号? 只有当咨询师定时与来访者核对他的理解,这样双方才会在同一频率,才更有信心继续下去。有时候,核对信息比回应或复述个体的叙述,或总结收集到的语句大意需要更进一步。这种最小化的信息核对的优点是在不打断他们谈话的前提下,能够确保来访者已被理解。然而,时不时进行更长的信息核对表述也能够有利于促进会谈,比如寻求包括经历或事件之间的联系,或传达咨询师对来访者整个故事的理解。一个基本的回应性的信息核对可能是这样的形式"我能感觉到,你正感受着沮丧和愤怒,也许还伴随点悲伤,是这样吗?"一个更复杂或更"叙事性"的信息核对往往会添加一个进一层的因果顺序:"我想与你确认一下我是否理解了你的感受。大概是这样的,你弟弟有自残行为,就如他上周所做的一样,你觉得沮丧和愤怒,也许也有点悲伤事情发展至此。而当你意识到你只想逃避而不为他做些什么后,这让你失落和内疚,我说的对吗?"信息核对的一个重要方面涉及尝试去*澄清*来访者所述事情的意义。如果咨询师对来访者的谈话感到不解,或觉得来访者有未讲的事情,这时通过信息核对的过程来继续是十分有帮助的,例如"我可以通过你谈论发生事情的方式感受到你的愤怒,但我不确

47

定悲伤在何处。你可以就那种悲伤的感觉再多说一点吗?"关于有效的信息核对有几个关键的构成技巧:时机(寻找最合适的机会介入来访者的自我表达过程),观察个体是如何回应核对性的陈述(特别是显示不完全正确陈述信息的信号),还有*措辞*(在传达来访者陈述微妙的复杂性的同时保持语言的简洁)。良好的信息核对同样包括来访者传达的*非*言语方面的内容(如语音、手势和姿态),这与他的口头表述一样重要。

提供建议(giving advice)

大家都知道,咨询师从不提供建议。大多数咨询师对于建议的立场是,他们不是在那儿告诉来访者要做什么,而是在过程中协助并使得来访者能够自己找到解决的方案。这一立场得以强化得益于日常生活中无效的建议。许多(或大多数)朋友或家庭成员通过提供善意的建议("你为何不⋯⋯")来回应身边亲友的问题,只得到当事人说:"是的,但是⋯⋯"。["你为何不⋯⋯是的,但是"这种复杂的动力学模式最早是由埃里克·伯恩(Eric Berne)于 1964 年在他的畅销书《人们的游戏》中提出的。]另一方面,来访者时常会寻求建议,可能是在得知咨询师对于求助的问题有所了解,或者猜测出咨询师确实对这个问题有自己的立场。在这种情况下,如果咨询师不对来访者寻求建议的请求作出回应,来访者可能会疑惑或感觉被拒绝("我对他来说不够重要,以至于他会不告诉我他真认为我应该做⋯⋯")。因此,在咨询师的角色中提供建议的技巧取决于对提供建议的利弊及内涵进行分析。咨询中提供未经请求的建议是很少有益的。通常,这么做会给咨询者一种错觉,他们在做一些很有益的事情,而把来访者的注意从所需要谈论的话题上转移了出来。当一个人明确地要求咨询师对一个问题给出建议时,这可能是了解与此事相关的个体资源的宝贵机会("我很高兴给出我的个人建议,但是我确定你对这个问题也做了很多的思考——你已找到的选择有哪些?")凭借来访者个人能力列出生活中的能有所帮助的他人("⋯⋯我想知道你还跟谁谈过这个话题,他们是怎么说的")是很有价值的。这提前一问使来访者可能会将咨询师的建议放在他人建议的背景之下，从而削弱了咨询师建议的特殊权威——这保证了来访者处于掌控地位。对提供的建议*不做正面的*回答同样也是有益的（你需要注意我将说的话仅来自我个人观点——关于这件事肯定有其他的处理方法）。一旦给出建议，对于来访者以此得到了什么产生好奇是很好的（"这个听起来怎么样……哪些内容你认为是有用的？哪些毫无帮助？"）。纵观提出建议的整个过程，咨询师不可以流露出在意来访者是否遵循了建议，也不可以在来访者采取了行之有效的建议时做出赞赏。

即时性（immediacy）

咨询过程中谈论较多的问题是关于来访者生活中"那时那地"发生了什么。有时，关注咨询室中此时此刻正在发生的事情也是很有用的。能使用此时此刻过程技术通常是通过*即时性*的概念来说明的。大体上来讲，即时性有两种类型。第一种主要指注意此刻来访者正在做的事情（如"你说你同意我对这个情况的分析，但当你说话时你紧握拳头且看向别处……我想你是否还有其他的难言之隐？你是否可以多感受一会儿这种感觉，然后试着把它说出来？"）。第二种类型的即时性发生在咨询师向来访者描述他的个人反应时。这第二种即时性有时也被描述成咨询师的自我参与（self-involvement）。一个例子"当你说你同意我的说法，却看向别处表现出几分生气时，我有一种被解雇的感觉，就好像我是个小孩，听不懂大人们在说些什么。"或者"我不知道这是否是相关的，但刚刚我感觉很害怕，好像我说错了什么话，并遇到了麻烦"。所有咨询师训练的一个重要要素是建立起使用即时性技巧的自信。这是因为"常规"或"礼貌"的谈话规则通常排斥这种直率与诚实，而且也是因为即时性是可怕的——一旦你打开了这种陈述方式的大门，谁知道谈话会向哪个方向发展？尽管有这些困难，咨询训练者也往往倾向于推广即时性的价值，因为它可以推进来访者—咨询师关系的亲密度或深化关联度水平，并能帮助来访者走出小心的"安全地带"，开始以更

49

诚恳的方式谈论对他们真正要紧的事情。

倾听(listening)

心理咨询的核心是倾听的艺术——好的咨询师一定是好的倾听者。倾听的一个重要方面包括让对方知道你正在听。这个技巧在本章前面的*注意*一节中有讲到。当个体开始讲述一些对自己意义重大的事情时,如果发觉交谈对象没有注意,这可能会让其感到不安和烦躁。因此,有效的注意就如同一种交流的手段,告诉来访者他们的咨询师正在倾听。然而,如果真正的倾听没有发生,仅表现出注意对来访者而言并没有太大的帮助。真正的倾听包括努力掌握对方所说的一切(或者通过他们的嗓音及非言语线索如身体姿态)。真正的倾听还包括搁置或保留关于对方所述意义的任何推断,仅对真实内容开放。有效的倾听需要关闭自己内心的对白,以便接收其他人的故事。这就需要置身其中的意愿。这些都是很不容易做到的。在日常交谈中,我们互相倾听,但是只在某种程度上——至少有些时候,我们会琢磨,轮到自己开口时,准备说些什么。在许多职业环境中,我们对听取特定类型的信息训练有素。比如,医生或护士学习听取症状以获取诊断信息。警察可能经过训练以听取嫌疑犯或证人所述故事中逃避和自相矛盾的信息。咨询师的倾听则比这些都更加开放。这更像是聆听故事背后的这个人。同样的,当他们听这个人讲的时候,熟练的咨询师也会倾听他们自己(详见下文:*自我监控*)。可能至少有两种类型的可观察的咨询师倾听表现。第一,当一个咨询师充分地倾听来访者故事时,他们可能开始为来访者的句子收尾,或者不断地将来访者现在所说的和之前所讲的联系起来。在观察者看来对话在两个谈话者间*流动*,在谈话中双方均保持同步。

良好倾听的另外一个可观察的特征是停顿和沉默。因为咨询师是以全面的方式进行倾听的,当轮到他们讲话的时候,他们可能发现很难生成一个即时性的回应。通常来说,如果一个咨询师倾听做得足够好,他们可能在开始讲话前需要一些时间来思考听到的内容。这种深度倾

听能够达到的效果是咨询师可以对个体正探索的任何话题有多方面的
感触。如果来访者能尽可能多的从咨询师的反应中得到这种复合信息
的反馈,是十分有用的,因为它巧妙地使我们能够从多个方面看待事或
问题。就像其他咨询技巧一样,有效倾听能力的发展只能通过与愿意
提供真诚且有建设性反馈的朋友之间练习和试验获得。此外,对于任
何咨询师来说,反思个人的倾听能力可能会导致个人问题和缺陷的发
现:不管一个人是个多么好的倾听者,总会存在一些话题是他不擅
长的。

专栏 4.2:当咨询技巧被不恰当使用的时候

　　这个章节的关于咨询技巧的讨论集中在这些与人们互动的方式
是如何产生有益的影响上。然而,值得注意的是咨询技巧也可能会
产生负面影响:任何东西如果足够强大,能做好事的同时也可能会
造成伤害。约翰·赫伦(John Heron)提出了关于咨询技巧的一个无
效的、有害的模型(2001)。他定义了四种类型的错误:对技巧的*擅
自使用*,*操纵性*的干预、咨询师的*强迫行为*(如他们坚持使用一种对
来访者毫无帮助的方法)、*不熟练的干预*(咨询师尝试做正确的事但
对其不够熟练)。这些都是咨询师真心试图帮助但失败的例子。除
了这些错误,赫伦认为还存在不正当的干预,其中"助人者"故意寻求
对脆弱的个体造成伤害。

理解(making sense)

　　个体寻求咨询师帮助的最常见动机是无法理解自己生活中的某些
方面。个体或许被他们正发生的经历所惊吓、压垮或是困惑。理解这
些经历可以使个体对事件获得一定的掌控,或者对正在发生的事情上
能够"有所把握"。获得理解也会减少个体的情绪压力,因为他们更能
客观地看待事物,并由此与自己的情绪保持一定的距离。因此,与来访
者合作理解某个问题的技巧对于任何咨询师来说是一个至关重要的能

力。咨询师通常使用的广义理解策略大致上有三种。第一种策略是邀请来访者解释自己是如何理解正困扰着自身的问题或事件的,可能会使用一个开放性的问题,如"很明显这对你来说是件大事,我很肯定你一定深思熟虑过事件发生的原因",这种方法的一个变体是倾听个体谈论问题方式中隐含的解释性的理由(如"正如我所听到的,似乎你认为不能戒烟的理由是你意志薄弱——这是你的理解吗?")。另外一个变体是询问个体是如何理解类似情况的(如"你跟我提过你已经改变了你的生活方式,锻炼得更多了——你认为你是怎样做到的?")利用个体已经赞同的意义构建框架会是个好注意,因为这可以避免陷入劝说来访者采用并不熟悉的正确方法的尴尬。第二个理解策略是创建一个发展理解的空间,这可以通过列举或播放一些困扰个体的事件或经历获得。可视化图表在这类工作中十分有用。例如,当个体看到他面前的挂图上导致危机的事件发生序列,那么对他们来说,找到一个有意义的模式来理解已经发生的事情就容易多了。第三种策略是咨询师为来访者提供一个解释框架,这个框架是基于一些已经存在的理论或模型。这种方法有教育意义的层面,因为咨询师在试图教授来访者一些新的观点。伴随此策略的危险是来访者可能会对新的观点产生困惑,或者可能遵从被他们认为更有智慧的咨询师的观点(但实际上并不认可咨询师的解释是可信的或有用的)。很多时候,对咨询师理论困惑的来访者不会对治疗师这么讲,因为他们害怕这样会不礼貌或令人反感。提供来访者一个解释框架可能会助长咨询师显示自己博学、睿智和聪明的自我扩张的欲望,基于这个事实,这些风险可能会被增加。说了这么多,有些时候咨询师提供的理论也可能对来访者产生巨大的影响:我们都会吸收想法和理论来帮助自己理解生活中的方方面面,我们也确实是从别处学到这些理念的。

命名(naming)

找到合适的词来描述一个经历是一个很妙的技巧。一些咨询师会使用它产生强大的效果。这种技巧通常用在个体生活中的某些方面隐晦且不便言说的时候运用。例如,一个与一位不断自我批评的女来访者工作的咨询师努力找到一个方式来说明来访者的积极品质,他最终找到了"好胜的"这个词。这个概念对于来访者来说有很多意义,两人可以就此谈论,"你好胜的一面"或"更具争议的选择"——在这之前对话是没有可能的。

观察(observing)

善于观察这种技巧在咨询文献里面并没有得到足够的认可。一个人坐在哪里,怎样移动,双手在做什么,看向哪里,着装如何,这些特征和其他特征是怎样一天一天或时时刻刻地发生变化(什么触发了这种改变)——这些对于咨询师来说都是很有价值的信息来源。咨询中观察的目的不是为诊断收集信息,而是利用每种可能的方式进入来访者的个人世界,并为反思和学习创造机会。同来访者分享观察的结果是非常有用的:"我注意到当你开始谈论你父亲的时候,你咬了你的嘴唇而且弯着腰坐在椅子上……我不知道这是否意味着什么,但我认为这是重要的……"一个观察来访者的特别重要的时刻是在咨询师做出陈述或干预之后——来访者是否正因你所说的话加深了他们的探索和理解,还是他们看起来困惑与沮丧? 关于观察技巧发展的一个标准化学习训练是观看消音后的咨询会谈录像。即使在没有对话的时候,通常也能够理解很多正在发生的事情。

提供反馈(offering feedback)

咨询从某种角度来看,可以成为求助者的一面镜子。似乎个体被他们问题的复杂性和胶着性所纠缠,他需要询问他人关于这种情况的问题,例如"在你看来这个像什么?"或者甚至"在你眼里我像什么(或像谁)?"回答这类问题将包含对个体提供反馈的过程。因此,提供反馈对于一些来访者来说是非常重要的,但这是个有风险的活儿。大概有三个主要风险。存在一种被归类为"*概括化*"(totalizing)陈述或对个体行为作全面描述的风险。例如,来访者正在讲述一个很难掌控的处境,并询问咨询师如何理解他的行为。这位咨询师说："好的，就我看来这是一个人逃避面对某些事情。"来访者将这解释为："她认为我是个*十足的懦夫*。"这个例子阐述了关于反馈的第二个风险，这个反馈是概括性的而不是针对特定行为的观察。对于这位咨询师来说，更好的说法也许应该是"当你晚上与你的妻子在一起而不提这件事，在我看来你这是在逃避，同时我也知道你花了很多时间谈论你的好朋友，我理解为这是不知道该如何面对。"这个陈述明确阐明了逃避发生在何处（隐含之意在于可能会开启关于如何改变这种模式的谈话），也平衡了对双方的不同的反馈内容（这样就不会落入概括化的陷阱了）。第三种无用的反馈发生在咨询师的陈述太过温和的时候（例如"我看到的是一个在他生活艰难选择中挣扎的人"——这种陈述几乎可以在任何时候发生在任何来访者身上）。过于温和或空洞的回馈会使来访者怀疑咨询师是否真的关心或者是否真的注意了，可能甚至怀疑咨询师是否有意隐藏他们所发现的可怕之处（"她认为我很可怜但是她不愿说这个"）。有效的反馈是及时的、具体的、细致的、全面的而且自我的（"我看到的是'×'而不是"你是'×'"）。在某些情况下，提供反馈会与*即时性*技巧重叠；比如，当反馈是指来访者说了或做了一些特定事情后咨询师是作何感想时。在咨询技巧训练课程中，参与者通常在互相给予和接受反馈的过程中获得很多经验，因而获得关于有利的反馈或其他方面反馈的重要的第一手经验。

过程监控（process monitoring）

发生在咨询系列过程中的事情时时刻刻都在呈现和变化。这些现象可以被理解为构成了咨询的过程。这些过程发生在每个参与者想法和感受以及它们之间关系的许多不同层面。关于咨询过程理论和研究的详细讨论可在麦克里奥德（McLeod）的书中找到（2009：第五章）。一个熟练的咨询师需要注意或监控整个过程，以作为跟踪所发生事情的手段。有关理解咨询过程的可能相关的信息种类的例子如下：

- 话题转移（来访者或者咨询师突然停止谈论某事，然后转变谈论

方向）

- 人际关联的改变（"相比几分钟前我觉得离来访者更近了/更远了"）

- 情绪过程深度的改变（来访者从话题的浅层转移到他对这个问题的最深层次的感受的探索——或者相反）

- 来访者自我意识的转变（一个月前,他讲的所有事情都是他如何的无用,但现在他开始认识到自己的强项）

54

　　留意这些（和其他）类型的信息可以帮助咨询师辨别哪些干预对每个来访者有用,哪种干预可能会适得其反（例如,一个笨拙的解释可能会使来访者从他们的问题的深层情感探讨转移到一个更肤浅或疏远的感情上）,来访者与咨询师会如何合作。过程监控的技巧包括将主要的注意力保留在个体实际正在进行的讲述,同时注意过程。大多数时候,过程监控有利于咨询师把对来访者使用的方法进行微调。例如,如果来访者似乎不专注于谈话,也许有必要回到首要原则并回顾来访者是否从咨询中得到了他想要或需要的东西。

提供信息（providing information）

　　充当咨询师角色的人对于寻求帮助的人来说是一个潜在的信息源。这些信息中有些可能涉及咨询师本身——他们什么时候有空,他们所能提供的保密性的限度,以及他们所受的训练和经历。其他的信息可能会涉及其他来源的帮助——可能提供的专业咨询和心理治疗服务,还有诊所、支持团体等。有些信息源其本身就形成了治疗援助模式,例如自助书籍和网站。还有一些信息源解决来访者可能遇到的健康和社会关怀问题,从怎样支持一个患有精神分裂症的家庭成员,到如何申请住房福利。这些信息源可能是咨询师建议和提供的,或者是来访者发现了这些信息,他们接下来需要同咨询师核对与讨论的。所有这些类型的信息都可以被当做能帮助人们渡过难关并在人生的道路上继续前行的资源。能使咨询师熟练运用信息源的一个重要品质是拥有*好奇心*。我们所处的文化中医疗系统不堪重负,它们试图通过给患者提供传单、网站和热线中心来减轻医护人员的负担，患者可以在这些传单、网站和热线中心里获得如何照顾自己的信息。这一切都可以是非常有用的，但也可能会导致人们觉得自己被一个传单"搪塞"，而不是被允许与生活中一个有持久关怀的人谈话。这可能也会导致海量的未被阅读的传单。因此，在咨询中熟练地提供信息需要咨询师在谈话与治疗关系中能够找到方法，而不是仅仅推荐或提供信息并希望来访者自行消化。在这个过程中，牢记信息永远都不是中性的是很明智的。有一些信息源，例如支持厌食的网站，大多数理智的人会认为这是可怕和危险的。但是甚至主流的自助书籍、传单以及网站也有可能包含一些观念和案例，这些观念和案例涵盖了从相当有用到混乱无关的。因此，咨询师阅读和思考他们推荐给来访者或来访者推荐给他们的信息源是至关重要的。

提问（questioning）

提问是语言应用的一个基本要素。人类已经把语言演变为交流的工具，提问作为一种语言形式有着显著的生存价值：询求另一个人的信息或者帮助。提问—回答模式组成了发生在关系亲密的人们之间的大部分谈话："周末你都干了什么？"，"你喜欢我的新发型吗？"对很多学生而言，心理咨询训练中最难的部分之一是有关学习不要提问题的过程或如何为特定的目的进行有针对性的提问。成为一个心理咨询师需要搁置一个人的"天性"或不假思索的提问，取而代之的是去获取更有意识、有目的提问的艺术。为什么这样？咨询过程中未经思考的提问主要存在两个问题。首先，在很多咨询情况中，目的是帮助来访者以自己的语言讲述自己的故事。提问题会有打乱来访者讲述故事思路的风险——因为不得不停下来回答咨询师的问题，他们会丢失即将要说的故事主线。换句话说，提问有可能会以一种无益的方式改变来访者的叙述流程。其次，问题是从提问者的提问框架中陈述的，会微妙地传达提问者对于所讨论话题的设想。提问的这一方面被总结为"每一个提问的背后都是一个表态"。例如，如果来访者在谈论自己在社会环境中的焦虑，他们的咨询师也许会提出一个问题作为回应："这种焦虑什么时候开始的……你第一次觉得自己受到这种影响是什么时候?"这个提问背后的表态可以总结为:"我认为对我们来说了解焦虑是如何产生的十分重要,因为这是找出需要做什么来改变它的最好方法"。然而,来访者要么可能觉得思考它如何产生是没有关联的,要么很疑惑为什么咨询师会在故事中的这个特定点想要知道这个特定的信息。关于咨询过程中提问技巧使用的进一步讨论请看第 9 章。

反映/重述(reflecting/restating)

当求助者讲述困扰他们的问题时,对咨询师来说,简单地反馈一个他们所说内容的要点是十分有益的。这让来访者知道咨询师正在倾听、追随并理解他们,而且会使咨询师明白自己对来访者故事的理解与来访者意图表达的是基本上一致的。一个反映或重述通常是一个简短的陈述,它不会干扰来访者的叙事进程。除了确定来访者与咨询师交流的基本水平和共享意义之外,反映技巧也能进一步重点深化治疗目的。对来访者来说,听到被另一个人清晰表达自己内在的担忧及感受是很有用的。很多时候,寻求咨询帮助的人可能从来没有跟其他人谈过此事,或者从来没有诉说过事件中特别尴尬、羞耻或痛苦的一面。因此,他们的窘境或问题可能以不断重复的内心独白在脑海中出现了一遍又一遍。在这种情况下,大声地将这些话说出来,并听到另一个人把这些话说出来,可能会带来巨大的改变。甚至这样简单的行为都能使人们得到很大的情感慰藉和理解。简单复述的另一个潜在价值在于它可以使来访者放慢谈话的速度。如果个体正在讲述一个十分痛苦或难堪的事情,他们可能会讲得很快,由此与自身的感受保持距离,或者避免更进一步思考这个问题。反映或复述提供给来访者短暂的中断或反思以便开始吸收,并以此与他们的问题性经验妥协。对于有些来访者来说,可能发生相反的情况——话题太难讲出所以他们开始沉默,或他们的谈话中间出现长段的空白。这时,一个简单的复述可以用来进行缓慢推进("我很感兴趣,这些是我目前所听到的……"),激励来访者继续他们的故事。做一些反映性的陈述也同样有助于咨询师集中注意

56

力。如果来访者讲了很长一段时间,他们的咨询师会被大量的信息所淹没。时不时地简单复述或反映可以作为一种技巧将来访者的故事加工成更容易记忆的"组块"(chunks)。基于所有这些原因,反映或复述是一个有广泛用途的日常咨询技巧。做得好的话,反映的行为会产生巨大的意义。机械地复述来访者说话的最后一个词很可能会对来访者—咨询师的关系产生负面影响。相反的,敏锐的反映是非常及时的,使用能让来访者产生共鸣的词或图片,用一种能微妙地表达关心的感受和积极地投入的声音,以及与来访者的情感状态相协调的情感与之交流。

重构(reframing)

所有心理咨询的方法一方面都创造性利用了感觉和行为的区别,另一方面也创造性地利用了个体解释或理解这些经历的方式。围绕这种区别的本质和含意构建大量的理论争论和研究项目是绝对可行的。然而,就咨询技巧来说,行动/情感与认知的分歧在使用重构(reframing)时有直接的应用价值。这个技巧包括两个步骤。第一步是发现来访者如何理解问题性的经历(行为模式或情感状态),咨询师让来访者知道自己理解并欣赏来访者的观点。第二步是邀请来访者考虑理解这个问题性经历的替代性方法。以下是一些例子:

57

> 乔(Joe)很害怕在一个重要的会议上作公开发言;他的咨询师告诉他是否可以从不同的角度看待他的胆怯,比如说这是对能用自己的观点影响他人的兴奋。

> 希拉(Sheila)认为她是一个失败者,因为她无法完成一些重要的人生目标;她的咨询师则列出希拉人生中已经成功的诸多方面,并建议以不同的方式看待这些有问题的人生目标,可以将其视为未完成的或正在实现的目标。

> 艾莉森(Alison)考试不及格,责备自己不够聪明而没能拿到

学位;她的咨询师同意不够聪明是学术成绩不理想的因素之一,但又说,基于她所了解到的关于艾莉森复习考试的方法,她认为缺乏有效的学习方法和计划可能是考试不及格更准确的原因。

上述每个例子中,咨询师都没有排除来访者对情况的定义,但提供了一个重构的理解作为来访者已经陈述的信息的参考。重构中包含的潜在技巧是将看待问题的立场从"我既无用又愚蠢"转移到"我是个具有正能量特质足智多谋的人"。为了使这个干预有效,咨询师需要相信自己所提供的另一视角,而且愿意并能够解释为什么这样理解情况是有效的。通常来说,来访者不会直接相信重构,但可能需要尝试看管不管用或需要被定期提醒。同样发生的是,重构的行为可以触发进一步的关于个体是如何,为何,何时,何地进行自我贬损或满心"自我批评"的这一更普遍性问题的谈话和探索。

记忆(remembering)

咨询行业中另外一个不被重视和承认的技巧是*记忆*(remember)来访者所说所做事情的能力。咨询师所做的大部分事是当下与来访者待在一起;例如,反映来访者所说的话,或有意识默默地坐着。然而,心理咨询的另一个重要方面涉及帮助来访者将他们人生故事中不同时期或领域的章节串联起来。影响很多人寻求咨询的一个潜在困难是觉得自己的人生中缺乏连贯性,就好像他们拥有很多拼图的碎片但都对不上。在咨询中,来访者可能以谈论一个事情开始,然后转移到另一个事情,或者以陈述一个特定的目标开始,然后开始探讨一些似乎与那个目标不相关的事情。在这种情况下,咨询师的工作之一是将最初的一些信息藏于脑后,然后在看似合适的切点中将它重新介入谈话。例如:"我注意到几分钟前你谈论了你和一个同事的冲突,但是在咨询开始的时候你说你真正想专注的是对你医学考试结果的感受……我在想这两者之间是否有一些联系,并且我还记得你有一次跟我说你害怕某些事情的时候就开始吵架……"记忆的技巧包括一些实用的策略,如记笔

58

记,在咨询开始之前读笔记,或者在咨询过程中记录关键词。一些被记忆起来的是信息(如来访者有多少孩子,他们的年龄和名字),但大多数记忆内容都是以个人世界中的感情与关系地图展现的。新咨询师经常担心他们是否能够记住来访者对自己说的话,然后可能会在咨询的过程中做详细的笔记以应对这种担心。这种方法很少起作用,因为这会使咨询会谈变成一个实情调查面试,从中可以收集大量的信息,但来访者的人生没有任何改变。最终,咨询师得相信自己能够记住需要被记住的话。可以证实这点的一个训练练习,是对一次咨询会谈进行录音,在会谈结束的时候记录来访者传达的信息和主题。如果仔细地记录或阅读会谈记录,将会发现咨询后的记录丢失了大量有价值的信息。发生这种现象不是因为咨询师的能力不足,而是因为来访者所说的总是多过我们听到的——我们的记忆总是部分的。

自我表露(self-disclosure)

自我表露是指与他人分享私人信息的行为。在心理咨询过程中,来访者做大量的自我表露是理所当然的。通常,为了使来访者有最大的空间进行谈话,并且弄清谁是来帮助的人,谁是接受帮助的人,咨询师几乎很少甚至不作自我表露。这种安排与大多数的社会交流有根本不同,社会交流中一个人的表露会呼应另外一个人的表露。例如,如果两个朋友在交谈,其中一个人讲述了一个关于"我去过的最棒的餐馆"的故事,那么很可能接下来另外一个人会讲述自己的关于餐馆的事情。相比之下,在咨询过程中,如果来访者讲述了一个关于"我觉得自己如何胖而且看起来恶心"的事情,接下来极少有可能出现咨询师谈论她自己体像的问题,因为她知道自己的角色是帮助个体探讨他们人生中的严峻挑战。然而,有时这种"规则"可能会受到挑战。例如,正在谈论节食的来访者可能会看向他们的咨询师(他们看起来在这方面很"外行")并且问:"你真的理解我所说的话吗? 你曾经有没有不得不关注自己的卡里路?"咨询师应该回答什么呢? 也许,咨询师可能倾听来访者的诉说,然后想到自己,"我有关注过,我很确切地知道那种感觉……我告诉来访者我的感受会对他有所帮助吗?"过去,大多数咨询训练着重强调咨询师的自我表露是无用的观点,咨询师应该抵制任何表露的诱惑,并回到来访者身上和所表露的要求上("我猜想如果你知道我有过与你相似的关于体重的经历……或许会使你得到安慰。")

最近,实践经验和研究证据表明,咨询师慎重地自我表露实际上可以对咨询有一定促进作用。这里的"慎重"是指什么意思? 有益的咨询师自我表露的一个关键因素是它是*服务于来访者*的——它并不是创造情境让来访者觉得他们需要关心咨询师,或这个咨询开始牺牲来访者的时间而关注咨询师的问题。另外一个因素是咨询师一直表述,人们都是不一样的,并说,她关于体像问题的经验可能与来访者所面对的情况完全不同。最后,自我表露如何控制将决定它最终对来访者是否有用。例如,咨询师可能以一种传达优越感的方式("我在青少年的时候解决了这个问题——如果你这么久以来你还是不能解决它,你肯定哪方面出了些问题")承认一些关于她们自己抗争暴食行为的事情,或者以一种鼓励和邀请的方式使来访者进行下一步的对话和探索("是的,在我人生的不同阶段一直是一个挑战,这确实让我思考生活中以及我们的整个文化中食物的意义。")对一个咨询师而言,熟练地使用自我表露源于处理个人问题时能够以选择或有意的方式来利用个人生活经验,而不是分享依然生涩的和未解决的个人信息。值得一提的是自我表露(分享咨询室外的自传式信息)与*即时性*(分享个人对咨询室内此时此刻正在发生的事情的回应)有明显的区别。这两个技巧都涉及咨询师谈论他们自身,但有着不同的方式和不同的目的。

自我监控(self-monitoring)

在咨询关系中,处于咨询师角色的人尽最大努力与来访者相处,并关注于来访者的担忧和他们的故事。在这个活动中,咨询师尽可能搁置或"保留"他们自己生活中的问题。在这种情况下,咨询师产生的任何感受、情绪、行为倾向、意象或幻想都可能代表来访者人生中的重要信息片段以及来访者关联他人的方式。因此,咨询师的一个重要技能包括在整个咨询互动过程中致力于持续的*自我监控*。一个优秀的咨询师倾听他们的来访者，同时也倾听正在倾听来访者的自己。在回应来访者中产生关于咨询师经验的相关类型的例子包括：

- *感受*：仍有事未道尽的总体感觉，无助或绝望的感觉
- *特殊情绪*：愤怒、悲伤、性冲动、厌烦、恐惧
- *身体反应*：肚子响、痒痒、打哈欠、疼痛
- *行为倾向*：逃跑、靠近、保持
- *意象*：来访者像是个学校的小孩，咨询师是个审讯员
- *幻想*：我们在进行象棋比赛，就像《小红帽》中的场景一样

这些现象通常有三个来源。首先，这种回应可能完全是来自咨询师人生中正在发生的事情。例如，在咨询会谈开始之前咨询师可能已经很悲伤了，因为他的一位家庭成员去世了，或者他最近看了一部电影，电影中治疗师的行为就像警察询问。对于咨询师来说，拥有足够的自我意识能区分对来访者的反应是来自自己的个人"事件"，还是代表一种能与来访者的实际情况产生"共鸣"的能力是十分重要的。事实上咨询师正在关注"个人事情"确实有点意思——如果咨询师的注意力转移到近期电影的画面，这可能就意味着他们在回避真正去倾听来访者，也许因为来访者说的东西某种程度上让人害怕去听。其次，咨询师经历的情绪、意象和其他内心现象的来源可能是这些经历反映了来访者正在经历的方面。似乎就像在那个时候咨询师很敏锐地与来访者"同步"了，获取了来访者感受和考虑的一些隐藏的或未说出的方面。例如，来访者可能在讲述对自己未来的正面憧憬——如果咨询师在这个时候感到悲伤，这可能显示，对来访者来说，下决定继续他们的生活也存在着某种失落感。第三种理解这些反应的方法是咨询师对来访者回应的方式与其他人的反应方式相似。例如，来访者的人生可能充满了矛盾和未实现的承诺，由此朋友和家人对自己感到很失望和生气。当他们的咨询师也同样感到失望和生气的时候，他们可能会开始探索刚才这种回应是如何被触发的，以及这可能意味着什么。有效的咨询技巧训练和实践为受训者创造机会去试验参与自我监控的不同方式，并将这些内心经历高效地带入咨

询会谈中去。同样应该提供机会让受训者观察其他咨询师如何利用自我监控,并在这种干预中处于接收端的。当给来访者展示自我监控的成果时,一定要让其明白这只是一种假设,并且邀请来访者考虑咨询师感受到的或跃入咨询师脑海中意象,对来访者存在一些意义的可能性。假设或坚持咨询师的这些经历肯定与来访者有关是难以忍受的。

组织(strucutring)

在任何咨询会面中,咨询师的一部分任务是注意可用的时间有多少,并负责围绕如何使用这些时间开展合作式的讨论。尽管来访者对时间的使用有提供建议和请求的自由(例如,通过告诉咨询师他们今天的咨询已经足够了,或者请求更多的时间),咨询会谈的一个重要的隐性维度通常包含一种默认不宣的协议,来访者可以自由地"随它去"和"尽管说",而咨询师则要注意时间限制的问题。因此,*组织*技巧的一个关键方面包含了对时间利用的意识,与来访者就一次咨询应该持续多久、咨询多久发生一次及一次咨询中剩余时间的长度进行核对并提出建议的意愿。通常来说,咨询师应努力避免在来访者滔滔不绝的时候会谈戛然而止的这种情况。大多数情况下,最好留出几分钟来回顾已谈论的内容,并展望下一步应该做什么。组织的另一个方面包含安排需要做的工作。例如,如果来访者确认了一些目标,应该先去处理哪个? 如果来访者想要解决某一特定问题,解决这个问题可能需要完成的阶段性任务有哪些,这些任务的顺序怎样安排是最优的? 就时间组织和任务组织达成一致有助于来访者和咨询师双方对他们能有效地在一起工作而信心满满。知道正在做的事情有一个清晰的结构(即使这是一个如有需要有待重新商榷的结构)可以帮助来访者产生安全感和确定感,在某种意义上此时他们可能感到生活的某些领域失控并难以操纵。

利用沉默(using silence)

在任何咨询谈话中,话语之间的空间都是至关重要的。在这些空间中,来访者可能投入到体验一个未展开过的感受或回忆,他们可能正在反思刚才说出或感受到的事情的意义与内涵,或者他们可能极力寻找方式逃避讨论意识中在那个特定的时刻很难用语言表达的东西。也有的时候,咨询师可能希望花一些时间反思自己是怎么理解刚才所说的话的。有时咨询师可能决定等待来访者诉说,而不是开启对话,以此来实践来访者在议程上处于主导地位的观念。这些都是对沉默的建设性利用。也有一些对沉默比较负面的使用;例如,咨询师情绪性地脱离来访者,或者传达信号表示某个具体的话题不是他们想谈论的。来访者可能因此"拒不开口",因为他们对咨询师感到恼怒或失望,且感觉不到足够的安全感去谈论。因此,利用沉默的技巧包括全身心对沉默感到舒适,允许其发生,并对不同类型的沉默所代表的可能含义保持敏感性。

见证(witnessing)

这个表单中最后一个技巧是*见证*。在心理咨询中,当个体谈论一个对他很重要或很痛苦的事情的时候,假设他一定需要咨询师帮助他们为这件事"做一些事情"是错误的。很明显,很多来访者想要改变他们生活中的一些方面,并希望他们的咨询师帮助自己达到目的。不过,单是愿意讨论本身就是一个潜在的有用经历。当他们在咨询中谈论一个问题的时候,很多来访者都是初次开口讲述他们的故事,或故事中的一些特定元素。在这种情况下,要知道全身心参与并倾听是一个治愈的经历。用合适的语言表达让自己成年累月地反复在内心思考的情感和记忆也是一种慰藉。作为他人苦难的见证者,咨询师有确定来访者的人性本质的可能性。如果个体讲述了一个痛苦的或羞耻的故事,并拥有被他们的咨询师接受的经历,他们会迈出孤独并走向联结他人和相互支持。

练习 4.2:分析你对咨询技术的使用

对一个你担任咨询师的咨询会谈进行录音。基于保密性的原因,有必要在你的同事或受训伙伴充当来访者的时候录音,而不是在一个真正的咨询会面。选择这个录音中 10 分钟的片段,对录音中所讲的内容做笔记,包括关于停顿和情绪表达,诸如笑或流泪的信息。对转录过程中听录音后的即时反应做笔记——什么使你惊讶了？一旦你写好了笔记，一行一行地浏览它，并注意（a）你在每个点上使用的咨询技巧，（b）你使用的每个技巧的效果（你当时应该做什么或说什么会更合适？）。如果可能的话，与其他人一块听这个录音并询问在他们看来你使用了哪些技巧，你运用得如何。在这种情况下，来访者的反馈尤为有价值。这是一个几乎已经被广泛地（以各种形式）使用在咨询训练项目中的学习和评价练习，它提供了一个宝贵的机会让你更加意识到你使用（或不使用）的技巧及你使用的水平。关于对这类技巧的分析案例详见艾维等人（2010）。

63

运用理论发展并用技术的更广阔视角

上一部分概述的各种咨询技巧清单为对咨询过程中发生事情的微观分析提供了一个框架。让咨询师意识到他们正在使用的技巧是很重要的，因为它们代表了与来访者工作方法的"根本"。然而，能够理解技巧是如何并用来形成朝着特定目的的更长的互动序列，这也是很重要的。在第3章中，讨论了几个心理咨询技巧模型的应用，并提出了技巧可以被看作是组合在一起围绕解决问题过程中的不同阶段。另一种关于理解技巧是如何并用的方法是通过赫伦（2001）的六类法模型，其中提出了咨询师使用的六种基本类型的干预：*规范性*、*教育性*、*对抗性*、*宣泄性*、*促进性和支持性*。这个理论的基本理念认为咨询师必须有能力提供所有类型的干预，并能在咨询过程最佳的时机使用每个技巧。成功应用任何不同类型的干预都包括对一系列核心技巧的使用。除了六类法模型，同样有大量的更抽象的治疗观念，这些治疗观念代表着"某类"特殊的技巧。例如，共情是指的是一个使用倾听、协调、注意和澄清技术的理论构架。获得*洞察力*（insight）是一个会采用诸如命名、理解、自我表露和重构等核心技巧的过程。元交流（metacommunication）的概念包含诸如澄清、挑战、自我监控、过程监控和提问的基本技巧。咨询师能够运用高水平的概念是至关重要的，比如共情、洞察和元交流（和很多其他方法），因为这些方法会让你得到更广阔的视野，并让你接近代表了真正美妙和有天赋的从业者数十年的智慧结晶的理论著作。同时，重要的是要记住，最终这些概念所指的是基本技巧的联合——这正是我们所要做的。

在本书呈现的嵌入式咨询模型中，咨询技巧被视为是以不同的结构联合使用，来完成为咨询提供重心的阶段性任务上。例如，尝试与来访者围绕行为改变需要的合作的咨询师可能会使用倾听和核查技巧来判断来访者希望如何改变，可能就不合理的改变目标挑战来访者，也可能为他们的会谈引入一个构架，使得在必要的时候对改变的主动性进行评估和修订。类似地，咨询师可能在实施心理咨询时使用心理治疗文献中描述的咨询*方法*或*干预*。例如，在使用诸如*问题外化*（externalizing of the problem）的叙事性治疗技术时（Morgan，2001），咨询师可能实际上用的是一个相似的技巧组合。任务和方法可以被视为定义技术使用的目的或最终归宿。咨询师明白自己希望得到什么，然后自发地或无意识地尽自己所能让其产生结果。这个理念类似于生活中其他行业的技巧的使用。例如，无论木匠是想做一个桌子还是建一个房子，他依赖的都是相同的基本木工技术。

专栏 4.3：学习技巧：好转之前仍将恶化

咨询技巧培训课程的参与者中经常发生的体验是他们觉得好像咨询在变得更好之前会先有恶化。这种现象可能是无法避免的。学习一项技巧总是包含了一定数量的非学习行为，如不良习惯的改变和放弃，以便于构建更复杂的技巧和行为流程。看待这个问题的另一种方式是阅读有关咨询技巧的书籍并观察熟练的执业者的工作，受训者开始更能意识到特定技巧的细微方面，并因此可能会经历一段对他们自己的表现充满批评的阶段。因此，在变得更好之前先恶化的感觉被认为是有意义学习的一个信号。

✋ 小　结 ✋

　　熟练的咨询表现依赖于对大量技术成分的充分使用。本章已经概述了主要的心理咨询技巧。这些技巧的重要性已经经过了数十年的培训、研究和实践的肯定。这个章节中提出的方法认为*所有*的技巧都是同等重要的。它们不是被视为处于不同的先进度或复杂度水平上，或只在心理咨询的特定阶段内应用。相反，这里建议的态度是，咨询师应该时刻准备在任何时刻使用任何需要的技巧，或时刻准备着。这听起来像是不可思议的要求。然而，在实际情况下咨询师很少关注他们使用的技巧。处于咨询关系中需要花费很多注意力在来访者身上，然后花费足够的注意力在即将发生的事情上：我们的话题将向何处发展？鉴于技巧学习存在于人生中的任何领域，心理咨询技巧的培训包括经历一个对个体表现得尴尬的自我意识阶段。但这些都会过去。时不时地咨询师会回到实践场地或演练室重新审视他们的技巧。偶尔，他们可能参加高级班，通过将自己置身于深奥的专业知识和技术中重新唤回工作的激情。使自己能够以这些方式回顾技巧的使用是建立于，在培训开始之初，让自己获得一系列技巧和谈论技巧的词汇之上的。

✋ 扩展阅读建议 ✋

　　心理咨询技巧是多面性的，因此很难用言语来定义和描述。任何对理解不同技术本质感兴趣的人，建议翻阅多种资料。对心理咨询技术的绝妙描述可以在以下的经典文献中找到：

　　Egan, G. (2004) *The Skilled Helper: A Problem Management and Opportunity Development Approach to Helping*, 8th edn. Belmont, CA：Wadsworth.

Hill, C. E.（2004）*Helping Skills: Facilitating Exploration*, *Insight and Action*, 2nd edn. Washington, DC: American Psychological Association.

Ivey, A. E., Ivey, M. B. and Zalaquett, C. P.（2010）*Intentional Interviewing and Counseling: Facilitating Client Development in a Multicultural Society*, 4th edn. Pacific Grove, CA: Brooks/Cole.

为了避免本章可能变得过于复杂，关于特定技巧的作用和它们应用方式的支持性研究证据没有进行阐述。对这方面的研究文献有兴趣的读者可以开始读：

Hill, C. E.（ed.）（2001）*Helping Skills: The Empirical Foundation*. Washington, DC: American Psychological Association.

第 5 章

心理咨询菜单：目标、任务和方法

你曾在那儿问我传单上是什么——是关于咨询。嗯，从根本上来说，它只是给你一个机会来讨论任何可能困扰你的事。有时候，那些与你情况相似的人会担心即将发生在他们身上的事，或发现他们的家人看待他们的方式已经改变了，或被每周要就医的压力压垮了，甚至可能对一些医生的态度生气。可能是这些事情中的任何一件，也可能是完全不同的事。有些人似乎不需要告诉我那些发生在他们身上的事，而有些人则有此需要。每个人都是不同的。我所要做的就是灵活应对你的任何需要。像是只要检查一些事情，或你是否需要更多的时间来好好谈谈一些事。我经常为那些有兴趣的人推荐一些他们能阅读的、由与他们情况相同的人写的书和传单，以及网页。有些人将我视为可依靠来哭泣的肩膀——这样也没问题。它是任何帮助你渡过难关的东西。我从不会强迫你。用不用咨询完全取决于你自己。

简　　介

贯穿整本书的理念是，人们会积极参与应对生活所呈现的挑战。寻求帮助的人是自己世界的积极行动者、构造者或创造者（与他人的合作），是有选择和负责任的人。很显然，事情会在人们的控制和意识之外发生，但是咨询师采取的立场总是：人们有能力去决定怎么理解这些事件，去塑造把发生的事情整合到他们个人领域或生活空

间的方式。人们被理解为在个人领域进行着日常生活，这个个人领
域是从他们知晓的文化、社会和自然的巨大的丰富性和复杂性中组
68　装起来的。正如之前几章讨论的一样，求助者和他们的咨询师可获
得的文化资源，以观念、信仰、实践、仪式、叙述和思维感受决策工具
的形式存在，形成了任何咨询关系的背景。因此，咨询技巧的一个必
要要素包括为每个个体寻找合适的方法。在个人需求或有效帮助
上，个体之间存在很大差别。例如，一些人通过表达他们的情绪情感
来解决问题，而另一些人则更倾向于理性的方法。一些人寻求助人
者来带头，反之，对于另一些人来说，保持自己控制的状态可能是在
其咨询关系中最重要的。

🖐 心理咨询菜单的概念 🖐

思考如何将所有这些可能性整合到咨询关系中的一个有效方法是
使用*咨询菜单*的概念。我们都很熟悉餐厅的菜单，它列出了可提供的
各种不同的食物和饮料。然而，那一类菜单隐含着顺序或结构——开
胃小吃、之后是主菜、再之后是甜点——这通常与用餐者会吃完一整顿
饭的期望相关（即使有些人可能只点了一道菜——去一家餐厅只为品
尝他家的巧克力蛋糕）。相反的，当咨询被嵌入到其他工作角色中时，
所发生的微咨询必然是更灵活、有时间限制和即兴的，比起全餐来常常
更像零食。因此，对嵌入式咨询来说，一个更合适的菜单图像是那种在
个人计算机和网络中广泛使用的下拉菜单——呈现一套选项，没有特
定的顺序，敲击其中一个选项可能会显示另一套子选项等。在本章中，
包含三种决策水平的虚拟心理咨询下拉菜单被提出。首先，寻求帮助
的人和咨询师在目的或工作的*目标*（Goal）上达成一致。其次，在有了
最终想要的终点或目标之后，他们确认现在可以做什么以促进那个目
标（*任务*，task）的完成。最后，他们需要决定完成那个任务的最好的
方法（Method）。

练习 5.1：找到合适的方法来讨论偏好和选择

在本章中，咨询菜单的意象或比喻被用来描绘一种情况的特征，在这种情况下，顾客有能力进行选择，而服务提供者要清楚他能提供什么样的帮助。

也有一些其他比喻能很好地被用来描述心理咨询。心理咨询的选项可以被描述为陈列在橱窗中的商品。咨询师也许能被比作一次旅途中所乘坐的不同的交通工具。你还能想出其他的意象或比喻吗？每一种可以被用来描述心理咨询的比喻都引入了某些潜在的或隐藏着的设想。举个例子，菜单可能暗含着营养品，而一个展示橱窗可能暗指应付款等。那么，你觉得用哪一种意象或比喻来形容你和来访者进行的对话更合适呢？在群体中进行这项练习将会具有启发性意义——很可能会发掘出更多的意象。

在嵌入式心理咨询情境中澄清目标、任务和方法是尤其重要的。一个专业咨询师可能有这样的机会，连续几周和来访者会面，并允许目标、任务和方法逐渐从最初的会谈中慢慢浮现。这些咨询师也有时间使用他们理论流派中特别偏好的方法来教导来访者。相反的，在微咨询中，很明显，没有足够的时间被不相干的目标、任务和方法转移目标，然后再重新协商一个更有效的工作方法。关键是，在这种关系中存在很严重的伦理问题，来决定哪个目标和任务更适合于微咨询，哪个可能太过于冒险了。比起伴随着助人角色提供咨询的从业者来说，一些问题或治疗目标需要更多的时间、更专业的知识技能，所以不可能包括在由咨询嵌入在其他专业角色的从业者提供的典型"菜单"里。

咨询菜单的目的是尽可能地将咨询会谈里恰当*关注点*的可能性最大化，以此，个体被给予每一个机会，以对他们来说最有效的方式，来谈论那些他们需要谈论的内容。另一个附加的目标是创设一个空间参与到围绕那些不适于在咨询中开展的，有关目标、任务和方法的对话中，这些对话可能不适合于所提供的实际咨询关系，以及对这些愿望可能在哪里或者怎么达到的问题的对话。

咨询菜单被应用到实践中的一些方法在下列的情境中得以证实:

70

> 桑德罗(Sandro)非常害怕接受牙科治疗。诊所的一个护士曾受过一些针对恐惧症患者的培训,所以在桑德罗预约治疗的前几天安排了一次咨询。护士通过问桑德罗他想要达成怎样的目标来开始咨询。他说他不确定。"好的",她回答说,"有些人担心去看牙医是认为这对他们来说确实是一件大事。例如,他们可能害怕其他类似如看医生的情况,所以他们想从整体的角度了解,在这些情况下在自己身上发生了什么。其他人只是想寻找一个策略,帮助他们更好地应对看牙医这件事。"桑德罗表示,他只是在寻找一种方法来克服他坐在牙医椅上的恐惧。护士问他是否会有什么能帮上忙的想法。"是的,基本上我认为需要学习如何放松——我总是把自己弄得紧张兮兮。"然后护士列出了那些可以被用来减少恐惧和焦虑的方法,包括放松技术、认知重建训练和一张安定的处方。他们一起讨论什么是对他来说的最优方案。

> 艾格尼丝(Agnes)是在一家为家庭提供支持的中心工作的社工。伊内兹(Inez)是一个有三个孩子的单亲妈妈,她一直在与一系列围绕着她孩子行为的问题,以及经济困难的问题作斗争。伊内兹信任艾格尼丝,问她两人是否能抽空一起讨论一些"不吐不快的事情"。当她们会面并开始谈话,伊内兹情绪崩溃并开始前言不搭后语地说起她作为一个孩子被性虐待的经历,以及如何看到自己的孩子"把这一切都带回来"和"让自己瘫掉"。在她们谈话时,艾格尼丝开始意识到伊内兹已经准备好面对这些回忆并寻找方法来跨越它。她说,"我在想你所说的,这个事情,是否已经持续了一段时间了,现在你真的想面对它并将它置之身后?"伊内兹表示同意:"我想解决它并开始我新的人生。"艾格尼丝解释说,她并不认为由她来为伊内兹提供这些是个好主意。"我还没有受过这方

面的训练，让我感到我能满足你的需求——而且，你知道，我的工作量使得这样有规律的见面难以保证。"她们就长期治疗问题探索了对伊内兹来说可获得的其他资源，是由妇联提供的专家咨询服务和性虐待幸存者小组。然后她们达成共识"有一点我可能可以帮助你"，例如帮助预约这些服务中的某一项，并"看看治疗可能对你和孩子的相处方式产生怎样的影响"。

在这些例子中描述的不是一个评估和制定契约的正式系统，而是一种实践的方法，在其中咨询师注意到这样的事实，寻求帮助的人对自己所需的有自己的想法，并且意识到有多种可能满足这些需求的方法。对任何涉及提供咨询嵌入在其他角色中的人来说，例如老师、医生、社工或护士，促进目标、任务和方法的讨论没有必要具备高层次的培训和理论知识，而可以依赖于对生活基本常识的了解，意识到这些是很重要的。例如，在伊内兹的案例中，社会工作者没有在心理咨询或心理治疗方面接受很多的训练，但是能对她的来访者进行本能反应，说出这句"这对我来说难以解决"。她也能意识到，就伊内兹确定的非常宽泛的生活目标（开始我新的生活），可能可以分离出一个明显在她能力范围之内的子任务（看看对孩子的影响）。相比之下，在桑德罗的案例中，回应他牙科治疗恐惧的护士已经接受过这类问题的特别训练，并准备与她的患者一起探索复杂菜单中一个可能的子任务和替代方法。

本章的其余部分提供了一个可以在许多咨询机构中应用的咨询菜单的框架。当然，在任何特定咨询情境下的精确菜单，将取决于咨询师与他们所依赖的组织机构。

🖐 澄清来访者的目标 🖐

在进入一段心理咨询关系时，认识到寻求帮助的人总是有目的，或*目标*，是有必要的。咨询目标可以被定义为寻求帮助的人和他们的咨询师达成一致,朝事物的偏好状态或结果共同努力。人们总是会*想要*或渴望什么东西,他们想要改变生活中不舒服的地方,这些致使人们进入咨询情境。当个体开始讨论他们的烦恼时,咨询师要记在脑中的可能最有用的东西之一就是一个问题"为什么是现在?"与此相类似的,当个体已经解决问题,已经得到了足够的他们想要或渴望的东西时,当他们达成一定的目标时,那么他们知道自己已经做了足够的咨询,是时候结束了。

*目标*的概念可用来指代可能包罗万象或特别具体的目的和目标。*生活目标*(life goal)是个体生活的首要问题或存在的问题的塑形。生活目标的例子有:

- 我能超越童年时受虐待的记忆,到达相信自己作为一个人的价值这点上吗?
- 我需要做什么来证明我足以优秀能满足父母亲的期望?
- 我妈妈和爸爸是彻头彻尾的锡克教徒,而我在英格兰长大——作为一个个体,我如何定义我是谁?

生活目标反映了渗透在个体生活或社会领域所有方面的个人问题。例如,"超越被虐待的记忆"可能和亲密关系的紧张、与工作关系中独处的能力,以及为未来做计划的能力有关。反之,*具体*目标(specific goal)指的是更受限制的情境或场景。具体目标的例子可能包括:

- 我该如何在面试中减少焦虑?
- 我要如何说服医生,我不再需要此种药物治疗了?
- 我在想要退休和觉得应该继续为家庭增加收入中挣扎——我该如何决定?

对于咨询功能嵌入在其他工作角色和责任中的从业者来说,对具体目标做出有效回应比对更多整体的问题做出有效回应要容易得多。后者往往与大量的、可能需要探讨的信念、困境和顾虑等个人议题相关:用一个令人满意的方式解决生活中的问题需要很多时间。心理治疗师和专业咨询机构比那些嵌入在其他职业角色中的一线咨询师处于更好地处理生活目标的位置。另一方面,具体或情景目标可以通过一两个简短的会话得以有效解决。不是每一个寻求咨询的人想要在"生活目

标"水平层面解决问题的，记住这一点是很重要的——一个已经确定了
一个特定目标的人可能更喜欢聚焦在这一问题上，而不是渴望畅谈他们
生活的所有方面，后者有可能发生在心理治疗中。然而，当处理具体目
标时，记住这一点很重要，最终，特定的目标总是可以被理解为反映更广
阔的生活目标和嵌套在这些更大的目标中的。例如，一个通过想要谈论
"告诉我的医生我不想吃药"开始的个体，可能最终意识到他们这个目
标代表了一个更大的个人议题的一部分，这个议题是他们描述为"超越
我童年时受到虐待的记忆，到我认可自己作为一个人的价值及当与我
认为强大和有权势的人在一起时坚持捍卫我想要的东西的地步"。

练习5.2：反思你自己的目标经验

花几分钟来反思在生活中你成为某次咨询的来访者的情景。
你对自己在咨询中想要什么有多清楚——你的目标是什么？ 在心
理咨询的过程中，到了哪种程度时这些目标发生了转变，或以什么
方式发生了转变？ 为了帮助你澄清自己的目标，并核对他们是否
理解，你的咨询师做了什么？ 最后，你从这个练习中学到了哪些
与你作为一名一线咨询师相关的知识？

73

认清*目标*的概念和相似的*问题的*概念之间的区别是很重要的。
个人目标总是用*积极*和*肯定*的方式来描述，而讲述问题的语言是不足
的。目标也可被视为与个人追求（personal quest）相似——个人追求
是指个体尝试去探索和回答的问题。因此，对与个体讨论目标的咨询
师来说，能有效尝试使用积极、肯定的、能强化个体长处的语言是非常
有益的，这样，咨询目标就不会被感知为失败的指标，而是发展和联合
的机会。例如，希拉是一个为帮助那些已经成家育儿的女性回归工作
而设计的项目中的一个参与者。她描述自己在面试时感到极度恐惧，
无法告诉那些面试者她的相关经验和素质。在和一个项目导师咨询会
谈时，希拉被问及想要讨论什么。她回答说，"我对面试存在问题。我
的神经饱受折磨。我一直都很焦虑。"导师回应她，"这就是我们需要进

一步面对的东西吗？从你之前告诉我的内容来看,我在想你想要做的就是确保自己可以利用每一个机会让面试官知道你的经历和素质,而紧张却妨碍你这么做。那是一种恰当的用来描述我们所计划一起做的事的说法吗？"如果导师接受希拉最初对事情的表达,如"我有什么地方不对并且需要被修改",他会以一种强化描述希拉为有缺陷和被动的方式来描述情境。通过用积极和肯定的语言改述问题,希拉在其中渴望的积极结果被更清楚地接纳了(让来访者知道你的好素质),焦虑状态消失了,从完全失能的实体(概括化)变成了仅仅是"妨碍"的东西。导师这种对语言的使用直接为与希拉的会谈打开了一个让不同的事发生的空间。

在某些形式的心理治疗和专业咨询中,治疗师可能会花费大量的时间和当事人协商契约,包括对象或治疗目标。在嵌入式微咨询的情境中,制定这类正式的契约几乎是不必要或不可能的。有所帮助的是邀请个体讲述他们的目标。在咨询谈话中,对个体可能会表达的想要的任何话(他们的目标)保持警觉是非常必要的,反馈和核对咨询师了解的内容是否准确也是很有必要的。

有很多种关于鼓励目标谈话的方式。一些可能有用的咨询师语录包括:

> "从你的叙述中我听到了……然而,在理想的情况下,如果每一件事和你想要的一样,会有什么不同呢？你希望事情变成什么样？"

74

> "你能说说你想要从与我关于……的交谈中获得什么吗？"
>
> "你已经描述了你的问题……你能告诉我,如果我们解决了这个问题你希望会发生什么？你的目标是什么？"
>
> (在一次咨询结束时):"我在想——你是否从我们的讨论中获得了你想要的,你还有别的需要吗？"

然而,在大部分的时间里,一个人要的具体目标可能隐含在他们谈论那些求助问题的方式中。咨询师需要"听取目标",并检查他们所听到的,而不是仅仅注意问题。

认清寻求咨询的人在明确表述他们的目标上有很多的困难是很有必要的。他们可能*知道*,感觉到或本能觉得他们想要的是什么,但是他们可能无法轻易地用语言表达。

至少有三个原因解释为什么一个人无法清晰地表明他的目标是什么。首先,目标或目的可能与模糊的感觉有关——"我总是筋疲力尽却不知道是为了什么",或"我内心有一个很大很空的地方"。在这些例子里,好像个体的身体有一种目的感和方向感,采用疲劳或空虚感来暗示某些地方出错了。在这些情况下,个体能做的就是乐意跟随他们身体的指向——终点很难看清。其次表述困难是他们知道目标是什么,但是害怕或耻于承认。例如,丹尼(Danny)完全知道他需要依靠帮助来讲述他的性取向并作为同性恋"出柜",但是他不会说,直到他完全相信他选择的"咨询师"(对他而言,一个当地社区中心的年轻工作者)会用非批判性的、同情的态度回应他。只有当他感到和他的咨询师在一起足够安全时,丹尼才能清晰地表达他的目标。人们在咨询中表达咨询目标的第三个难点是他们可能从来没有机会反思自己想要的,所以只能传达一个混乱的理由。回归到本章之前使用过的一个案例,苏妮塔(Sunita)从来没有感到归属感或适应感,但是只有当她上了咨询技术夜校,并参与个人发展练习之后,这种模糊的意识才变成了探索和定义自己文化身份的欲望。

在人们对认清自己目标有困难的情境中,对咨询师来说,很重要的是要乐意与个体一起工作尽可能达到他们对目标最佳的共同理解,而不是等到一个完全成型的目标被构造出来。重要的是寻求帮助的人和提供咨询的人都应该有足够的目标认同水平,即他们应该在"同一波段上"。

小结:*目标*的概念在咨询中很重要,因为它提供构造和组织咨询过程的方法。这是咨询中无论发生什么的最终参考点。一个寻求帮助的人会通过这个试金石来检验咨询中任一被讨论的东西来确定这是否帮助自己离目标更近了。目标概念也为个体寻求咨询直接给出的理由("我需要和人讨论关于和我爸爸争吵的事""大多数时候我感到伤感")

75

和人们生活的更大指向("我可以以自己的方式接受自己吗?")提供了
一种联系的方式——具体目标总是与意义、意志和身份等更大的关于
存在的问题相联系,即使这些更大的问题在大多数微咨询中仍坚定的
作为背景出现。个人目标观念是作为咨询空间是有目的存在的一个提
醒——它是能使个体修复个人领域的某种"暂停的时间"。它也提示求
助者是生活的积极参与者,是有意志的人,而不是有问题和症状的人。

🐾 心理咨询任务 🐾

尽管协议目标作为一种确保个体和咨询师致力于相同结果的方法
很有必要,但是在咨询中做任何直接影响目标的事是很困难的。取而
代之必要的是,确定采取具体*任务*允许个体朝目标更进一步。

本书建议的咨询技巧模型假设了一个过程,通过这个过程,在人际
关系或生活空间感到紧张,并想要为之做什么(目标)的人,寻找咨询师
并与之协商构建一个可以好好谈谈问题的安全空间。但是接下来发生
了什么? 在实践中"好好谈谈"意味着什么? 在咨询技巧模型中,咨询
的具体业务被理解为是参与和完成一系列特定的咨询*任务*。咨询任
务可被定义为由个体与咨询师合作执行的、为了能更好生活的序列行
为。任务是个体和咨询师一起承担的。对任一具体的咨询任务而言,
有无数种不同的方法来完成它。最安全和最有帮助的实践发生在当
个体和他们的咨询师*共同决定*他们要从事的任务,并就他们即将用来
完成任务的方法达成一致时。

*任务*和方法的概念是本书咨询实践框架的中心。在接下来几章
中,一系列基本的咨询任务将被讨论,包括:

- 好好谈谈问题以更好地了解问题。
- 了解在某种情况下令人费解或有疑问的个人反应。
- 解决问题,制定计划和决策。
- 改变行为。

- 解决困难的情绪情感。

- 发现信息、分析信息和基于信息行动。

- 取消自我批评，增强自我照顾。

- 顺利完成人生转型。

- 处理困难或痛苦的关系。

这些任务的精确标签和定义必然会相当随意。有经验的咨询师发展出自己描述任务的方式。在实践中，一个咨询片段可能会聚焦于这些任务的一个单独侧面（例如，专注于理解改变的障碍，而不是完成整个行为变化的序列）。有时，一个片段可能会包含两到三个同时进行的连锁任务（例如，探索我对于人生转型的感受）。

能处理这些任务对涉及提供咨询关系的任何人来说，代表了一系列基本的能力。这些任务反应的能力是坚定的基于日常、应对生活的常识能力。我们都能把握有意义的谈话、理解情境中的困惑反应、解决问题等。一个好的咨询师包括乐意对执行这些任务的个体的优缺点进行检验，发展灵活性和灵敏性以便与他人一起从事这些任务、愿意为了任务解决开放性地学习新的方法和策略。一个好的咨询师是知道出现在实际任务中"来龙去脉"的人，是能根据他们正在工作对象采取或改善任务完成方法的人。

专栏 5.1：任务模型的案例：有关老年痴呆的咨询

　　在过去十年中，老年痴呆早期诊断的新方法和缓解阿兹海默症（Alzheimer's disease）发展的药物治疗，使得越来越多被诊断为老年痴呆的人希望在相对功能良好的情况下与家人在一起生活多年。老年痴呆的诊断不只使患有病症的人，还在他们的家人和社区中，产生强烈的情绪，并唤起强大的负面想象。此外，可能很难处理因为疾病而产生的逐渐的记忆缺失。因为这些原因，越来越多的关注被寄予在帮助诊断患有老年痴呆的人和他们家人应对该事件的方法的潜在作用。在由威克斯等人开展的研究中（Weaks，2006），患有老年痴呆的人和他们的家人就诊断经历和确诊后头六个月遇到的问题接受了

77

访谈。对这些访谈的分析引发了一系列与这种情况下的人有关的心理治疗任务的确定：

- 探索正常生活的可能性。
- 评估不同信息源的有用性。
- 理解在他们家庭和更广阔的社会网络中角色的改变。
- 理解和处理情绪过程。
- 解决深层次的哲学问题，如身份丧失的可能性。
- 接受和应对社会污名。
- 创造一个新的和不同的身份。
- 讲述和重述他们的故事。
- 找到通往健康系统的方法。

这些任务可以使用多种多样的方法完成，包括正式的/专业心理咨询，来自医生、社区护士和牧师的嵌入式咨询，参与自助小组和阅读。这些任务的确认使得设计适合的看护体系、培训和监督员工成为可能，并促使痴呆患者和他们的家人知道可以期盼什么。

方 法

任何一个咨询任务均可使用大量不同的方法开展。人们可以用多种方式学习、改变，或重建他们的个人领域，取决于他们的家教、文化背景、性格及自身社交圈中可获得的改变资源和方法的意识。心理咨询的理论、心理治疗和心理学、宗教的教学与实践、自助书籍和日常常识，提供了大量解决生活中问题的方法。在任何咨询情境中，这取决于个体和咨询师共同决定需要做什么来完成任务。

尽管可供使用的任务解决方法的范围是无限的，而且随着人类创造和发明的结果被不断扩展，但是大多数咨询师使用的方法工具可广泛地被分为五大类：

- *会谈*。咨询师和求助者讨论问题或任务，允许解决方案和新的理解从他们的对话中浮现。该方法依赖于语言的丰富程度，和这种方法将事件重新描述及概念化的潜能。会谈，或"只是谈话"，几乎肯定是在任何咨询关系中最频繁使用的方法。回归到本章之前使用的电脑菜单的隐喻——会谈是一个咨询关系中的"默认设置"。

78

- *咨询师和物理治疗师发展的具体干预措施*。咨询师或来访者都可能会建议或设计可以用于解决问题的活动或常规日程。在心理咨询界，认知—行为疗法（CBT）特别呈现了一系列丰富的方法，例如放松训练、家庭作业、发起对偏好行为的奖励、确认和挑战非理性信念，还有很多其他方法。然而，这里也有很大一部分措施是由其他治疗方法发明的。（见表 5.1）

关于咨询方法观念的内容可在表 5.1 列出的信息源中寻找。

表 5.1　心理咨询方法的信息源

- Burn, G. W. (ed.) Happiness, Healing, Enhancement: Your Casebook Collection for Applying Positive Psychology in Therapy. New York: Wiley.
- Carrell, S. E. (2001) The Therapist's Toolbox. Thousand Oaks, CA: Sage Publication.
- Greenberg, L. S., Rice, L. N. and Elliott, R. (1993) Facilitating Emotional Change: The Moment-by-moment Process. New York: Guilford Press.
- Hall, E., Hall, C., Sreadling, P. and Young, D. (2006) Guided Imagery: Creative Interventions in Counselling and Psychotherapy. London: Sage Publications.
- Hecker, L. L. and Deacon, S. A. (eds) (2006) The Therapist's Notebook: Homework, Handouts, and Activities for Use in Psychotherapy. New York: Routledge.
- Hecker, L. L. and Sori, C. F. (eds) (2007) The Therapist's Notebook, Volume 2: More Homework, Handouts, and Activities for Use in Psychotherapy. New York: Routledge.
- King, A. (2001) Demystifying the Counseling Process: A Practitioner's Guide. New York: Guilford Press.
- Leahy, R. L. (2003) Cognitive Therapy Techniques: A Practitioner's Guide. New York: Guilford Press.

续　表

- Seiser, L. and Wastell, C. (2002) Interventions and Techniques. Maidenhead: Open University Press.
- Sori, C. F. and Hecker, L. L. (eds) (2008) The Therapist's Notebook, Volume 3: More Homework, Handouts, and Activities for Use in Psychotherapy. New York: Routledge.
- Timulak, L. (2011) Developing your Counselling and Psychotherapy Skills and Practice. London: Sage Publications.
- Yalom, I. (2002) The Gift of Therapy: Reflections on Being a Therapist. London: Piatkus.

- *基于艺术的创造性活动*。有许多咨询任务可以通过绘图、绘画、富有想象力的写作和扮演来解决。例如，一个努力与困难和痛苦情绪斗争的人会发现用一幅画或一封信向让自己生气的人表达感受是很有帮助的。
- *文化资源*。利用个体文化世界里表达感受、保持连通性和个人身份的日常实践活动。例如，很多文化资源可以潜在地改变一个抑郁、缺少希望和目标的人，包括如慢跑的体育锻炼、志愿工作、在乡间散步；如冥想和祈祷的精神实践、去看电影或戏剧。就这些方法而言，咨询师并不只是在咨询中执行这些方法，而是帮助个体探索和发现最有个人意义的文化资源，然后在开始阶段提供支持和指导，如果有必要的话，帮助人们从所从事的文化活动中获得最大价值，以便对他们最初的生活中的问题产生影响。
- *咨询师的个人资源*。支撑所有这些其他方法的是咨询师运用他们的生活经验、他们个人的成就和学习，来满足那些寻求帮助的人需要的能力。

使用心理咨询菜单的关键技术：共享决策

本书已经描述了目标、任务和方法的本质，以及与这些各类咨询活动相联系的各种可能性，现在来简单回顾关于咨询和助人中支持这个方法的基础假设是有价值的。这些假设有：

- 寻求帮助的个体已经积极参与尝试去解决他们的问题。
- 无论咨询师做什么，求助者会修正和改变提供给他们的信息以满足自身的需要——个体不是被动接受"专家帮助"的人。
- 没有一个对任何人都适用的学习和改变的过程或机制——有许多可能有效的学习/改变过程，每一个寻求帮助的人都能在其中选择自己的偏好。
- 能够掌握所有治疗方法和策略的咨询师是不存在的——每个从业者都有自己的知识基础、优点和缺点。

因此，现实中任何咨询情境双方都有很多可能。有很多东西是求助者肯定想要的、肯定不想要的，或可能愿意去尝试的。也有咨询师能或不能提供的东西。协调这两组可能性是咨询师的工作。*咨询菜单*的概念代表着，尽可能在最短的时间内决定做什么和从何处开始的一种方式。

80

所以，对任何咨询师来说，一个关键能力是能创造机会讨论所提供的选择范围。这个能力是基于咨询师自我意识的两大重要领域。第一是对渗透在他们实践中的价值观的意识，其次是关于语言使用的意识（在第 9 章和本书的其他部分讨论）。

对咨询目标、任务以及方法进行协商的价值通常与对来访者的定位有关。这将来访者定位为是有价值的，知道什么是对自己最好的，他们的观念是值得被了解的人。每一个咨询师邀请个人讲述他们所需的开场白，是肯定这些价值观，并同时表达了咨询师对个体真诚的兴趣、关心和好奇。相反的，每一次咨询师先对将在咨询中发生的事情作出决定时，无论做的有多体贴或多"好"，都将自己置于"我最知道"的位置，而否认了这些价值。

从某种层面上看，咨询师使用什么词不重要，只要这些词能体现咨询的核心价值和精神。从另一种层面上看，词也很重要，因为太容易陷入使用"专家"语言的情况中，尤其是当寻求帮助的人感到脆弱和不确定时。以下是一些能帮助共享决策的语言使用的例子：

- 解释你作为咨询师是如何工作的。例如："我想要说一些关于我作为咨询师工作的方式。现在做这个可以吗——我不想打断任何你即将说的内容？对我来说，主要是我们在同一波段上，就你想要从咨询中获得的达成一致，就完成你想要的最佳方法达成一致。这么说可以理解吗？所以，我必须要做的是，有时我需要和你确定我们在那个时刻都理解对方的做法。可以吗？"

- 解释基本原则。"在我作为咨询师的经验中，我发现不同的人需要从我这得到不同的东西。有些人希望我倾听，有些人希望我给他们回馈等。对我来说，这次咨询对你是否合适很重要。任何时候，如果你感到我们正在做没有帮助的事，我希望你能让我知道。这样我们可以有所改变，去做对你有益的事。"

- 询问个体他们是如何理解目标、任务和方法的。例如："你已经告诉我关于你问题的一点内容。我想问你——你希望从咨询中获得什么？你的目的或目标是什么？""我想我已经很清楚你想从咨询中获得什么了。为了达到那个目标，我们需要一步步来。此时此刻，你觉得第一步需要做什么？""你已经讲了相当多关于愤怒的内容。那我们现在能花一点时间来看看这个问题吗？我想我们有很多可以审视它的方法。你想尖叫、打那个坐垫，或其他东西吗——现在你认为对我们来说要处理这个的最好方法是什么？"

- 确认个体的目标、任务或方法的陈述已经被理解。例如："我能确认一下，你正在说的是你现在想做的是……"

- 邀请个体识别之前什么对他们有效："以前当你感到被愤怒的情绪困住的时候，有什么可以帮助你应对它的吗？那与我们现在可能做的有关吗？"

- 随着任务的完成，检查所发生的是否有帮助："现在我们已经花了几分钟讨论了与人们更亲近的那个问题。我们似乎已经讨论完毕，至少现在是这样的。在我们继续看你之前提到的其他问题前，我想问你一下——我们刚才处理它的方式是有帮助的吗？有什么是我原本可以做得或你原本可以做得更有帮助的？"

这些策略不时打断持续的咨询会谈，给寻求帮助的人和他们的咨询师提供简短的机会，让他们可以就个体的目标重新定位，以保证整个咨询不偏离主题。当然，上面案例中使用的句子和语句不应该被视为所有咨询师应该遵循的固定"脚本"——就像心理咨询中的其他一切事物一样，对从业者来说，发展一种风格将原则和能力与他们自己的个人和文化身份相整合，这是很重要的。

实践中目标、方法和任务的例子：乔伊的情感之旅

乔伊（Joey）是一个因为暴力抢劫而判刑的长期囚犯，即将出狱。在他入狱的时间里，乔伊经历了几段卫生官员称之为"抑郁"的时期，并几次尝试自寻短见。在他现在的监狱里，有一个建立完善的同辈咨询服务中心，在这里，囚犯们接受训练以便为他人提供情感支持。乔伊已经和其中一个同辈助人者建立了良好的关系，这个助人者花了大量的时间倾听乔伊缺少爱、关心和一致性的童年故事。对乔伊来说，知道有一个人能接纳他、喜欢他，即使在他们知道他曾经的所作所为时，这很重要。尽管乔伊和他的同辈咨询师从未就他们工作的目标达成明确一致，但他们彼此都知道乔伊想要的是他可以作为一个人被接纳，尤其是尊重他的情绪和感受。在很多次这样的咨询之后，助人者观察到乔伊似乎用"全是伤痛"的方式在讲述。有一段很长的沉默期，最终通过乔伊承认他一直感到情绪痛苦而打破，但是他认为承认这种情绪痛苦不是一个"男人"应该做的，更糟的是甚至去表达："我不能承受失去控制——看看当我这么做时会发生什么。"助人者回应说，"这是我们已经

82

达到的——我在想,这个伤痛是否是我们下一个要审视的东西"。在他们下一次见面时,乔伊和他的助人者一起找到一些乔伊可以在咨询中表达伤痛的方式。他们在此获得一些进步时,乔伊就宣布他知道他需要的是如何让他的妻子知道他的伤痛:"她知道有什么地方不对,但是我从不告诉她是什么——这让我们生疏分离——当她来看我时,有时我就沉默地坐在那里,因为我不能说出来——谁知道她会想什么呢?"这为下一次咨询触发了新的关注点——乔伊如何与他的妻子交流,他能做些什么改变。

已经决定了"伤痛"是他们会一起关注的事,乔伊和他的助人者讨论如何开始做这个困难又费力的任务。刚开始,乔伊不能想任何他可以用以表达感受的行为。他的助人者列了一张自己以前尝试过的和一些他阅读到的活动清单,包括:发现身体中感受所处的部位;画一幅画;写一首诗;通读一本关于情绪的自助书;写情绪日记和"只是谈论它"。乔伊担心任何把事情写在纸上的活动,因为他认为自己没有能力保持纸上的隐私不被人知道。他担心任何过激的情绪表达会使他被送入精神病院。他说会在咨询间隙中考虑这些建议的。接下来一次和助人者的会面时,他带来了一张纸和一支铅笔,然后沉默地写下他的伤痛:"我出不来,我彻底垮了……"在他们会面的最后时刻,他很仔细地把那张纸撕成了很小的碎片。再下次咨询时,他讲述他在监狱体育馆里锻炼时,如何让痛苦控制自己。几个星期之后,他参加了一个艺术课程,并做了象征痛苦的泥塑。渐渐地,他找到了自己做那些需要做的事的方式。

这个例子强调了咨询的即兴性本质。乔伊和他的同辈助人者并不在一个理想的工作环境工作,就他们可获得的隐私水平而言的话。此外,同辈助人者意识到对乔伊所呈现的问题类型,他只有相对较少的培训和经验。尽管如此,在他们之间,依然能讨论他们可以做的事,并找到前进的方法。因此,这个案例也是人类基本智谋的典型例子。乔伊接受的咨询对他来说是改变人生的(也可能是挽救生命的),即使他的咨询师受到的培训和经验有限;他和咨询师的关系足够强到让他们在一起努力直到发现一种对他们有用的方法。

　　这个案例说明了两个会在之后章节中详细讨论的特定咨询任务——*处理情绪情感和改变行为*——并描述了一系列被用来完成这些任务的不同方法。乔伊所做的每个任务都涉及安全空间的使用，这个安全空间是由和咨询师的关系提供的，用来解决由于在个人的社会领域或生活空间中的困境而出现的问题。例如，乔伊所生活的世界抑制了一块被他描述为他的"痛苦"的情感。他学会的与妻子交流的方式不再反映出他原先希望在他的家庭生活中所拥护的价值。他和助人者——咨询师的讨论给他一个机会去反思与那些与问题相关的发生在他生活中的事，并让他有机会发展出在将来做一些不同的事情的策略。

83

🐾　对出错的事保持警觉　🐾

　　在一个理想的咨询会谈中，个体会在咨询师的帮助下探索问题，获得一种新的理解或制定行为计划，会学习一些关于自己的有帮助的事，并愉快地离开。这鲜有发生。唉，可能会发生许多事来破坏这一理想脚本。例如，咨询关系有可能损坏、破裂或脱落，个体可能会自杀或对他人产生危险，个体可能会惊恐发作，或者可能出现一些其他情境打断围绕基本咨询任务获得进展的尝试。因此，任何咨询情境下的一个重要能力就是，例行地*监控*正在发生的事，并知道如果某种危机发生要做什么。在这些时候，咨询师可能需要打断流畅的咨询对话；例如，就来访者的安全性进行检查。因此，咨询中一项持续的工作涉及监控互动和会谈，以便意识到任何对咨询空间的完整性可能的威胁。如果发现任何这样的威胁，对个体和咨询师来说，有必要一起回顾情境，决定可能需要什么行动来改变、增强或修复空间，或寻找咨询关系之外的可帮得上忙的资源。这些问题会在第 19 章进一步讨论。

练习 5.3：回顾你作为咨询师的能力

　　你的菜单上有什么——作为一个咨询师你可以提供什么样的帮助？在你咨询生涯的此时此刻，列一个你熟悉的，并且已有经验的咨询目标、任务和方法的清单。这个清单可以包括你已经在咨询角色中使用过的目标、任务和方法，还有那些当你寻求帮助时所遇到的目标、任务和方法。你菜单上的"特殊"条目有什么——哪个目标、任务和方法是你觉得最舒服的？你的菜单上还缺什么？哪些目标、任务和方法是你想要更深入地了解的？

84

🖐 小　结 🖐

　　本章所描述的心理咨询的目标、任务和方法的模型特别适合于嵌入在其他从业者角色中的心理咨询，在这些咨询中助人者和个体可能只有很短的一段时间来好好谈论一个问题。如果从业者只能为个体提供十或二十分钟的时间，在这个时间维度里仍然完全有可能完成一项咨询任务，或在咨询任务上获得重要进展。并且，如果这只是一个简短的接触，对个体来说，同意或"签订契约"参与一个特定的任务（"让我们看看这些感受告诉了你什么""尝试理解所有可能与决策这个问题有关的信息是否会有帮助？"）比尝试参与围绕主要生活目标的讨论要安全得多。

　　在咨询中确认和同意目标、任务及方法的过程为咨询师和求助者之间的对话和共同决策提供了一系列的机会。本章的目的绝对不是暗示咨询师应采取一个专家的立场，在其中他们诊断并开出认为适合个体来访者的目标、任务和方法。完全不是这样！求助者应尽可能地占主导。咨询师的关键技巧就在于能在正确的时候"按暂停键"，暂停来访者正进行的讲述，以此可以来讨论目标、任务和方法并达成一致，并有足够多的方法(和意识到这些方法如何能被应用到特定的咨询任务中)以允许来访者有最大程度的选择。此外，有必要谨记在心的是，所有的这些都发生在咨询师和他们工作个体之间关系的背景下。咨询关系和咨询的任务，需要被视为同一硬币的两面。例如，可以就以下这些标准来定义咨询师和个体之间关系的强度和质量：就目标、任务和方法上能彼此有效交流的程度；就目标、任务和方法的追求达成一个共享协议的能力；在想象可能有帮助的方法上的共同智谋和创造力。

下一章将探索一些最常发生的咨询任务的本质，并推荐一些可以用于解决这些任务的方法。当读这些章节时，重要的是记住所讨论的方法仅仅是作为可能的例子，肯定不会声称代表了可能设想的所有咨询方法的全面清单。咨询菜单的观念表明了灵活性和多样性——像有很多不同的咨询师一样，存在很多不同的咨询菜单，并且菜单上的项目可以根据可获得的材料、顾客的需要进行改变。

85

🐾 扩展阅读建议 🐾

本章中推荐的常用咨询方法是受到美国心理治疗师阿特·博哈特(Art Bohart)著作的强烈影响，围绕他的"积极来访者"的图像。在一系列重要的文献中，博哈特和托尔曼(Tallman, 1996)以及博哈特(2006)已经指出，有必要认识到，寻求帮助的人在决定他们想从咨询中获得什么时是有极高的目的性和积极性的，在某种程度上他们往往会重新诠释咨询师提出的建议或活动，使得这些与他们想要在咨询中发生的东西相一致。关键出处：

Bohart, A. C. and Tallman, K. (1999) *How Clients Make Therapy Work: The Process of Active Self-healing*. Washington, DC: American Psychological Association.

关于如何以使求助人相信这对他们最有帮助的，或者发现对他们有用的方式来实践咨询的另一系列有价值的观念是基于如斯科特·米勒(Scott Miller)、巴里·邓肯(Barry Duncan)和马克·哈勃(Mark Hubble)等治疗理论家、培训者和研究者的关于"共同因素"的一系列著作。与本章尤其相关的是他们将"当事人改变理论"作为协作决定在个案中使用何种方法的方式：

Duncan, B. L., Miller, S. D., Wampold, B. E. and Hubble, M. A. (eds)(2009) *The Heart and Soul of Change: Delivering What Works in Therapy*, 2nd edn. Washington, DC: American Psychological Association.

本章中的观点在更多细节上被加以探讨，在：

Cooper, M. and Mcleod, J. (2010) *Pluralistic Counseling and Psychotherapy*. London: Sage Publications.

86

第 6 章

协商组织的实际情况

和我们在医院见面那会儿比起来，你到我家来进行会面真是完全不一样。我知道你的诊间是非常安静和隐秘的。但是依然感到有些人会拿着一些测验结果或其他东西在门边探头探脑。我在家里觉得更放松，更开放。我猜本质上是因为医院是个可怕的地方，至少对于我这样的患者来说。

简 介

对于任何心理咨询工作嵌入在其他工作角色的人来说，如护士或社会工作者，心理咨询的准备工作需要处理好可能促进或阻碍咨询有效性的组织因素。相较于专业机构的心理咨询，嵌入式心理咨询在一些方面存在优势。通过之前的职业关系，提供嵌入式心理咨询的从业者会发现寻求帮助的人已经了解并且信任他们。当咨询被嵌入在其他角色中时的另一个优势是助人者或咨询师更容易接触到求助者；举个例子，社区护士可能每周常规探望一个患者两或三次，或者老师每天都会看到学生。在另一方面，提供嵌入在另一种职业角色里的心理咨询也有劣势；比如，缺少合适的空间来会面，以及时间方面的压力。

本章的目的是探索塑造和影响执行咨询方式的组织因素。本章将关注理解组织现实的方式，同时也关注通过对这些现实协商找出解决之道的方式，以此来产生有意义的和有效果的心理咨询。

🐾 心理咨询中组织问题的概述 🐾

需重点强调,心理咨询和心理治疗总是受到它们发生的组织背景的影响。许多从业者都有一幅关于私人诊所治疗,或是一个在英国国民保健服务中心(NHS)工作的治疗师的映像,即对在那种进行"纯粹"治疗的环境中工作的映像。其实事实并非如此。例如,私人诊所治疗很大程度受金钱的影响——治疗师趋向于想做长期治疗,来作为维持收入的一种手段。来访者在NHS或者其他医疗保健系统接受的心理咨询或者心理治疗的经历通常由诸如等待列表和治疗次数的数量限制等因素形成。就是有一些组织因素会在这些"专业"咨询机构中起作用。比起想象在实施心理咨询时不需要考虑组织因素,更恰当的做法是采取一种立场,认为心理咨询理论(例如本书前几章介绍的协作式多元咨询模型)描绘的一系列原则总是需要被改进和修正以便在特定的背景下实施。就这方面而言,专业咨询师和嵌入式心理咨询的从业者的差异在于,前者可以忽略组织背景,而后者则不断致力于在他们的组织中创造一个令人满意的咨询场景。差异在于,在前面的情景中,咨询原则和背景之间的配合在机构开业之前就已经解决了,而在嵌入式心理咨询情景中(至少在目前),协商组织现实倾向于需要每个从业者在日常的基础上进行操作。

无论何时向来访者提供心理咨询,都有很多的组织或环境问题需要被事先解决,以便使一个安全并富有成效的咨询关系能够建立。这些问题包括:

- 时间——咨询可用的时间有多长,咨询发生频率如何?
- 空间——是否能找到合适的、舒适的私人空间?
- 保密性——谁会知道个体说了什么? 保密性的限制是什么?
- 表达情感的自由——如果个体开始哭泣或用愤怒的声音尖叫怎么办?

- 自愿性——个体作为咨询使用者被告知的内容到什么程度？他们知道自己可以获得什么吗？他们如何知道这些？他们是否可以拒绝咨询？

- 对待咨询的态度——服务用户、同事和管理者对咨询有什么想法和感受？他们是否理解或支持咨询，还是认为咨询是一种偷偷摸摸的行为？

88

上述因素中的每一个都对提供咨询关系的能力有巨大的影响。此外，存在对咨询师有效工作能力产生持续影响的组织因素：

- 咨询师能够得到的支持水平——督导的安排、咨询和同伴支持是否到位？在一个高要求的咨询后寻找同事支持的接纳度怎么样？

- 将有需要的个体转介给其他从业者或服务机构的程序——在咨询会谈中，发现个体如果由专业服务情况会更好；或有机构能提供更多的时间与支持，该怎么办？转介是否到位？有专为来访者准备的关于替代帮助资源的信息（如传单）吗？如果个体在咨询中提及有自杀意图怎么办？

这张组织因素清单表明了在助人角色提供咨询之前周密计划是很有必要的。只提供咨询的专业咨询机构和诊所，趋向于将大量关心和注意投入到发展解决这些问题的协议上。通常来说，咨询嵌入在其他角色中的从业者往往很少花时间或精力来思考这些问题及执行此类准备工作。然而，没有做组织基础工作的咨询师和求助者付出的代价是巨大的。

在咨询是嵌入其他实践的角色中时，有必要发展机制使来访者和服务对象便捷地传递信息，即从业者对谈论生活中和情感上的问题是开放的，*并相互*传递这样的信号，在有些情况下，从业者可能推荐心理学或其他助人专业资源。有很多可以这么做的方法，包括书面材料如传单、海报和网页、面对面交流及使用其他用户服务（如同辈支持团体）作为媒介。理想化的情境是，让寻求咨询的人成为这类服务的知情消费者——知道他们想要的是什么以及如何得到它。

> **练习 6.1：在你工作的地方进行心理咨询的可能性**
>
> 花一点时间思考在你的工作单位中做的或者你想要做的心理咨询。记录一下组织因素对以下问题的影响方式：
>
> - 你可以花在来访者身上的时间
> - 使用讲话时不会被偷听的私人空间
> - 使用舒适并装修得很好的房间
> - 对哭泣或表达愤怒的接受度如何
> - 在和来访者交谈之后与同事讲述你感到多紧张的接受度如何
> - 保密性的限制
> - 你参加心理咨询培训的支持度
> - 你进行心理咨询监督的支持度
> - 当你做好咨询工作时的认可和赞美
>
> 最后，再次查看这个清单，记录下想到的，如何在组织的不同层次和区域中施加影响来增强你的咨询能力的所有可能性。

89

🖐 建立个人和专业的支持网络 🖐

许多心理咨询技巧教科书和培训课程的一个主要局限就是它们没有对嵌入在其他组织角色和责任中咨询的*系统性*给予足够的注意。系统理论指出，在任何一个如家庭或组织单位的社会团体中，个体的行动是相互联结处于平衡状态的。联结模式任何的转换都可能打破整体系统的平衡，为了防止这点，系统发展出机制来抵消或降低威胁现状的变化。对涉及提供嵌入在其他工作角色中咨询的从业者来说，这些观念很重要，因为它们提示着，作为一个有效执业的嵌入式咨询师，不仅仅要能敏锐地回应寻求咨询个体的需求，还需要建立情绪关注的系统。

艾莉森是一个一直对咨询感兴趣，并完成大量咨询师培训的护士。她被指派到肾功能衰竭患者所在血液透析部门做高级护士。了解肾脏疾病会给个体生活带来重大的问题和压力,她预想能在新工作中使用她的咨询技术。在她就职的头几个月,艾莉森与几个患者建立了咨询关系,并对能帮助其中一些人解决困难的生活问题感到满足。渐渐地,该部门的其他员工认可了艾莉森的技巧,并直接将有情绪和人际困难的患者交给她。她开始负担过重。当她申请为她工作的这一领域分拨时间,以及资金用于支付咨询督导时,她被指控为"充当精英"和"承诺给患者提供我们无法提供的服务"。她感到在部门中逐渐被孤立,并开始寻找新工作。

90

亨利是艾莉森曾经帮助过的患者。疾病导致他失去了工作,身体的改变使他感到自己不再吸引人并毫无生气,同时和逐渐被要求承担起照料者角色妻子的关系日益恶化。亨利感到艾莉森理解发生在他身上的事,并用非评判性的态度帮助他来讨论他的问题,使他开始能够发展出更有希望和建设性的态度来面对自身的处境。当艾莉森说她不能继续他们偶尔的半小时"聊天"时,他"深受打击"。被可能可以看临床心理学家的建议暂时安抚,在听到心理学那里有 9 个月的等待名单时,他形容自己被"击垮"了。

这个护理的案例显示,当从业者没有做足够的计划和组织基础工作,就开始对服务对象的咨询需求作出反应时,一些问题就产生了。在这个医疗部门中,存在着一个组织良好的系统,在其中身体护理优先,而对患者的情绪和心理需求给予的时间有限。咨询的导入(给情绪和个人问题更多的注意)引起了系统的不平衡。对所发生的咨询,同事们感到既欣赏又嫉妒。患者的期望开始转变,将需求加诸在整个员工团队上。要么系统必须改变(容纳咨询作为护理服务的一个组成部分),或者"实验"必须结束以允许整个系统回归到之前的平衡状态。

嵌入式咨询发生所需要的支持网络包括三个主要元素:

● *管理上的*。理解心理咨询角色中管理的部分,提供高品质咨询帮助所需要的资源(时间、金钱、空间),保密性的本质(例如,不能期望每次咨询会谈的细节都被记录在案例记录上）。

- *同事间的*。同事对咨询是如何开展的，它可以完成什么，对时间和空间潜在需要，可提供事物的限制（不要期望"咨询师"能解决所有事）的接纳。

91

- *外部的*。获得督导和磋商的合适安排及为需要更专业服务的人提供转介的途径。

建立个人和专业的支持网络需要大量的时间和资源的投入。相对于尝试通过个人单独努力去建立一个这样的网络，找到一群都对在组织机构内开展咨询感兴趣的同事，然后一起合作达成这些目标可能效率更高。

🐾 发展资源数据库 🐾

嵌入式咨询的伦理实践（就像在任何其他专业活动领域一样）意味着对个人能力的局限性的意识。在如社会工作、护理或教育领域的从业者可能只能给寻求咨询的人提供有限或间歇的时间，或只接受了有限的应对生活中问题的培训，在这样的情况下，当有需要的时候，有必要准备好把求助者转介到专业服务机构。为了能有效地完成这个，需要收集有关当地可用服务机构的信息，他们提供什么，以及如何得到这些。此外，从他们的护士或教师的嵌入式咨询中获益的人，可能也能从与这种咨询关系同时进行的额外帮助中获益。许多活动对人们处理生活中的问题有潜在的治疗作用：自助团体和网站、阅读、教会团体、社区活动团体、环境团体、参与学习和教育、志愿者工作等。牢记有效咨询并不意味着个体的问题只能通过会谈或和咨询师的关系来解决是很重要的——在很多例子中，有效咨询可以包括支持个体在自己的社区或个人领域中发现其他可提供帮助的资源。优秀的咨询师（不管是嵌入式咨询的从业者还是独立的咨询师）知道与他们工作的来访者可获得的资源，以及何处合适成为通往这些资源的大门。

> **练习 6. 2：来访者转介的途径和可替代的支持来源**
>
> 抑制很多从业者对他们来访者提供的共情机会作出反应源于一种担忧，害怕他们会"头脑过热"的卷入——他们会被来访者困境的严重性和（或）复杂性压垮，甚至还可能做了错误的事情使得情况更加糟糕。这些恐惧都是很真实的。在嵌入式咨询的情景中，在个人的能力范围内合乎伦理规范的工作涉及发展关于可以提供给来访者的替代性帮助资源和如何获取这些资源的实用性知识。花一些时间去（a）写一个在你的领域与你的来访者可能有关的转介途径和可替代支持的清单，（b）再写一个当你觉得来访者可能不满足于你能给他提供的帮助时，你可以寻求建议和指导的人的清单。反思这些清单的充足性——你是否需要做更多事来增强你嵌入式心理咨询的"后援"系统？

92

🖐 理解组织 🖐

对那些致力于理解组织因素对咨询过程的影响的咨询师来说，现代组织理论中有两种观点是很有价值的。组织*结构*（structure）的概念指的是就权力等级和知识的获取上组织分布的方式。组织*氛围*（climate）的概念指的是围绕对一个组织的"感觉"问题——在那里工作是什么感觉，或成为它服务的使用者是什么感觉？

大多数大型的公立组织，例如教育和社会服务以及医疗信托部门都是依据一个正式的有明确责任分工的分级管理结构来运营的。通常来说，雇员所做的实际工作，与来访者或公众的互动，是明确依据协议、说明书和指导方针的，用以确保每个参与者都能最好的实行。同时，一线员工的活动可能在时间的使用上被严密监控，在质量的标准上被严密审查。如果咨询没有被视作十分重要，在一个更高的管理层次上被定义为一个需要被整合到协议或时间分配系统中去的活动的话,组织结构的这些方面可能会妨碍咨询的提供。另一方面,当对咨询的需要已经被更高级的管理部门认可,那么这些相同的结构就可以被用以确保培训和督导支持的到位,并且确保用来咨询的时间将被分解入工作计划中。因此,组织结构对嵌入式心理咨询提供的含义是十分复杂的。不可避免的,大部分国家资助的医疗、教育和社会项目在大型组织单位里实施的时候需要军事化的条例和责任制以保障正常运行。在这些环境中,地方或草根咨询机构可能很难创立和维持。很多将取决于其高级管理人员和政策制定者对咨询潜在价值的意识程度。另一个考虑是,不是所有的教育和医疗/社会关爱机构都是由大型的官方机构提供的。相当一部分这类工作是由商业界或第三方(志愿者)中较小的组织完成的,这些组织是以更平级化的方式运行的,会更易产生创新。

组织文化这一概念涵盖了很广泛的过程。"文化"是一个整体概念,它包括一个团队的历史、人们彼此相互联结的方式、信仰和神话、语言、价值观、对领导的态度、穿着、表达情感的规范、物理空间的使用和"领土",还有很多其他因素(Schein,2004)。关于心理咨询在组织设置中的作用,组织文化最重要的一个方面是与情感表达有关的。在许多组织中,情感表达是不被提倡的。举个例子,员工认为不应该在与来访者和服务对象互动中产生情绪情感,也不应该与同事讨论这些经历。在一些组织中,唯一可以被接纳的情绪是愤怒。比如,通过对做错事的同事进行反馈,愤怒可以被以正向的方式引导。不那么积极地看,愤怒可以通过管理者对员工,或员工之间的欺凌和统治来表达。无论是拒绝情感的组织,还是有"责备文化"的组织,都不是利于心理咨询苗壮成长的肥沃土壤,因为咨询涉及创造一个空间让人们可以体验当时围绕着他的任何情感。很多组织试图发展一种"理性"文化,在这种文化中每一个决策都会形成统计信息、研究证据和逻辑决策报告。在这样的环境中,咨询可能成为一种"反文化运动",在其中,一些员工尝试开辟一块新天地进行更加"人性化"的互动。

练习 6.3：组织文化的叙事视角

　　从叙事的视角来看，组织文化是通过讲述组织生活中的重要事件来传递的。花一些时间来回想一下最近在你自己的单位中的真正代表性的"茶水间"时刻事件——事情发生时每个人都聚集在茶水间（或类似的）听最新的消息。这些故事中描述的事情多大程度上证实了咨询的价值？那些戏剧性的故事中的主人公们对彼此展现出高水平的一致性、接纳和共情了吗？如果没有，那么他们的行为又表达了什么样的价值观呢？最后——这些故事表明在你所在的组织中，心理咨询的地位如何？

94

　　一个思考组织结构和组织文化差异的非常有用的方法是，前者是基于权力和信息在组织中是怎样流动的理性分析，而后者关注的是一系列无形的未成文的规则，这些规则受情感需求而不是理性计划的驱使。大量的可以被认为是组织中"文化"的因素是在无意识层面发生的，并且似乎以同个体的无意识过程类似的方式运行。根据无意识过程来分析组织生活最初是由精神分析学家和组织顾问，伊莎贝尔·孟席斯·莱思（Isabel Menzies Lyth）和她的同事在塔维斯托克研究所（Menzies，1959；Menzies Lyth，1988；Obholzer and Roberts，1994）里开发的。这个团队所发展的一个重要概念是*机构防御机制*（*institutional defense mechanisms*）的概念。个人防御机制指的是个体通过诸如*投射、分离、否认和压抑*等机制，将痛苦的、威胁性的记忆和情绪排除在意识之外，保护自己避免这些内容的过程。孟席斯·莱思和她的同事观察到；类似的过程也发生在组织层面上。比如，在一个组织机构中，例如医院——一个员工处理疼痛、丧失和死亡的地方，对一个护士或者医生来说，允许自己的情绪受正在发生的事影响是难以忍受的——那样做的话将会使他们很难继续工作。然而，在医院中，常有的针对情绪的广泛防御机制是分裂——护士和医生们保持理性并且一直保持疏远，从而使感情分离并且在其他的地方表达，例如医院牧师在场，或是患者家属到来拜访时。这可能会对那些希望采用咨询方法的护士或其他健康照料者造成困难，因为他们的行为将会威胁和挑战已经存在的文化防御系统。在这些组织机构中咨询方法有效度降低的方式之一是将他们用贬义的措辞描绘，如"滥情"。可能还会有针对试图采用咨询方法的同事的愤怒和憎恨——他们可能被视为是浪费时间和资源。当心理咨询的从业者把他们自己视为"有同情心的"人，把管理者视为"麻木不仁的官僚"时，这种分裂会一直持续。

组织文化的无意识动力的另一个方面可以体现在*平行加工*的概念中（McNeil and Worthen，1989）。平行加工概念指的是通过加工，存在在一种情境中的感受和联系模式被个体在另一个不同的情境中无意识地复制了。这个概念最初是作为一种理解督导中发生事情的手段被发展出来的；例如，当咨询师与他的督导会谈时，他们表现出某些之前他们的来访者向他们表达的行为或情感。另一种形式的平行加工是当咨询师以与他们的督导师展现给他们的行为类似的方式表现给他们的来访者。克兰道和艾伦（1981）指出，在咨询问题和组织问题间常常存在着明显的相似性，平行加工也会发生在组织层面上。换而言之，咨询师与来访者之间所发生的一切受到咨询师与其所属组织之间关系的影响。例如，当一个社会工作者为了规避可能会见诸报端的危机事件而在与来访者的工作中优先进行风险评估时，他可能会承受压力。然后，当社会工作者和来访者同意花一整个小时探索困扰来访者的一个私人问题的意义时，社会工作者可能会以微妙的方式回应来访者，让他"抑制"任何情绪。一位教师可能在这样的一个学校工作，员工为两大类学生工作：值得帮助的"努力者"，以及需要加以控制的"捣蛋鬼"。当老师与一名众所周知的"捣蛋鬼"建立咨询关系时，他们可能会将"捣蛋鬼"这一映像投射在这位年轻人的内心，在师生关系中建立一道障碍。认识到平行加工理论并不认为这些态度是社会工作者或教师有意识持有的，这很重要——它更多的是说潜在的组织氛围因素渗透到与来访者的相处方式中，并颠覆了咨询师自身的咨询技巧及价值观。

这一部分的目的是探讨组织因素影响咨询师所做工作有效性的一

些方式,以及他们思考自我和感受自我方式。在一个运行良好的组织中,要付出相当大的努力,以支持结构、团队建设和其他活动的形式,来确保组织尽可能良好的运作,以及确保对组织如何作为一个整体运作有充足的有意识反思。有效的领导力体现在对情绪和关系重要性的认识上,是以上所有因素中最重要的成分。

👐 为心理咨询创造一个空间 👐

咨询会谈和其他类型的谈话互动是不同的。咨询关系的有效性在于它能使个体置身于日常生活之外,去反思某种行为,并可能决定作不同的尝试。在剧院里,有时候主角会走到舞台的一端,离开"场景",和观众对话,这些话语通常是具有反思性的、真诚的和个人的。此时,主要的场景都处于黑暗中,可能只有一盏聚光灯打在主角身上。一个好的咨询会谈就具备一些这样的品质。它像发生在一个气泡或者特殊的空间里,远离实际。在那个空间里,个体可能变得善于交谈,他们的行为可能会与他们在其他地方表现得不同。

一个的咨询空间需要具备以下两个关键特征:

● 界限——必须清楚什么时候可以进入这个空间,谁能进入及什么时候可以离开。

● 在这个空间内如何进行咨询的规则。

96

在专业心理咨询和心理治疗机构,来访者到来之前需要做大量的工作来设置界限和规则。来访者可能会收到一张传单,解释这个机构是如何运作的、你可以从一次咨询中期望获得什么和保密性的本质。他们会被给予门诊预约信息,公开明确咨询什么时候开始和结束。当咨询关系发生在一个不同类型的机构中时,例如一个医院病房或来访者自己的家中,就需要协商界限和规则,从而在所处环境中创造最佳的可能空间。回到刚才提到的那个剧院的比喻,以上情形和街边的剧院有相似之处,也能在各种情况下呈现引人入胜的戏剧。然而,即使在一个正式的心理咨询或心理治疗机构或门诊中,咨询师也不能想当然地以为来访者或患者一开始就理解心理咨询的"契约"——给来访者提出问题或者回顾要点的机会总是好的,特别是对于那些从来没有接受过心理咨询的个体而言。

咨询空间被认为是一个个体为了回顾、反思他们每天生活中点滴的地方。如果咨询关系发生在专业咨询机构之外,那么,对咨询师或助人者来说,一个关键的任务就是设置情境——设置一个有意义的、咨询对话得以进行的空间。这个任务的内容之一,就是要口头检查参与者双方都同意放下目前他们正在进行的其他任何工作,聚焦于探索个体带来的生活中的问题上。这个任务的另一个部分是进入到咨询对话开展的物理空间中。例如,会有人偷听吗? 创造咨询空间任务的第三部分是采取任何必要的措施来构建界限,如协商同意保密原则的局限性、咨询的长度、进一步咨询的可能性、助人者的角色任务。打造空间的能力也涉及如何在对话结束时关闭它。

练习 6.4:个人有意义场合的经历

在你自己的生活中,哪些场合会让你我到了价值和优势? 哪些因素使这些场合的出现成为可能?

一旦与来访者就他们想要谈论的达成一致,那么提供一些可用时间长度的标示是很有帮助的。这可能包括以下一些表述,如:"如果你愿意的话,我们现在可以就这个问题谈论几分钟"或者"在下一个预约之前,我大概有 15 分钟——现在开始讨论一下发生在你身上的事情,时间够吗?"在某些情况下,询问个体他们自己能抽出多少时间是有必要的。"能继续说几分钟吗? 这样我会了解更多你目前所处的情境。"咨询师要避免因为下面还有事情安排所以对个体说的东西分心,或者因时间不够突然中止谈话,这是非常重要的。另一个传递时间界限信号的有效方法是表明"我们只剩下一点时间了",或者使用类似的话语"我们今天必须要尽快结束了",然后对说过的话或达成的行为做一个简要的总结。如果在诉说的个体知道他们有这样的一个空间,那么在几分钟之内也能提供大量的信息。人们都知道诸如医生、护士、教师和社会工作者等职业助人者的工作都有时间压力,因此通常会接受咨询时间有限这一事实。

专栏 6.1:咨询的空间可以在很多最不可能的地方找到:治疗领域

认为进行心理咨询仅仅或者最好发生在精心装潢过的、有两把扶手椅的房间,那就大错特错啦!在一本让人感动且富有见闻的书里,索尼娅·林登和詹妮·格鲁特(Sonja Linden & Jenny Grut, 2002)介绍了在伦敦,由"关爱酷刑受害者"医学基金主办的心理治疗工作。在过去的二十多年里,这个团体已经帮助了很多被驱逐出自己的祖国,以及遭受令人难以置信的残忍虐待的家庭。对他们中的大多数人来说,出于很多原因,让他们坐在一个房间,与一个来自不同文化背景的治疗师交谈自己的经历,将是很难进行的事情。取而代之的是,医学基金采用了分配花园的方式让他们感到安心。在这些花园里,那些曾被驱逐的人和他们的家人一起打扫路面、栽培植物,他们中有些人来自同一个祖国,有些来自英国。他们一起,为所有不能逃离的朋友、同事和家人创造了一个记忆公园。当他们在园地里劳作时,咨询师就会同他们一起劳作,并寻找时机开始对话,了解他们被破坏的旧生活,以及正在逐渐发展的新生活。园艺的经历提供可能用以平静和反思的时刻,也提供了大量的隐喻,这些隐喻与诸如清扫路面、播撒种子、整理栅栏、四季变化、日夜交替、扎根生活、离开人世以及很多其他活动相联系。这个例子展示了咨询空间可以建立在其他活动中,这些活动也加深了咨询关系、联结和创造意义的可能性。

构建适于咨询的空间时,另一个实际的考虑是要注意物理空间的问题。座椅的摆设、接近程度、确保声音不会被别人听到、有饮用水和纸巾,所有这些对于创造合适的咨询空间都有重要的影响。私人诊所的咨询师和心理治疗师不仅仅考虑到这些基本的物理材料,他们还花很多心思来布置能引发适当情绪的环境背景,使用灯光、软装潢和艺术品。对于还要从事其他角色的咨询师来说,如老师或者护士,这种物理环境的控制基本是没可能的。然而,愿意提供咨询关系要做的准备包括在学校或诊所中选中最好的空间,适合于私密的、情感对话发生的空间。对于许多嵌入式心理咨询的从业者而言,摆在他们面前的一个问题是在家里接待来访者,并在家里创造一个适合的空间。在家里,通常开着电视、有其他人在周围,甚至可能有鹦鹉在房间里飞来飞去。在这样的情形下,向个体解释为什么创造一个私密、安静的空间是很有必要的。类似的,在诸如学校这样的组织机构里,可能很难找到一个安静隐秘的地方来会面。

专栏 6.2:找到一个空间:创造平静点(stillpoint)

咨询师在任务实践中,有一种可以被理解的倾向,就是要为个体提出的问题寻求解决方法或答案。将心理咨询作为一个空间的概念表达出这样一个假设,有时让个体可以进入一个没有要去做或完成什么事情压力的空间,这对他们是有帮助的。罗娜·杰恩(Ronna Jevne,1987)将这些时刻描述为*平静点*,并在她与癌症患者工作的经验中描述了*平静点*的重要性。她将自己作为咨询师的目标描述为使个体"在威胁中能体验到平静和力量"(p.1),在其中当事人意识到自身具备的资源,并有"力量去处理任何必要的事情"(p.12)。杰恩提出一系列的问题,这些问题能帮助个体发现自己寻找平静点的潜能,例如"你能回忆起你的内心感到无比平静的某一刻吗?"和"如果你将来想要有一个平静点,什么是必须的?"她又说,在她的经验中,"这个过程大体上依赖于助人者自己达到*平静点*的能力"(p.8)。吉恩(1987)认为创造平静点实际上是一项非理性的活动,它包括了个体与艺术、文学、灵性和自然的联结。在之后的文章中,杰恩等人(1998)描述了癌症心理咨询中,"平静与力量"发挥作用的阶段时刻。然而,就揭示咨询空间的一个重要功能而言,平静点的影像对所有形式的咨询都是有意义的。可能对于大多数使用心理咨询的人而言,他们有时候想要寻找,或者需要的,就是一些能使自己获得平静的帮助而已。

练习 6.5：为心理咨询创造一个适合的空间

就提供空间让咨询关系发生而言，你对你工作中的物理环境设置的满意度如何？你想对这个用以会见他人的物理环境做一些什么改进？

100

❧ 小 结 ❧

本章已经介绍了一些关于如何理解组织中发生的事情的想法，并强调了一些需要被考虑的问题，确保在组织里面发生的心理咨询是以被支持，而不是被破坏的方式进行的。本章提出了更多的问题并且给出了答案，因为目前来说，关于在组织背景中的心理咨询话题的理论和研究是匮乏的。咨询组织维度的其他方面将在后面的章节中讨论。例如，第 7 章探讨了协调组织目标和咨询关系的不同优先级中产生的伦理困境的处理问题。第 19 和第 21 章检验了在组织中生存的相关挑战和应对压力或职业倦怠。本章的关键内容是当准备提供*任何形式的*咨询关系时，需要考虑一些重要的组织因素。这些因素中的一些因素在培训课程中有所覆盖，而大多数没有。做好充分的准备是有效咨询的关键元素，因为只有通过仔细的准备，提供咨询的人才能感到情感和道德上足够的安全。这是很重要的——毕竟，谁愿意和不确定自己所站立场的人分享自己的问题呢？

专栏 6.3：采取策略方法确保通过组织传递高质量的情感支持

在繁忙的医疗保健组织中维持传递给来访者高质量的咨询是很困难的，在这些组织中从业者被要求尽量兼顾和应付多重角色和压力。斯坦等人（Stein et al.，2005）的一篇论文描述了在凯泽·帕马内特中——美国最大的医疗服务供应商之一，一个项目的发展过程，该项目是设计用来确保医生采用共情的、有效的和文化敏感的方式去对待有情感和临床需求的患者。这个项目在17年间不断演变,包括设计用以满足医生和他们相关需求的培训工作坊;使用患者满意度调查收集从业者使用交流技术的数据,及创立"交流顾问"团体—— 基于杰出的人际关系技巧,挑选出医生或心理学家给他们的同事提供督导和指导。这个项目特别创新的特征是采用了令人难忘的词组体现凯泽·帕马内特法的关键元素:"四习惯模型"。从业者在切实可行的,与患者的四种主要互动领域有关的人际交往能力方面接受培训。在刚开始时投入,诱导出患者的观点,展现共情和在最后投入。总体上看来,这四种"习惯"概括了被认为与特定组织机构中初级保健医生角色最为相关的心理咨询技术的维度。"习惯"模型提供了一种容易被理解的语言,这种语言可以被不同组织中所有的医生用来讨论和反思他们的实践,并解释了在实际中需要什么来帮助处理很多医生认为是无关问题的评论。斯坦等人(2005)的文章给出了凯泽·帕玛内特组织内这种方法的冠军所使用的一系列详细的策略,这些策略被用来将这个模型被认真对待的机会最大化,例如以成功为基础,赢得高级管理人员的支持,使用研究证据说服顽固的门诊医生这些人际关系技巧会对人体健康有影响,并将患者满意度评分和工资增加相联系。

🐾 扩展阅读建议 🐾

与在各种组织机构中进行心理咨询相联系的问题在下列的文献中被讨论:

Moore, J. and Roberts, R. (eds) (2010) *Counselling and Psychotherapy in Organisational Settings*. London: Learning Matters.

Reid, M. (ed.) (2004)*Counselling in Different Settings: The*

Reality of Practice. London: Palgrave Macmillan.

Stokes, A. (2001) Settings. In S. Aldridge and S. Rigby (eds) *Counselling Skills in Context*. London: Hodder & Stoughton.   102

第 7 章

嵌入式心理咨询的伦理原则

你是否记得

我们第一次见面时

你告诉我关于保密的事项

你还问我是否曾经

感受到

处在危机之中,你说

就是伤害自己

你知道

有一次后就会经历很多次

好吧

我可以告诉你

现在

当然我会

我对这感触颇深

每个人不都会吗?

在我这样的情况下?

❧　简　介　❧

　　专业实践中的伦理和道德原则代表了一个在医疗和社会关怀、教育和其他职业背景中有着重要探究和争论意义的领域。在所有的这些机构中，从业者掌握着来访者和服务对象的机密信息，并有能力做出彻底改变个体人生的决定或建议。与此同时，被服务的用户团体、部分的法律行业、一些政客，还有些保险公司会猛烈地不屈不挠地向那些被忽视或不公正对待的来访者建议去向对方寻求索赔。除了专业力量和控制的应用、来访者与那种力量的抗拒之外，当代社会有着复杂的伦理论述。有时它看来好像几乎没有任何决定对错的基本准则——几乎所有的道德判断看起来都是有争议性的。

　　心理咨询关系可以被视为一个需要持续对伦理问题保持警惕的竞技场。根据定义，咨询会谈是来访者讲述自己弱点的地方。隐含在来访者描述自己的问题、或者咨询师对那个问题制定一个可能的解决方案的方式的背后，是围绕着价值观和对"美好"生活理解的多种假设。总体来说，有关心理咨询的理论、研究以及实践都避开了对伦理和道德问题的探讨。所有的心理咨询专业协会都制定出了它们自己的伦理准则，这些准则详细说明了咨询从业人员的行为准则。那些老师、护士或是社会工作者，以及将咨询嵌入到这样一个首要角色中的人，同样被他们自己的职业准则指导着。本书的咨询从业读者们被假定广义上很熟悉这些准则。因此，本章节的目的，不是去回顾那些已经知晓的内容或是那些通过访问相关网站能得到的内容，而是集中在被认为是更广阔的领域之间应用心理咨询技术所产生的伦理困境，如护理或社会工作作为首要职业与专家专业心理咨询领域之间的区域。

　　在某种程度上，心理咨询中出现的伦理问题对于从业者来说特别具有挑战性。在如护理、医学以及社会工作等专业中，伦理决策可能会关系到如照看孩子或拒绝对患者进行治疗这样的生死问题。然而，在这些环境中,伦理难题通常会被在团队中花上一段时间来讨论。而相对的,心理咨询中伦理问题常常是即时出现的,其他同事无法得到来访者同等的资料信息。同时,错误处理伦理问题会彻底地破坏咨询关系。正是基于这些原因,对任何心理咨询培训来说,严肃地对待伦理问题,促进受训者对伦理决策的意识和能力是至关重要的。

本章节通过不同的视角来探寻嵌入式心理咨询中伦理问题的本质。接下来会简略探讨一些伦理困境的例子,里面有一个在该领域中实践伦理原则的概述。一系列特定的伦理问题会被讨论到。最后,为嵌入式心理咨询的从业者列出了一些实用的决策策略。

104

嵌入式心理咨询中伦理困境的例子

格拉妮娅(Grania)是一名护士,为詹姆斯(James)提供心理咨询已经有一段时间了,詹姆斯是一位慢性疾病患者,他需要谈谈疾病是如何将他变为需要其他家庭成员照料的人。他带来了一份贵重的礼物。他知道格拉妮娅会喜欢。作为对患者的回应,格拉妮娅表露出她收到这份礼物的喜悦,以及作为一个受医疗服务规定约束的从业者,不可以未经部门主管和督导同意就接受礼物的难处。她鼓励詹姆斯分享他对赠送礼物和她的反应的感受。双方都同意格拉妮娅就礼物的问题去咨询主管,并且会在他们下一次会面的时候进一步讨论。同时,格拉妮娅意识到,就詹姆斯而言,这是他希望成为守护者和供给者强烈愿望的一种表达,并反思如何和何时(以及是否)和他一起探讨这个想法会对詹姆斯有帮助。

伊恩(Ian)是社区支持工作者,已经为一个有严重身体问题的人提供了六个月的咨询。他自身也有类似的身体问题。在刚开始接触时,伊恩决定不对他的来访者提及自己的健康问题。然而,现在他发现将咨询继续下去极为困难,因为这个来访者所说的使他回想起他自己的痛苦和绝望,并且他在治疗过程中总忍不住想哭。伊恩心想如果他现在告诉这个来访者他自己的状况,这个来访者将会无法忍受,于是编造了一个理由将来访者转介给他的同事。这个来访者对所发生的事情感到迷惑,并感觉自己被拒绝了。

  米兰达(Miranda)是一所中学里的青少年工作者。这所学校有一个专业咨询师,并规定任何 16 周岁以下的孩子需要父母的同意才能接受咨询。米兰达刚刚结束了对一个 15 岁孩子班级的人际交往技能的团体工作坊。在结束的时候,其中一个学生,卡娅(Kaya),追上她并且对她讲述了自己的问题。当被问到是否考虑过使用学校的专业咨询师时,卡娅说她的父母没有同意她与真正的学校咨询师见面,"所以我选择了来和你说"。米兰达承认卡娅所处的困境,并且花了一些时间谈论需要父母同意必要性的原因。她问卡娅是否愿意告诉自己当要求父母同意时发生了什么,以及如果米兰达与卡娅及其父母共同碰面回顾发生的情况是否有帮助。

这些困境表明在嵌入式心理咨询中可能潜在有伦理问题的情境复杂性。在每个案例中,求助者总是试着得到他们需要的东西,但是这么做在某种方式上是将咨询师置于困境中。这些咨询师的任务是承认困境,但同时依然聚焦于与来访者维持一个持续的咨询关系。伊恩的故事是证明*预测*潜在困境重要性的一个典型例子——伊恩选择了忽视咨询关系的某个方面(他自己的健康状况),这个方面成为破坏他为咨询提供安全的空间能力的隐患。时间过得越久,对他来说越难改变这种情景。

  🖐 **核心伦理原则** 🖐

  咨询实践中的道德基础可以用不同的方式表达。从某种层面上说,心理咨询中的伦理是建立在对于什么是"正确"的事的*常识*理解上的。从一种更具反思性的角度来看,咨询显然是由一组核心*价值观*阐明的,比如对个体的尊重,以及相信人是有能力去学习和成长的。这些价值观念可以在个人的一系列*美德*中反映出来,例如诚实和正直,这种观念塑造了追求最高标准的从业者。最后,实践中的道德基础也是通过*伦理原则*说明的,这与健康和医护专业中伦理准则极为相似。凯伦·基奇纳(Karen Kitchener,1984)对于咨询实践中的核心伦理原则提出了一份重要陈述,他认为任何咨询情境下的伦理决策都应建立在五个基本的道德构架之上:

- *自主权*:人是有着行动自由和选择自由的个体,追寻这些自由时以不妨碍他人自由为前提。
- *无害原则*:禁止所有的助人者或医治者"造成任何伤害"。
- *善行*:目的是为了提升人类福祉。
- *公正*:对资源和服务的公平分配。
- *忠诚*:忠贞和可靠,做事有诚信。

有关这些原则以及它们在咨询中的应用的极好的讨论,你可以在英国心理咨询和心理治疗协会的伦理指南页面中找到(网址:www.bacp.co.uk)。

专栏7.1:关系伦理:将伦理原则整合到咨询实践中

有效心理咨询的关键是来访者和咨询师之间合作、信任的咨询关系的建立。近几年来,一种已经越来越被认可的观点是,能在关系情境下解释伦理原则对咨询师来说是十分有益的。由此,加布里埃尔和卡什莫(Gabriel & Casemore,2009)等人开始提出一个框架来理解关系伦理。詹宁斯等人(Jennings et al.,2005)在一项研究中对关系伦理的本质进行了举例说明:与经验丰富的治疗师就工作中对来访者所持的价值观进行访谈。对这些访谈中出现的主题分析显示出渗透在这些从业者的伦理思维中的关系理念的程度。他们报告说,他们对来访者的责任感只有通过不断地保持和巩固他们的知识、技巧和能力才会得到满足。

对于这些从业者来说,两种特别重要的更深层的价值观是:

- *关系联结*：指的是承诺与来访者,同事,家人和朋友,以及社区成员维持关系:"为了维持能力并培养专业技能,他们必须不断地与该领域中的其他人保持关系,不论是督导或会诊,或纯粹为了同事间的支持和友谊。"(Jennings et al.,2005:37)
- *谦卑*：指的是理解作为咨询师以及人类,自身的局限性。

这个研究从某些方面说明了,在实践中,遵守伦理和道德原则有赖于建立联结和维持关系的潜在能力。

基奇纳(1984)确定的伦理原则构成了发生在心理咨询中的一切的依据,并对所有发生的咨询会谈树立了一条一般道德界线。然而,在实践中,对于这些原则的应用趋向于聚焦在一系列重点领域:

- 在法律规定下工作
- 协商知情同意
- 保密性
- 能力(意识到作为咨询师的局限)
- 处理双重关系
- 对道德观念中文化差异的敏感性
- 处理危机和自残
- 使用触摸

这些主题将会在下面的章节中讨论。

遵循法律工作

在任何专业实践领域,以及在日常生活中,意识到法律系统对特定领域行为的定义和设置的限制是很重要的。在心理咨询中,可能让从业者卷入法律纠纷的两个问题是*保密性*(confidentiality)和*注意义务*(duty of care)。已经有很多心理咨询的来访者要么要求将他们的案件记录提供给他们的律师或警察,或控诉律师或法庭要求获得记录的案例。举个例子,如果来访者因为健康原因提出退休请求,引起了他们的雇主或退休金提供者的质疑,咨询师的记录就可能用来证实来访者情况的严重性。类似的,如果一个有吸毒或酗酒问题的来访者被法院强制要求去接受心理咨询,那么有时咨询师就可能被叫去证实来访者是否参加心理咨询,并是否认真地尝试着解决自身的问题。在这些情境中,咨询师的保密性没有特别的法律地位,并且咨询师还被要求将广泛的社会利益(由法律体系所代表的)置于他们对来访者的承诺之上,或甚至是可能被咨询师认为的来访者的福祉之上。

注意义务 指的是存在着伤害来访者,或另一个人的风险的情形。自残或自杀给来访者带来的风险会在本章后面的部分中更全面的讨论。也存在来访者本身可能会危及他人的情况。例如,在咨询会谈中,一位来访者可能谈到他们因被某人虐待感到暴怒,甚至到了想要去伤害他们的程度。最后,来访者可能报告已经被第三方伤害的信息;比如说,某人性虐待他们,或某人在吸毒或酗酒之后工作。在这些情况下,对咨询师来说,如何去回应他们获得的信息就可能存在伦理困境。例如,一个愤怒的来访者要发泄到什么程度,还是他们当真去计划实施暴行?

在法律规定下工作的问题在许多嵌入式心理咨询背景中被强调,因为诸如护士、社会工作者以及教师这样的从业者可能是在为他们职业团体特定的法律或准法律职业指南下工作的。举个例子,当一个私人从业的心理治疗师或咨询师在慎重思考是否要报告一个性虐待的案例时,社会工作者、护士或教师*总是* 被要求报告他们可能碰到的任何有虐待嫌疑的案例。

练习 7.1:你自己实践中的法律因素

什么法律因素或特定的职业、机构准则与你自己的心理咨询实践最相关? 在每天与来访者的工作中,你要在何种程度,以何种方式去表达这些顾虑;例如,告诉他们如果他们谈到某个特定问题时,你将被要求采取某种特定的行动? 针对这些问题,机构以什么样的方式为你提供支持? 比如说,以督导、会谈还是培训的形式。

协商知情同意

当个体前来求助时，在真正的咨询开始前，咨询师有义务确定来访者已经被充分告知咨询所能提供的服务以及此过程中可能会出现的情形。

围绕知情同意会谈的例子

艾丽西娅(Alicia)，十五岁，参加了一个青年俱乐部，她喜欢并信任经营俱乐部的那个社区教育工作者。一天晚上，俱乐部很安静，她开始谈论起她在学校的问题。青年工作者表示她很乐意谈论这些话题，但是艾丽西娅被告知她一周大约只有一晚上会在，并且因此她不能保证她们每周都能谈话。她确认了艾丽西娅对此的感受，和看她是否更喜欢自己帮她在当地的青年咨询服务机构预约咨询。

迈克(Mike)是一个失业的男士，他因为很多生理上的小毛病定期地去诊所看病，他的全科医生怀疑迈克抑制了很多对自己生活进展的感受，害怕别人看见他的脆弱。在一次会诊中，医生建议迈克，如果他们花一些时间看看在他的生活中发生了什么让他感觉很糟或许是有帮助的。医生又补充道"：……当然了，可能有些事很难以启齿。也许你想要考虑一下你是否愿意现在来交流这些事情。有时在我下午门诊结束的时候预约一个时间可能会更好，那个时候诊所里很安静，我们也会有更多的时间。你觉得怎么样？这取决于你。"

埃尔莎(Elisa)开始告诉她的社工她带着孩子离开家搬到妈妈那里住的原因。在埃尔莎准备大谈特谈之前，咨询师打断她说：

"我知道你了解这些,我只是提醒你,如果你告诉了我任何关于伤害你孩子的事情,我不得不采取一些措施。对此我别无选择。我真的很开心可以和你谈论所有这些——如果我们需要的话我们还有至少一个小时——但是任何的虐待或伤害是都必须被报告的。这样可以吗?"

在这些例子中,咨询师向求助者提供一些必要的信息,以供求助者做出他们是否愿意继续的自主决定。在这些特别的例子中,咨询师的行为是基于个体已经对咨询有了相当好的理解并知道"他们要的是什么"的假设上。也有一些例外的情况,咨询师也许要花更多的时间告诉个体咨询所涉及的问题,直到个体能做出一个真正的知情选择的程度。

练习 7. 2: 为知情同意设置情景

你会告诉带着期待的来访者哪些关于咨询中涉及的事项? 你会在什么时候讲? 这些信息有得到书面材料的支持吗? 这些信息作为来访者同意接下来咨询的基础充分到什么程度? 如果你自己也曾是一名来访者,你参与实施的知情同意流程是哪种? 基于你得到的信息,你对发生的咨询有主动给予许可的感受吗?

保密性

保密性是心理咨询的核心之一。心理咨询过程取决于来访者感到足够安全能开放并真诚地讲述任何困扰他们的事情。反过来,如果个体认为他们所说的会成为闲谈的话题,或会被用以某种方式来对付自己,他们就不太可能做出很多有意义的自我表露。然而,保密性不是绝对的。伦理实践中咨询师要利用督导和会谈来维持和确保咨询的有效性。此外,在特殊的情况下,法律体系有权要求咨询师交出他们通过咨询关系获得的信息。

咨询师可以通过两种实用的方式来确保保密性以一种合适的伦理方式被处理。首先,咨询师应该始终尊重、关注来访者的资料并对其保持敏感。作为一个咨询师要培养将来访者的信息分储在自己脑海中的"盒子"中的能力,并只在需要的时候才打开这些盒子。向朋友或同事生动重述来访者困惑的故事是有诱惑力的,有时甚至是咨询师情绪上需要的。这种行为总是冒险的,因为即使是故事中小的或附带的部分也可能会让来访者被他人认出来。对任何咨询师来说,传递任何来访者资料的"默认模式"都要极端的谨慎和敏感。在嵌入式心理咨询情境中,咨询师角色在这一方面可能存在问题,因为同事和组织机构中可能期待将一个来访者的所有信息在一个团队中共享或放在一个中央文件夹中。因此,嵌入式心理咨询的实践中涉及与同事及管理者达成一个工作共识,哪些资料必须要被共享和保存在文件中,哪些资料咨询师可以进行保密。例如,在很多嵌入式心理咨询情境中,让同事知道来访者把某个特定的工作者当作倾诉的对象,甚至是知道谈论的某个特定问题,这都是可以理解的。但是没必要让他们知道这些谈话的具体内容。

保密性的第二个方法与来访者对于保密性的理解和咨询师如何处理这份理解。自主性的伦理原则与这特别的相关——如果来访者已经完全了解保密性的局限性,那么他们就能决定是否透露特定的信息。假定来访者将毫不迟疑地认为他们在咨询中所说的所有信息都能得到保密是错误的。例如,一个借助导师来探讨丧亲之痛对他造成的冲击的大学生可能会认为参与教学的其他导师会知道这件事,并会因此对他的情感弱点变得很敏感。作为咨询师的技能之一是能够选择正确的时机来和来访者核对保密性的界限。如果时间紧迫,发起对保密性的讨论,让来访者偏离他们的问题,看起来是会让来访者不安且没有帮助的。有时有与保密性有关的书面资料是有用的,一个小册子里或放在一个网站上,只要来访者能得到指导即可。但是即使来访者能看到这样的资料,仍有必要问他们是否已经看过并理解了保密性原则,以及对其还有什么疑问。如果来访者明白了咨询师的专业性,并获得被关心

110

的感觉,围绕保密性的简短讨论将有助于加强咨询关系和咨询师—来访者"联盟"。这些讨论同样具有预防的价值——在心理咨询后期出现的关于保密性被破坏的误解将是非常有破坏性的。

练习 7.3：协商保密性

在你自己的工作室中你所实行的心理咨询的保密性框架是什么样子的呢？当找你咨询的人询问保密性的界限时你是如何告知他们的？你所做的心理咨询中的保密性结构让人满意的程度如何？它们可以得到怎样的提升或澄清的？

意识到自己作为咨询师的局限性

111   行善并避免伤害的伦理禁令与咨询师的能力问题密切相关。例如,有很多从事教育、健康和社会服务工作的人认识在童年期经历过性虐待或情感虐待的来访者。有时,从业者会感到一种想要帮助个体的强烈冲动,通过倾听他们的故事,或者试着帮助他们接纳所发生的事情。这是一种高度关怀的回应,但是有时候这并不代表这是最佳的行为方式。如果个体在童年期被侵犯过,由此导致的缺乏信任感,或是自我憎恨感,有可能渗透到他们生活的各个方面。谈论所有的这些也许要花上很长时间,可能引起强烈的情绪,并需要助人者或咨询师持之以恒和始终一致。当任何一位护士或者从业者在面对这样的情形时,他们需要考虑到自己所能给予的时间,和作为咨询师的信心与能力,能否陪伴他们的来访者走过这段旅程。开始这样一段旅程,然后又被拉回,显然有带来伤害的可能。同时,忽略来访者所说的受到的虐待,害怕"会留在自己的脑海中",这也有伤害或损害来访者的可能。要视情况而做出正确的行为。比如,在一些情况下,与个体一起寻找一个心理治疗师可能是最佳选择。在另一种情况下,护士或社会工作者可能会得到足够的督导支持,可以提供一段时间的支持性咨询。另外一系列关于咨询师能力的问题可能源于被描述为*暂时性障碍*的状况。例如,有最近遭遇到失去一个亲密家人经历的咨询师不大可能为一个有丧亲之痛问题的人提供很多帮助。一个身心耗竭、压力重重或疲倦的咨询师可能无法以良好的状态为他人提供持续的帮助。当从业者接受定期督导或会谈支持,并有个关系亲密的人质疑自己想成为"英雄"的企图超越助人的本意时,咨询师更容易意识到自己能力的局限性。

练习7.4: 你能力的局限性

什么类型的来访者或哪些问题是你目前认为超出自己能力范围的? 如果在你目前的咨询实践中遇到这样的来访者或问题你会怎么处理? 在这样的情况下你将如何处理 (a) 你的需要和 (b) 来访者的需要? 处理这些事件时你能得到什么样的监督或会谈支持。

慎重对待双重关系

说明当代咨询实践的大多数理论、文献和培训都是基于这样一个假设,咨询师和求助者是,或应该是陌生人。这种观点背后的假设是咨询关系的质量,就信任和保密性而言是最重要的,并且应该不惜一切代价避免其他任何形式的联系对咨询关系的"污染"。这种方法有利于创建一种纯正的咨询师—来访者关系,在这种关系中咨询师对个体的所有了解来自他们每周一次会谈过程中的谈话,同时个体会感到安全,觉得他们在咨询中说的任何东西都是安全的,并绝对与他们其他时候的生活隔离开来。尽管这种构想是清爽简洁的,但是当面对几种咨询在其中茁壮成长的不同类型的"双重关系"时,这种构想就让道了:

112

- 每个人都相互认识的乡村社区
- 在城市区域内独立的亚文化群(比如女同性恋、男同性恋、双性

恋和变性人居住社区），他们会在一个相对受限的社会群体中选择和他们有共同价值观和生活方式的咨询师

● 咨询师和来访者可能共同生活、工作的各种类型的治疗型社区

但是，尽管有很多在双重关系中咨询可以被有效开展的例子，在有任何这样的设置中提供咨询经验的人都知道注意角色界限是绝对必要的。毕竟，没有人会声称咨询可以合理地发生在亲密的家庭成员之间，如丈夫和妻子，或父母和孩子之间。对任何咨询的双重关系来说，作为最大挑战的关键的道德和伦理因素是基于咨询必须是*为了个体（来访者）利益*的原则。当咨询师与个体有某种其他关系时，有必要警觉任何这样的可能性，咨询师可能会基于他们自身利益的基础上，而不是个体利益的基础上作出回应。近年来，在双重关系背景下进行符合伦理和有效治疗是可行的认识引发了人们对这一问题的重新评估。（Gabriel，2005；Lazarus & zur，2002；Moleski & kiselica，2005）。莫尔斯基和克丝丽卡（2005）提出了关于双重/复杂的来访者—咨询师关系的*持续性*（continuum）的概念，从治疗性到破坏性连续过程。

双重关系的问题在嵌入式心理咨询中特别的重要，嵌入式心理咨询中总是存在双重关系，并可能在两种关系间存在显著的张力。例如，监管缓刑犯的官员可能有监督居住在社区的罪犯行为的任务，这些人可能会再次入狱，与此同时，他们试着帮助个体谈论他们受虐史或者性别认同问题。一位在一家忙碌的医院病房中的护士，可能有着照顾 20 个患者用药的压力，但同时又知道其中的一位患者需要更多时间一起讨论他对死亡的恐惧。个体或来访者对他们与助人者的关系可能感到困惑的情况会使该问题进一步复杂化：这是我能诉说我感受的时候吗，还只不过是另一次查房？

因此，在嵌入式心理咨询中，处理好涉及的双重关系是至关重要的，并在不同的角色被激活时，尽可能清晰地掌握当时的情况。自主性的伦理原则要求来访者在任何时候都能够被告知相关信息并能作出选择。避免伤害的原则要求在角色间转换时不能让来访者感到受挫和失望，或导致保密性的破坏（"我以为当我倾诉这些的时候，这是咨询的一

部分,而且没有其他人会需要知道……")。有效的处理这些问题涉及经常与来访者坦诚地讨论和回顾这些问题,乐意灵活地对待每个案例中恰当的界限和约定,利用好督导和会谈。

当考虑到嵌入式心理咨询中双重关系的问题时,显然有必要留心潜在的危险。即使是对教育或健康和社会关怀机构中最老练的嵌入式心理咨询的从业者来说,总是存在一些来访者最好被转介到专业心理咨询师、心理医生或精神治疗师那里,因为他们需要非常清晰的界限。但对很多其他人来说,能够和眼前的助人者进行咨询对话是很有益处的。大多数时候,嵌入式心理咨询的从业者都是那些有经验的专业人员,他们严格遵守行业准则,这些准则强调来访者或患者的利益和明确的职业界线的建立。类似的,大部分来访者都能很好地区分"私人的"或咨询会谈和其他类型互动之间的差异。嵌入式心理咨询中的双重关系与专家咨询或心理治疗中的双重关系是不同的。在嵌入式心理咨询情境中,来访者常常已经知道可能成为他们咨询师的个体的另一种角色一段时间了。嵌入式心理咨询中的来访者会在先前接触的基础上明确地选择一个他们愿意聊的人作为自己的咨询师。如果和提供嵌入式心理咨询的个体相处得不好,来访者也常常与那些能听他们抱怨,或能为其提供备用帮助的专业人士联系。

练习 7.5:应对双重关系的挑战

在你做心理咨询的环境中,可能会发生的不同类型的双重关系有哪些? 你和其他同事是如何商议和处理这些双重关系的? 有哪些警告信号或风险因素告知你向某个特定的来访者(或某群来访者)提供心理咨询关系是不明智的?

✋ 对道德立场中文化差异的敏感性 ✋

在心理咨询情境中出现的伦理问题的类型往往和基于文化信念及

态度的独特是非观有关。因此,对从业者来说,对文化差异导致伦理困境的方式保持敏感性是很重要的。通常对伦理实践有影响的文化差异的一个最重要的维度之一是个人主义—集体主义(individualism-collectivism)维度。西方文化,尤其是该文化中的中产阶级,趋向于从个人主义的角度审视生活。因此,一个决定或行为方式的正确性是基于结果是否对个体有利。在大多数其他文化中,人们从一个更集体主义的角度审视世界,并且决定是依据"我们"应该做什么,或者这是否有利于"我们所有人"来评价的。保罗·佩德森(Paul Pedersen,1997)的一篇经典论文讨论了这些以及其他的文化因素,他批评了美国心理咨询协会出版的伦理指南中的文化"包装"的程度(例如,西方文化式的偏见)。在不同文化中理解伦理观念的文化差异的进一步证据来自对中国近期心理咨询发展的钱等人(Qian et al.,2009)的分析。这些作者指出,例如,在中国的文化标准中,咨询师不接受来访者的礼物、或拒绝来自朋友、要好的同事和家人转介来的来访者,这些是不能被接受的。

练习 7.6: 在咨询中融入多样的伦理观点

在你工作的咨询环境中来访者会表达出哪些不同的伦理和道德价值观? 找出你遇到的两个你感觉来访者关于"对"或"错"的看法与自己的价值观不相符的案例。 你是如何应对这些情况的? 你的机构或组织提出了哪些策略或政策来尊重价值观和伦理观中的文化差异? 这些策略和政策有多少帮助或效果?

✋ 处理危机和自我伤害 ✋

对于咨询师来说最具挑战的情形之一就是当求助者以某种方式谈话或行动,表明他们也许会有伤害自己或他人的危险时。可能发生在心理咨询中的风险有几种不同的形式。个体可能会:

- 打算结束自己的生命
- 在实施自残行为,比如割伤、自我呕吐、挨饿、酒精或者毒品滥用、滥交等
- 在实施或计划对他人(也许包括咨询师)实施折磨、伤害,通过身体、言语或者是性暴力、骚扰或跟踪、犯罪行为或者无保护的性行为(比如,HIV/AIDS 传染的案例)

尽管有必要承认人们也许有权利自杀,假如他们的生命已经垂危,或者甚至可能威胁那些他们认为曾经误解过自己的其他人,但是也有必要考虑到,当人们向*咨询师*或者其他从业者提及危险性行为时,他们几乎肯定是在寻找帮助来避免伤害性的事情发生。因此,对于任何咨询师来说,做好准备对这些情境作出建设性、积极地回应是很有必要的。对一名咨询师来说,当寻求心理咨询的个体谈及伤害自己或他人的时候是很棘手的——有巨大的责任压力,而且通常可能很少或没有机会去咨询同事——咨询师需要在当时就采取一定的措施。

在上述所列的任何一种伤害类型中,咨询师都需要认识到继续咨询是否有帮助,或者当时的情形是否需要一些其他形式的干预。为了能够做出这样的决定,咨询师应该能:(a)从个体身上留心某种伤害行为可能发生的迹象;(b)让个体就他们的意图,以及伤害性事件对于他们的意义进行谈话;(c)评估危机的水平;(d)执行策略避免伤害发生。

在很多存在伤害问题的场合,求助者也许会敞开心胸谈论他们的想法。然而,有时个体也会用伪装、模糊或者隐喻的谈话方式来传达他们的意图。有一些证据表明咨询师在捕捉有关伤害性行为的细微线索时不太敏感。在里夫斯等人(Reeves et al. ,2004)开展的一个研究中,一群接受过高水平专业训练的专家咨询师在与"标准化来访者"的咨询会谈中被录音,这个来访者之前接受过研究者的指导来含糊地讲述自杀的意图。在咨询中,极少数的咨询师追随了来访者所表露的有关自杀意图的隐藏线索。对于这个发现的一个解释是这些咨询师更多地关注到来访者话语中的积极方面,而较少集中在消极方面。另一种解释是他们缺乏发起围绕危机话题会谈的技术和信心。

这里的关键在于,潜在的危险行为可能会以各种各样的形式呈现。例如,一个有意识割伤自己胳膊的人可能不会对咨询师说起任何关于此事的信息,但是也许会将胳膊用绷带包扎起来,或者在温暖的天气里穿着长袖套衫。个体也许在谈论他怀恨在心的人时紧握双拳,做出愤怒的手势。个体也许会分享关于死亡或毁灭的幻想或影像。在任何这样的情况下,对咨询师来说,愿意暂停正在进行的咨询会谈,表现他们对个体的关心,并询问个体心里到底在想些什么,是很重要的。

严重的自杀行为相对是很少的,一个从业者在他的咨询职业生涯中遇到超过两三次这样的情形是不太可能的,除非他们在如精神病学或者自杀帮助热线等特殊领域工作。对咨询师来说,通过训练、阅读和学习,而不是依赖于第一手经验来为可能与自杀个体工作作好准备是很重要的。对自杀的理论、研究和个人经验的权威解释可以在贾米森(Jamison,1999)和威廉姆斯(Williams,1997)的书中找到。著作《燧石(1997 a,b)》对理解人们可能采用的以语言和图像来表达不同水平的自杀意图的方式上特别有用。《燧石》认为,存在一种自杀或自我毁灭的"声音",从业者可以学习敏锐地察觉这些声音。

评估自杀风险的严重程度还远不是一门精确的科学。筛选有关自杀意念和意图证据的指南可参见霍尔和普莱特(Hall & Platt,1999)、约瑟夫(Joseph,2000)、纳米耶等人(Neimeyer et al. ,2001)和帕尔默(Palmer,2002)的研究。高危行为的关键指标是:

- 早先自杀尝试的证据
- 目前的自杀意念和计划
- 获得自杀方式和机会的情况
- 对待帮助的态度
- 目前或过去的精神健康问题
- 眼前境遇以及从专业和非专业的支持者那里获得的支持的质量
- 目前酒精和毒品使用情况
- 近期生活事件或者纪念日
- 对未来的无望感和消极态度

● 16 至 30 岁之间的男性

总的来说,当个体对自杀的表达模糊,自身和其境遇被咨询师所了解,以及积极地寻求帮助时,咨询对他们来说也许是有用的。否则,在他们寻找解决目前生活困境的方法时,咨询师有必要严肃考虑这件事,尽一切可能与来访者合作,提供持续的支持来确保其安全。

其他形式的危机,比如蓄意的自残和对他人的暴力行为,都必须以类似的方式处理。暴力行为往往伴随着额外的挑战,即个体也许会对咨询师施加暴力。对咨询师来说,准备好应对极少发生的求助者变得暴力或者辱骂别人的情形是有必要的。应对这种偶发事件的对策包括:有能够提供援助的同事、一个警报系统以及运用降低伤害等级技巧的能力,在过程中个体被一种冷静的、接纳的方式所回应。

117

练习 7.7: 在咨询中一位割伤自己的来访者的伦理问题

梅利莎 (Melissa) 20 岁了,最近当她感到沮丧或不开心时,她开始用刀割伤自己。她没有精神病史,也没有接受过精神健康服务或任何形式的心理咨询。她住在乡下,要乘很久的公共交通才能到达最近的心理咨询中心或临床心理中心。梅利莎去拜访当地的全科医生,参加常规的初步健康检查,一位叫露丝 (Ruth) 的实习护士注意到了梅利莎手臂上的伤疤。露丝问梅利莎能否愿意谈谈,将故事讲给她听。在这次见面的一周后,梅利莎打电话给医院问能不能再见露丝一面。在第二次会面中,梅利莎就她的自残行为向露丝求助。露丝陷入了一个困境:她已经完成了一个心理咨询技术课程的培训,而且她觉得和梅利莎的关系不错。另一方面,她之前从未帮助过自残的来访者,她担心她无法应付梅利莎的问题。梅利莎很清楚她既不愿也无法去市区寻求治疗,而由于经费问题他们社区直属的精神健康服务中心已经被暂停了。这个案例中的伦理问题是什么,该如何去解决这些问题? 对该案例的进一步讨论,以及与自残来访者工作时出现的更普遍的伦理问题,可以在怀特等人 (White et al. , 2003) 的研究中找到答案。

✋ 使 用 触 摸 ✋

对很多嵌入式心理咨询的从业者来说，触摸（touch）的使用代表了一类敏感和悬而未决的问题。一些从业者，如护士和其他健康专业人员，常常会与患者发生身体接触。相反地，一些教师和社会工作者在他们的工作环境中则担心接触可能会被认为是性骚扰或惩罚。此外，一些寻求心理咨询的人可能渴望触摸，当他们的咨询师拒绝与他们握手或拥抱时，他们可能会感到被拒绝了。其他的一些来访者，那些曾经经历过压迫性触摸或性折磨的人，在咨询师可能进入自己的个人空间时就感到恐慌了。心理咨询中触摸的一个更深层的层面涉及咨询师的态度，他们可能会在这一方面存在焦虑。

亨特和斯特鲁维（Hunter & Struve，1998）就在心理咨询中使用触摸提出了一些有价值的建议：

在以下咨询情境中触摸是合适的：

- 来访者想要触摸或被触摸
- 触摸的目的明确
- 触摸明显是为了来访者的利益
- 治疗师对使用触摸的临床影响有着坚实的知识基础
- 来访者和治疗师双方都清楚明白使用触摸的界限
- 在治疗咨询中留有足够的时间来进行触摸互动
- 治疗师—来访者的关系已经完全充分建立了
- 可以向所有类型的来访者提供的触摸
- 咨询会谈/督导存在并有效
- 治疗师对碰触感到舒适

在以下情况不建议使用触摸：

- 在触摸之前治疗的重心涉及性的内容
- 存在着暴力行为的风险

- 触摸是秘密发生的

- 治疗师怀疑对方没能力说不

- 治疗师被控制了或被强制触摸

- 在临床上不宜使用触摸

- 触摸被用来取代言语治疗

- 来访者不愿触摸或被触摸

- 治疗师对触摸感到不适

很多心理咨询的督导、培训师和管理者面临一种潜在顾虑,他们害怕触摸的发生是为了满足咨询师的需要,而不是来访者的需要。一种更深的顾虑是,在一些(罕见)咨询师对他们的来访者进行性虐待的案例中,引诱行为的早期阶段总是涉及秘密性的触摸。因此,在近年来的心理咨询职业中,存在一种在过度关注安全问题上的趋势,并会不惜一切代价避免咨询师—来访者间的身体接触。这是不幸和无益的,因为适当的触摸有着显而易见的治疗潜力(Hunter and Struve,1998)。

119

> **练习 7.8:你在咨询情境中的触摸经历**
>
> 　　花一些时间来回顾你作为心理咨询接受者时的个人经历——正式的心理咨询/心理治疗或非正式的/嵌入式的心理咨询都可以。在这段关系(或在每个关系)中涉及的身体接触是到何种程度,以何种方式进行的?(包括所有形式的接触,从欢迎式的握手到一个拥抱。)发生的触摸(或缺少触摸)对你造成了什么影响?这些经历对你作为心理咨询师的咨询实践产生了什么影响?

✋ 伦 理 决 策 ✋

当咨询情境中出现伦理困境时,决定做什么一点也不容易。咨询机构的网站,如英国心理咨询和心理治疗协会,也有着详细的伦理实践守则。然而,从业者遇到的伦理困境很明显不需要出版刊物上的解决方式,或者这些问题过于复杂和敏感以至于成文的指南无法提供直接的行为指导。当试着为伦理困境寻找解决方案时,按部就班地应用以下的决策框架是很有用的:

1. 收集关于情境、求助者和作为咨询师的你自己的偏好和资源,以及可能受结果影响的其他人的观点的所有相关信息。

2. 考虑谁会从不同的行动方案中受益。从个体、咨询师和其他人的角度来确认要做的事的益处。

3. 考虑后果。从个体、咨询师和其他人的角度来确认任何行动所带来的后果。

4. 确定责任。在被检查的这个案例中谁有责任?例如,咨询师对个体,或者一个更大的群体,总的来说如个体的家庭或社会,要负主要的义务或责任吗?雇佣咨询师的组织机构对谁有义务和责任?咨询师对自己的责任又是什么?

5. 咨询。请教他人。例如,一个心理咨询督导或导师,或是公开资源,来发展对义务、获益和后果更全面的理解,并核查自己在这些领域的假设。

120

6. 决定。把这些多种因素都考虑进初步的行动计划里。

7. 测试计划。再次咨询,查看其他人(包括被帮助的人)对计划的想法。从斯塔德勒测试(1986)的角度评估你计划的"普遍性"、"公开性"和"公平性",通过以下问题来反思:

- 我会向任何处于类似情况下的人推荐这个行动方案吗?如果我是别人,我会原谅我的行为吗?(普遍性)

- 我会告诉其他的咨询师我想要做什么吗?我会愿意把为他们制定的行动和基本原理刊登在当地报纸的头版或者在晚间新闻上报道吗?(公开性)

- 我会在相同的情况下有差异的对待另一个来访者吗?如果这个人是一个著名的政治领袖,我会用不同的方式来对待他吗?(公平性)

在实践中，有时候咨询师可能会觉得要立刻做决定，于是没有足够的时间按照上面列出的步骤一步步来。然而，即使当这样的情况发生，在事后坐下来理清受影响的义务、获益和后果之间错综复杂的关系，以及咨询会谈的运用也是有价值的——伦理困境在咨询会谈和督导中是一个非常重要的话题。

✸　界限的概念　✸

一个在本章节中已经被提到好几次的概念就是界限（boundary）。心理咨询可以被理解为是为个体提供一个安全的空间，远离日常生活中的需求和压力，在其中个体可以选择谈论生活中的问题。心理咨询空间就像一个社会或文化的"泡泡"，个体可以在此空间里自由地畅所欲言，无需惧怕结果。为帮助创造这样的空间，咨询师实际上要在咨询会谈和个体的其他生活之间建立一道屏障或一条*界限*：让咨询会谈时所说的内容就保留在咨询室里。在咨询空间里不同的规则会被应用。例如，说一些无法想象的，或表达不被他人接受的感受或愿望在咨询空间里是可接受的。大多时候，咨询会谈和关系可以不费劲地被包含在这个空间或界限中。总的来说，咨询师和寻求咨询的个体在对于他们一起在做什么和双方的关系的限制上拥有共识。但有时，对咨询空间的完整性，或者咨询与日常生活之间界限的清晰性的威胁会出现。这些情况的例子包括：

- 要么个体，要么咨询师，希望把咨询关系扩展为朋友关系，并可能提议在平时会面。
- 个体与咨询师可能事先存在其他类型的联系（他们也许存在"双重关系"）且这些不同的角色变得混乱。例如，一个大学导师提议在日常的基础上会见一个学生并为他提供支持性咨询。这个学生赞同这个提议，因为他不想冒犯导师，以及冒着论文得低分的风险；导师发现这个学生的论文很差，但是不想因为给了学生低分而增加他的困难。这样的情况很快开始会影响到咨询关系,因为隐藏着一个不能被讨论的议题。

- 其他人可能会强烈要求被告知咨询中的会谈内容。
- 个体可能会表达不能通过咨询被有效解决,并需要紧急行动的需求。比如,个体可能会暴露出伤害自己或他人的意图,或可能表露出强烈的情绪而导致他们在咨询结束时不能照顾好他们自己。

以上的每一种情况都能代表一种不同类型的界限问题,这些问题都与违背核心伦理原则有关,比如自主权、保密性和避免伤害。

对任何提供咨询关系的人来说,对他们正在做的工作的界限有清晰理解是很重要的。在任何咨询情境中,常见的实施中的界限有:

- 时间——咨询何时进行? 它持续了多长时间? 开始和结束的标志是什么?
- 空间——咨询在哪里进行? 这个空间的私密性如何(是否有其他人在场)? 这个空间的界限如何被划分?
- 信息——谁可能会听到咨询中的谈话内容(保密性)? 信息是如何被记录的? 什么信息会被保存?
- 亲密性——咨询关系有多亲密? 咨询师乐于知晓的程度如何? 可允许使用触摸吗?
- 使用权限——在每次咨询会面之间什么样的接触是可能的? 如果个体想要在咨询间隔期间与咨询师谈话会发生什么?
- 安全——正式会面中和会面之外个体和(或)咨询师的安全;例如,如果个体变得暴力或以自杀相要挟会发生什么?

对以上每一种界限维度来说,描绘出以下内容是有帮助的:(a) 界限是什么;(b) 谁决定了这些界限,以及这些界限是怎样被决定或协商的;(c) 求助者是怎么样了解到这些界限的存在的,或者他们是如何被邀请来协商这些界限的;(d) 当这些界限被破坏了会发生什么。

练习 7.9：描绘出你的咨询界限

拿出一张大纸和一些水彩笔，用一张在你的咨询实践中操作的不同界限维度的图表，描绘这些界限是如何被创造和维持，以及界限威胁是如何被解决的。在小组中进行这项活动，允许分享和讨论界限机制是如何在不同的咨询环境中运作的是很有用的。

当咨询嵌入在另一个助人角色中时，比如护士、老师或社会工作者，小心注意这些界限尤其重要。在独立的专家心理咨询中，上面列出的许多界限都是"建立在"咨询机构的基本程序中的——每周一小时的咨询会谈（时间界限）、向来访者解释保密性的传单（信息界限）、咨询师在咨询之外不会和来访者有任何其他关系或接触（亲密性界限）等。相较之下，在嵌入式心理咨询中，咨询师和求助者之间总是存在某种水平的双重关系，对时间、空间和会面的问题总需要某种程度的即兴决定。因此，对任何参与嵌入式咨询的人来说，在提供咨询关系之前尽可能地 *多做准备*、考虑界限的问题和界定个体和组织的局限性，这是很有必要的。对任何参与嵌入式咨询的人来说，督导和支持的常规使用作为对界限问题保持审查的一种手段，也是至关重要的。

123

🖐 小　结 🖐

在心理咨询中，伦理问题是脱离不了实践的——它们是实践的一部分。一个对他们所做的事情感到道德安全的咨询师往往会更加的轻松，并会向来访者传递一种自信感。同样的，一个对自己的咨询师的正直有最基本信任的来访者更可能在咨询中透露重要的信息，也更容易在咨询中发生改变。本章节中讨论过的每一个伦理领域都能被看作是咨询过程中的一个方面。比如说，谈论保密性的界限是成功的伦理实践中一个必要的步骤，*并且* 也是加强咨询师—来访者关系的一种手段。询问来访者是否想要继续咨询也是伦理实践中一个类似的步骤，也是一种让个体将自己定位为有优势和能力决定什么是最好的手段。对于处于咨询师角色的人来说，尽可能地通过阅读、讨论和角色扮演做好应对伦理困境的准备是很重要的，所有伦理情境中必须被应用的关键策略是在合作的基础上进行的意愿。解决伦理困境不是在大脑中进行运算，而是由参与到与来访者，同事和督导的咨询会谈并合作决策的过程所组成的。

☙ 扩展阅读建议 ❧

对本章节中提到的有关咨询伦理的理论和研究问题的深入探讨如下：

McLeod，J.（2009）*An Introduction to Counselling*. 4th edn. Maldenhead：Open University Press（chapter17）.

关于心理咨询中伦理问题的两本优秀的入门教材：

Bond，T.（2000）*Standards and Ethics for Counselling in Action*，2nd edn. London：Sage Publications.

Corey，G.，Corey，M. and Callanan，P.（2007）*Issues and Ethics in the Helping Professions*，7th edn. Pacific Grove，CA：Brooks/Cole.

一篇 30 年来被当作探讨心理咨询伦理的基石的重要论文：

Kitchener，K. S.（1984）Intuition, critical evaluation and ethical principles：the foundation for ethical decisions in counseling psychology，*Counseling Psychologist*，12：43 - 55.

一个有关心理咨询法律信息方面的宝贵资源：

Jenkins，P.（2007）*Counselling，Psychotherapy and the Law*，2nd edn. London：Sage Publications.

第 8 章

协同工作：建立咨询关系

你能像这次一样有规律地见我

会很好。

你知道

我记得

第一次见到你时你说

有时有些事你不能

对你的家人

讲。

但是我知道你会听。

这很有趣，但是我无法忘记那个痛苦。

我不认为还有其他人知道这些。

我的爷爷

在他 60 岁生日的那周死了。

同样的事。

他们当时正在策划一个聚会。

他被入殓。

在我奶奶的餐厅里。

🖐 简 介 🖐

生活中致使人们寻求心理咨询的问题通常可以通过很多其他方式解决。例如，如果一个人正在经受工作压力并超负荷了，他可以坐下来，拿出一张纸写一个行动计划，采取瑜伽和冥想作为放松的方式，或者读一本自助手册。这些压力管理方法中的每一种都是有效的。相较之其他应对或改变的策略，心理咨询的独特之处在于它根本上是通过形成一种关系而实现作用的。然而，这意味着什么？个体和他的咨询师之间能够存在什么样的关系？这种关系是怎样和为何一定有积极的影响？毕竟，如果我们审视一下自己的生活，我们都能发现关系有时候是有害的或者制约性的，我们甚至可能很难确定肯定对我们有好处的关系。那么，咨询关系有什么不同呢？

就一个层面上，心理咨询中的关系是明确的——就是与你对话的某个人。如果你需要诉说一些事情，有个人愿意倾听是很必要的。除此之外，咨询关系是一种与人之间的关系，这个人通常站在问题之外，与你的家庭、友情网络或者工作团体无关，能以一种新鲜的、无偏见的方式回应问题。咨询关系的理念还有更深层的意义。咨询关系预示着你会与*他人*相遇，这个他人是与自己分离的。在某种程度上，与这个*他人*进行接触是一种挑战，能引起一系列的问题，这些问题是个体在如何和他人交往中普遍存在的问题。例如：他人是可信赖的吗？我可以被理解（我有意义吗或者我疯了？）和接纳吗？我真的能对他人坦诚吗？我能允许别人关心我吗？

当咨询被嵌入到其他角色和关系中时，例如当它发生在护患或师生关系情境中时，对于求助者来说，这种关系的意义主要体现在实用水平上——与之交谈的人是同问题理性地分离的，是容易接近的，是他们所认识和信任的。尽管如此，即使在这样的情境下，总有更为深沉的共鸣产生于这种关系上。在咨询中，一个人并不是为一个"客观"问题寻求帮助，诸如"我要如何修好我的洗衣机？"相反，个体是为了*生活中*的问题寻求帮助："我为什么会和来给我修洗衣机的人发生争执呢？"咨询总是围绕着"我是谁及我是如何和其他人形成联系的？"这类问题，通过谈论这些问题，人们通过和咨询师的关系（与"你"或"他"）呈现自己的主观性（这就是"我"）。相应地，咨询师试着找到一种合作的方式（"*我们能如何处理这个问题？*"）。核心问题，即生活中的孤独感和分离，贯穿在所有的咨询对话中，时而在背景中，时而被放到台面上。

本章的目的在于提供一些在建立给人力量和帮助的关系时可被应用的策略，以及探讨一些已被提出的观念。

专栏 8.1：你个人生活中的促进性关系

花点时间思考一下在你生活中的人，与这些人的关系允许你去最充分的表达自我。描述这些人的品质。这些关系的内在映像会以什么方式对你作为咨询师的角色起作用呢？

专栏 8.2：当咨访关系发生问题时

戴安娜·肯尼（Pianna Kenny，2004）所做的一项研究为康复中心中关系的重要性提供了有益的经验。肯尼（2004）采访了 20 个慢性疼痛治疗未成功的患者，以及 22 位相应领域的专家医生。参与者被邀请讲述应对慢性疼痛或与之工作的经历。采访时间从 45 分钟到 2 小时。对文本记录的分析揭示了这些患者和他们的医生间关系的根本上的破坏。一个关键的话题是研究者归类为的"一种挣扎……决定谁应该负责说、谁应该听"（p. 300）。患者对于这种话题的典型陈述是"他们（医生）根本不听你说的……可以说他们根本没在听——他们只是写张处方单，然后说下个月再见。你必须上蹿下跳或者向他们大喊，他们才会听。"医生对于话题的典型陈述是"人们看起来很难教。他们不理解。他们对疼痛从哪里来的想法总是固执己见。很难改变他们关注的焦点"。另一个核心话题在于患者和医生对于疼痛的成因和意义的不同信念。所有患者的陈述基本上都是："他们（医生）不觉得你可能真的痛，他们觉得这都是你脑子想出来的……他们都说'吃点抗抑郁药然后回家吧'。你就会开始想——我是疯了还是很蠢？"相反的，医生是这么说的："这是显而易见的。如果你已经做了所有的测试，什么也没有，生理上一点问题都没有，你还能得出什么其他结论呢？"这些患者想要从医生那里得到情绪上和心理上的关爱，但是他们没有得到："医生没办法解决我们说的情绪问题……你试着和他们交谈，但发现他们只是看着钟表，等下个患者。"患者觉得自己只是被当作"另一个慢性疼痛患者"，而不是被当成一个人来对待。这个研究的结果生动地显示了当关系因素被忽略时，医患之间的矛盾就开始了。对于肯尼（2004）来说，她研究的意义已经十分明确了：医生应该学会如何把患者当作拥有同等权利的人，让他们也参与到决策中，这很重要。

建立咨询关系的理念

在大多数专业情境中，如教学、社会工作和医疗工作等，求助者和从业者之间的关系构成了他们共同工作的背景。焦点大部分在于需要做什么，手中的任务是什么。这种关系是自然而然的。在心理咨询的情境中，咨询关系需要被置于中心位置，因为有意义的咨询依赖于一种联结或同盟的建立，这种联结或同盟要足够坚固，使得个体能够默许谈论情感上伤痛、困窘、可耻、失控或混乱的话题。有时，求助者和咨询从业者可能从一开始就合得来，能毫无困难地理解、欣赏和信任对方。但是，通常的情况是，关系需要被*建立*。这就是为什么心理咨询要花费时间——求助者可能需要在他们能依靠这种关系之前彻底地检验它。优秀的咨询师不仅关注求助者所呈现的问题和困境，而且会持续地监控他们与个体关系或接触的质量，并寻找方法来加强关系。

有两种活动能促进关爱关系的建立。首先，咨询师可以就个体觉得咨询师需要怎样做才会允许他们利用这个情境，邀请个体谈谈他们最在意的事情。最在意的事情可能包括要诚实（"不要对我撒谎"），用一种特别的方式讨论问题（例如，通过不问问题的方式——"那像是被审讯"；或者通过问问题的方式——"你的问题可以帮助我交谈"），或者对这个问题的自身经验采取开放性的态度（"你知道如果你有一个无法摆脱的习惯，那看起来会是什么样吗？"）。某些人在咨询关系中会想要详细知道，他们对咨询师说的东西会被哪些人听到（保密性的限制）。其他人会想要反复确认咨询师是否可以长久而有效地帮助他们（"当那名护士转到其他病区的时候，我非常难过"）。一旦个体确认了他们的关系所需要的东西，那么探索这些需要在实际咨询中意义就很重要（"不撒谎"对你来说意味着什么——我要怎么做才能让你知道我没对你撒谎？）。期望个体在第一次被问时就明确指出他们所渴望的关系品质是不现实的。总的来说，人们对他们在咨询关系中想要什么或需要什么并不十分清楚，因此可能有必要在规律性的间隔后回到这一问题，去检验个体是否注意到了"在这段关系中你需要从我这里得到什么"这个问题的其他要素。

其次促进关系建立的活动，是反思个体和咨询师试着协同工作时所发生的事情的影响。咨询师可以通过说以下话语来达到目标，"可不可以暂停几分钟，看看就在我问你那个问题的时候，这里发生了什么。我说的不一定对，但是我有一种感觉，你对我问你那件事感到很生气。是吗？"或者，咨询师可以通过暴露自己的意图来打开这个话题；例如，"我想知道什么才是推进这个事情的最好方法……我意识到对于你所说的，我有很多疑问，但是我不知道我问的话，你会不会觉得烦，或者是否会对你有用……或许你对怎样做最好有什么其他想法"。

128

协同工作建立咨询关系的目标就是，使得个体有可能运用咨询在生活中前进。如果个体生活中的限制因素之一在于关系形成困难，那么经历与咨询师的关爱关系，可能使得他们开始在每天的日常生活情景中更有能力发展友情、工作关系和亲密关系。有些咨询师担心他们的"来访者"会过分卷入，并太过于依赖他们。这种风险是存在的，但是通常被放大化。如果个体在生活中正处于被他人孤立和远离的那个点，那么当他开始体验到一种亲密关系时（例如与咨询师），似乎会不可避免地表露出很多之前在与他人的关系中被压抑的部分，例如依赖他人，并开始表达。大部分使用心理咨询的人，对永久地依赖咨询师是没有兴趣的——他们想要过自己的生活，并在那之前运用与咨询师的关系。

建立一种关系，就像建造一所房子或者其他的东西一样，防患于未然是很重要的。心理咨询的艺术之一就是能意识到咨询师和求助者之间关系的破裂，并能熟练的修复关系。关系的破裂，可能是因为求助者发现很难信任别人，或相信关心自己的人。这样的个体可能一直会沉浸在能不能和咨询师合作的思考中。或者，当原本安全的咨询关系以某种方式被威胁时，破裂也会产生。无论在哪种情况中，个体传达给咨询师的潜在问题都是"我可以信任你吗？"，"和你谈话安全吗？"或者"和你说话值得吗？"修复这种关爱关系的任务涉及暂停咨询进程中的任何其他任务，并花时间去讨论双方在关系中的体验。尝试从单方面的角度去分析来访者或咨询师在关系中体验到的困难是无用的，甚至有时是破坏性的操作：关系的破裂总是一个双方的过程。如果咨询师没有认识到他对于发生的事的感觉和不确定感，那么这传递给个体的信息就是他对于形成关系缺少尊重。在另一方面，如果咨询师能够提及自己的担忧、策略、需要和盲点，那么修复关系的任务就可以作为真正的合作努力来执行。

考虑关系构建的最后一点是，仅仅通过关注在心理咨询中发生了什么来看待整个构建过程是错误的。作为咨询师，想想你可能拥有的其他良好的关系，以及是什么使得关系运作良好是非常有用的。有着亲密关系的人记得彼此生活中的事实和故事，庆祝生日和成就，记得送出和收到的礼物，会预见压力和压力源，以及很多其他的东西。基于咨询关系的时长和情境，其中有些行为可能是相关的。咨询关系不同于友情或者家庭联系，因为它是受限制或者有界限的，它是为了某个目的而存在，而且通常来说是暂时性的。然而，当每个参与者在会面中为另一方考虑、记住另一方的信息时，这种关系就被构建和增强了。在任何坚固的关系中，每个人都是其他人生命中的人物。

咨询关系区别于大部分其他类型关系的最大特征是咨询师的*倾听*（listen）。强调倾听是咨询关系构建中的一个主要内容。在生活中有很多其他的情境，在其中个人告诉其他人他所经历的问题。然而，听到的人未必真的在听。例如，告诉朋友一个问题，通常会引起朋友相应的自我披露——他们会接着描述一个他们自己遇到的类似的问题。在友情关系中，这是一个有效的回应，因为这代表了团结和分享，可能使人学习另一个人所运用的应对和问题解决策略。告诉一个专业人员，例如医生、护士或者社会工作者一个问题，可能会引起给予建议的回应，而不是倾听。这是因为专业助人者可能没有时间倾听，也是因为他们可能相信他们的工作是通过提供精准的、即时的方法去解决问题。

在心理咨询中，倾听被理解为一个*积极*的过程。倾听不是被动地接受或者记录信息。在倾听中，咨询师表达着好奇和兴趣。这是一种来自想要知道更多的方式的倾听。想知道更多有两个意义。第一个意义是反映了想要知道接下来发生了什么，或者事件发生的上下文情境是什么。另一意义是对于个体在诉说故事时的空当、停顿、重要时刻的好奇。咨询师想要知道在这些时刻什么被隐瞒了，什么东西没说，什么东西可能很难说出来。心理学家尤金·简德林（Eugene Gendlin）将这种倾听描述为对于个体意识到他们说什么的边缘（edge）的好奇或者敏感。这种好奇、敏感和兴趣标注了咨询师采取的倾听类型，这种倾听不仅仅是听取信息（谁做了什么？他们的名字是什么？什么时候发生的？），而是对信息意义的倾听。咨询师倾听的是"什么是让这一系列事情对个人来说如此重要"的线索以及"为什么他们想要*现在*讲述这些事"。

咨询关系中的倾听的另一个方面是，咨询师在倾听中非常*有耐心*。一个好的咨询师会使个体感觉仿佛他们拥有了这个世界上所有的时间。作为一名观众，咨询师很少打断，会允许个体把他想讲的从头讲到尾，并对故事是如何结束的充满好奇。咨询师是以这样的基础工作的：总有一些事情很难表述，需要时间来讲，最终个体会找到他们自己

130

的方式,讲述他们想要讲的东西的。

最后,咨询师在倾听和检查(checking out)他们听到的是否准确之间来来回回。检查传递给个体的内容是,他们是有价值的,理解他们的意思对于咨询师来说是最重要的。检查也持续地提醒个体,无论他们在那时有什么感受,总会有一个人在他们挣扎时尽力"陪着"他们。

无论在那时是否有其他咨询任务,咨询师总是尽自己的最大可能带着关爱和注意去倾听个体尝试要说的。信息是:"在这种关系中,你被倾听,你被听到了,你要说的是很重要的"。关系的这一方面对于有些人来说是非常重要的。即使咨询师是和他们不经常见面的人,来访者也会知道,在他们生活的这一部分空间里,存在一个地方,在其中他们会被听到。

在最近几年,有些作者使用"在场"(presence)一词来形容咨询关系的品质,这种品质是指咨询角色中的人愿意全身心的在"那里"让求助者来彻底讲述自己的问题(参考 Grennberg 和 Geller,2001,对这个话题的有用的简介)。"在场"的说法显示了咨询师的注意力完全集中在个体以及他们说的事情上,而不是集中在其他事情上。这个观念也表示咨询师不仅仅只是在倾听个体——他们在身体和感受上也是集中的,他们回应着个体所有的存在状态。这里还存在一种"协同在场",这是一种为彼此在场的存在状态,可能发生在沉默时、在言语的间隙时。"在场"指的是一种超越了仅仅听来访者所使用话语的深度的倾听。在场的概念,或者"全身心在场"也可以作为一个提醒,提醒任何作为咨询师角色的人,如果他们能在那里,在那个时刻,和求助者在一起,将他们自己的个人事务和忙碌的状态放在一边,是多么的重要。

专栏 8.3:护理 Q 女士:行为中的护理"在场"

琼·恩格布雷森(Joan Engebretson,2000),一个护士导师兼督导,发表了一个个案研究,阐述了在护理关系中,"在场"可以通过哪些方法表达。这篇论文聚焦于一个学生护士,布伦达(Brenda),与一个在前几天生了一个早产儿的患者——Q 女士的关系。Q 女士的早

产儿当时正在重症监护中。我们了解到，Q 女士之前有过六次孕期
流产史——目前这个孩子是唯一存活的。她的丈夫"出城"了。布伦
达在早上 6:45 来到产房，并被分配来照看 Q 女士一天。一个小时
不到，她们被叫到重症监护室，因为孩子的情况不稳定。布伦达把 Q
女士的轮椅推近到放她宝宝的隔离箱，在几分钟之后，找了张椅子坐
在她旁边。恩格布雷森描述了接下来发生的事情：

> 她们两个肩并肩沉默地坐着，伴随着周围人和机器持续的嘈杂
> 声。除了医生、护士和其他服务提供者的多种对话外，当监控器的哔
> 哔声消失时，无休止的机器的嗡嗡声被打断了……随着时间的过去，
> 宝宝的情况更加不稳定，更加危险。护士请 Q 女士非常温柔地触摸她
> 的宝宝。布伦达坐在她旁边，偶尔会碰碰她的肩膀。……开始变得明
> 显的是，当医生、护士和各种服务者靠近 Q 女士和布伦达时，他们行为
> 方式都有很大的变化。她们走得更慢了、说话更小声了……过了一会
> 儿，其中一个护士把宝宝放在 Q 女士的手臂里。她轻轻地摇着她刚出
> 生的宝宝，轻柔地亲吻他的头，轻抚着他的背。布伦达轻轻地把自己
> 的手放在 Q 女士的肩膀、手臂和背上。布伦达似乎意识到在这种情况
> 下，合适的触摸必须要很温柔、稳定和不唐突的，几乎是在再现 Q 女生
> 对她的宝宝所做的……在那时，仿佛时间都停止了。

在结束和 Q 女士的工作后，布伦达立刻和她的导师讨论：

> 布伦达起初真的挺害怕的，但是她知道她不得不在那
> 里陪着患者。为了和她的患者建立联结，她首先必须要和
> 自己内在的某些东西建立联结。她唯一能做的就是和 Q
> 女士静静地坐着，并提供帮助和治疗。她发现"她的内在知
> 道要做什么"……经历那个体验是她人生中的最复杂的体
> 验之一，虽然这很悲伤，但是也无比有价值。

恩格布雷森(2000)评论这种类型的在场护理涉及连通性、分享、
爱和"超乎寻常的行动"，这不仅影响着接受护理的人，而且，在这个例
子中，也影响了整个临床科室的环境氛围。

安全的咨询关系：可信赖的、 可靠的、可依赖的

咨询关系的另一个重要特征就是安全。咨询师毋庸置疑是站在个体那一边的，咨询师的目标和目的是对个体有益。换句话说，咨询师没有任何使用、侮辱、伤害或利用求助者的意图。咨询师是大公无私的，无论个体决定做什么，或者不做什么，咨询师都不会从中获益。咨询师是可以*被信任*的人。

信任有很多不同的方面。信任的一个方面就是围绕着可靠性。咨询师会说到做到吗？会准时出现吗？能记得关键信息吗？为了信任这一方面的发展，咨询师必须在承诺和所传递的东西之间保持一致性。正是因为这个原因，很多提供咨询的人都会很小心地检查求助者的期望，让求助者清楚自己能提供或不能提供什么。例如，如果在危机时个体想要或感觉需要咨询师能接听电话，那么咨询师明确表明这种回应是否可能是很重要的。如果咨询师无法在危机时回应，那么最好告诉个体，并且探讨在那段时间里个体可以得到的替代性的帮助源。对个体模糊的回答"如果你真的需要的话，打电话给我"是有风险的，如果咨询师没接电话，或者咨询师在半夜接到电话时很生气，那么就会破坏信任感。

信任的另一个方面，是咨询师每时每刻回应个体的方式。如果咨询师所说和所做的有很多矛盾之处，那么感受到这种情况的个体会很快想知道发生了什么。例如，如果咨询师告诉男同性恋、女同性恋或双性恋的来访者，他们的性取向是值得被珍惜、值得被祝福的，但是他说这些的时候，看起来很不自在，那么个体可能会觉得咨询师不诚实和不坦率。在这种情况下，求助者对于和那位咨询师谈论他们的性生活或者生活方式，就可能会变得很谨慎。卡尔·罗杰斯（1961）使用*一致性*（congruence）这个词来描述咨询关系的这一方面，希望能引起咨询师

关注自己主观上所想所感和对来访者所说内容保持一致性的重要性。罗杰斯和他同事的研究发现，咨询师在咨询中的不一致、虚伪或不真实，常常会使得任何有意义的对话中止。人们不想和一个假装在听，或假装在接纳他们经历，或只是在扮演专业角色的人交谈自己的个人问题。人们想要的是一个真诚的人。对于咨询师来说，这涉及有些时候真的被个体说的东西所影响，并且愿意去展现自己感到的悲伤、愤怒或快乐。

133

心理咨询中的安全不仅是保证安全、感到被关心和保护、被他人传递的希望支持着，告诉你一切都会好起来。尽管这种父母式的关爱或慰藉是任何咨询关系的重要组成部分，另一种更长远的安全形式也是组成咨询的必要的一面：进入危险领域的足够安全感。这和一个人对向导的信任感是很相似的。为了使这种关系的建立成为可能，咨询师需要向个体传达自己意识到了危险领域的存在，他们有信心和能力在这场旅行中全胜而归，并且他们相信个体也可以。咨询师可以向个体示意，他们觉得能够进入个体经历过的伤痛领域，意识会有哪些危险（"这就像你想要让那些感觉发泄出来，但是你却害怕如果自己这么做了，眼泪就会一直流不停……"），并讨论可以做什么让苦难变得容易忍受一些，例如，把问题分解成一小块一小块，或者商定进行一次更长久的咨询。

对于咨询师来说，进入一个充满信任的关系意味着双方的挑战。如果咨询师感受不到信任的价值，那么会很难去信任个体。从咨询师这边来讲，准备好成为咨询师的角色暗示着他相信自己的能力，相信自己值得被信任。对于某些咨询师来说，做到这点很难。咨询师和他们同事之间关系的质量，在构建信任时起着关键作用。如果某个从事咨询工作的人，感觉他的督导或者当前的同事不支持自己从事这些活动，那么他们为求助者提供安全关系的能力就会降低。

同时，咨询师意识到这一点很重要：在大多数时候，来向他们寻求帮助的人不会无条件地信任他们，会继续彻底地检验他们，这是作为避免背叛或失望的一种手段。人们前来咨询的问题，通常是他们难以启齿的,由于罪恶感、羞耻感或窘迫感:在个体感到足够安全,可以开口讲他们真正在意的问题之前,可能需要建立非常高水平的信任。

✋ 真诚(being genuine) ✋

从心理咨询技术模型的角度来看,驱使人们寻求心理咨询的原因是他们被压抑了,在他们的生活中没有其他人会倾听他们,或者人们不愿意也没能力去展开一段讨论个人问题的有意义的对话。无论是以上哪一种情境的影响,都会让个体产生一种无用感——他们感觉到好像他们经历的,他们作为人的身份,是毫无用处和价值的。这种无用感更

134 详细来说,有两种广泛的关系能导致个体感觉自己什么都不是。第一种是其他人的伪装和虚伪。第二种是其他人表现出一种没有人情味的和"专家的"方式。(见下面的例子)

乔是个 15 岁的男孩,患有学习障碍,这使得他必须依靠别人的提醒和帮助来完成日常任务。他之前和妈妈一起住,但是现在她生病了。于是他搬去和他姨妈和姨父住。虽然他们很关心人,但是他们似乎不愿意回答乔关于妈妈何时出院、什么时候能看到妈妈的问题。他们只是告诉他"妈妈现在很好"、他"很快"就可以看到妈妈。但是,他们不能掩藏自己的紧张和焦急。乔变得更担心和生气了。

玛蒂尔德(Mathilde)是个 15 岁的女孩。在她的学校里,她是少数民族团体的成员之一。她被一个主流群体中的大孩子欺负了。有一天,她的老师问她为什么这么孤僻、沮丧,玛蒂尔德就开始讲述她经历的种族暴力和骚扰。之后一个朋友问她和老师的谈话进行得怎么样的时候,玛蒂尔德回答:"她问了所有正确的问题,

说了所有正确的事情。她甚至记了笔记，并说她会跟进这个事情的。但是我能发觉她并不在乎这件事。她只是按着流程走。我觉得她好像在担心吃午餐会迟到。不要担心——我以后再也不会和她讲了。"

在这两个例子中，作为助人者的人都尽力作有建设性的回应，但是却把他们自己的感受隐藏起来。在乔的例子里，他的姨妈姨父担心他们妹妹的病情，并试着保护乔不让他知道发生了什么。在玛蒂尔德的案例中，老师感到很愤怒，但是无能为力，老师已经被训练成以一种中立的、非情绪化的方式来回应孩子。乔和玛蒂尔德都对发生的事情都感到*困惑*——他们都没有可靠的信息来判断对方对自己带来的问题是怎么看的。他们的反应——乔的生气和玛蒂尔德的回避——在这种情况下是不可避免的。

当一个人寻求心理咨询时，他最主要想要寻找的是他们的经历被其他人*认可*（authenticated）。只有在倾听者用一种人文和个人的方式来回应对方，传递倾听者的感受时，认可才会发生。如果一个咨询师是疏离、没有人情味或者"专业的"，或者永远是亲切的、有礼貌的，那么寻求心理咨询的个体总是会想，他得到的是否是一个"真实"的回应，或者咨询师显而易见的共情和关心是否只是一种表演而已。相反地，如果咨询师越乐于去表明他们对于事情的真正立场，不同意或者挑战某些事物，去承认自己的不确定和困惑，去表达感受，对他们能给什么或做什么作出限制，那么，个体会越有信心，认为咨询师是对自己真正感兴趣的。

135

有效的咨询关系的最重要的品质之一就是情感上的诚实。当一个人在情感上诚实的时候，他们让人感觉是坦率的，不隐藏任何事情。相反的，如果一个咨询师被认为在情感上是难以捉摸的或者虚伪的，那么咨询关系就会受到破坏，因为个体会进入一种怀疑的状态，并开始想要知道咨询师到底隐藏了什么没有说。

练习 8.1：真诚的影响

对于你提供服务的人，你能够一致性的、真实的或者完全"在场"的服务他们多久？当你真诚得对待他们时，这对你和客户之间的关系产生了什么影响？促进或抑制真诚表达的组织因素是什么？

✋ 关 爱 👣

在决定进入咨询关系时，个体寻找的是关爱（caring）他们的人。关爱的概念在心理咨询的文献中被大大忽略或低估了，可能是因为很多人都认为关爱的概念意味着缺少和脱离专业知识。这很可惜，因为正如哲学家海德格尔（Heidegger）已经指出的，关爱代表着参与世界的最基础的一部分：关爱的体验揭示了对我们来说，什么是重要和有意义的。

在咨询关系中，关爱可以通过以下方式表达：

- 关注个体
- 预知他人的需求
- 善意的小行为
- 记住个体的生活信息
- 当个体不在时，思考他们的问题
- 温柔、缓慢、有耐心的进展——查清事情
- 把自己的需求放在一边，而关注对方
- 对个体的经历和观点抱有真正的好奇心
- 庆祝个体的成就

咨询情境中对关爱重要性的进一步意识可以通过考虑这个被强调：在寻求心理咨询时，人们允许他们自己成为脆弱的、易受伤的、处于痛苦或迷失中的人。

练习 8.2：将关爱付诸行动

对于你在专业角色中遇见的人，你关心多少？你怎样表达你的关怀？

协同工作

咨询关系中最重要的方面是个体和咨询师能够共同工作，解决问题的程度。咨询关系的一个有效映像（image）是一个*同盟*（alliance）：个体和咨询师形成同盟，在挣扎中处理难题。

总的来说，在咨询中，个体和咨询师在咨询进展中，就像他们是"完全在同一波段"，一起有效地工作——"同盟"力量的问题很少作为一个特定的话题被讨论。然而，在一个咨询对话中，有很多要点是和协同工作的问题高度相关的：

- 在开始时——个体想要*现在*就开始咨询对话吗？
- 在咨询中——我们对于之后长期要努力争取实现的东西（目标）是彼此一致认同的吗？
- 我们对此刻要做的事情（任务）彼此认同吗？
- 这是解决这个特定问题的最好方式（方法）吗？
- 现在轮到谁来讲了？
- 是时候停止了吗？
- 我们需要再讨论这个话题吗？什么时候？
- 我们每个人分别可以做什么使得讨论更有益于当事人？

每个这样的时刻都代表着一个机会：在个体和咨询师的即时对话和互动中置身事外，反思发生了什么。这种活动可以被理解为*"元交流"*（metacommunication）——对交流过程和关系状态的交流和反思。元交流的能力是协同工作的一个重要方面。一段关于心理咨询中元交流本质的讨论可以在伦尼（Rennie，1998）的文章中找到。

元交流的本质可以通过思考个体和其咨询师对话的常规形式和内容来展现。在心理咨询的大部分时间里，求助者和咨询师双方都在讨论个体的"问题"。例如，一个谈论她和青春期女儿关系的女人可能会说"我们总是争吵。好像没有什么事情是我们能一起做，但不会以吵架结尾的"。提供心理咨询的人——可能是老师、护士或社会工作者——可能会回应说："这听起来真的很让人难过……这就像你们之间有一个真实的障碍一样"。然后求助者可能会继续讲这个问题的其他方面。在这个例子中，谈话的焦点在个体已经确定的问题上。这可能是咨询中最经常发生的对话类型——咨询师好像是某种回音壁，将个体已经探索的主要线索反射给他们，这种方法帮助他们扩展这个问题，并对此形成一定的观点。

除了这种反射性地回应，如果咨询师能够在他们的全部对话中小心且持续的运用一种稍微不同的回应方法，那会很有用——*检查*。检查的过程给个体介绍了传递价值和肯定的重要可能，并创造一种困难的问题可以在其中被安全探讨的关系。它还有能使互动减慢的作用，这种方式能让个体有机会去反思自己在当时体验到的感受和想法。

检查基本上涉及在对话中暂停，以检查关于正发生什么的假设；或者询问求助者当时的体验或假设。伦尼（1998）将这种活动描述为"谈论对话的过程"。在心理咨询中，检查或元交流有很多会有益于咨询的方式。一些最广泛使用的检查形式如下所列，以本单元前面讲到的"我青春期的女儿和我一直吵架"作为例子，看检查是如何被用来促进互动的。

一位谈论和自己青春期女儿关系的女士说道："我们一直争吵。好像没有什么事情是我们能一起做，但不会以吵架结束。"她的咨询师，一个在家庭支持中心的工作人员，用这些话回应说："这听起来真让人难过……这就像你们之间有一个真实的障碍一样。"咨询师的回应是一个标准的共情反应，她抓住她意识到的主要感受（来访者的沮丧），并试着寻找一种画面，来描绘造成这个问题的关键关系困难点(被咨询师形容为一个"障碍")。然而,咨询师可以采用很多方法对来访者作出反应,以作为强化他们关系中协作本质的一个机会。在这时,咨询师至少可以采取四种元沟通的策略:

1. *检验个体对于咨询师刚刚所说内容的反应*。咨询师可能想要知道她是否准确理解了来访者所描述场景对她的意义,可以通过这么说来检查:"这听起来真让人难过……这就像你们之间有一个真实的障碍一样……但是,当我听到自己这么说时,我不确定我理解的是否正确。我意识到我还不知道很多你的情况……难过是对的词吗？或者你想用其他的词……而且也许'障碍'太严重了？"

2. *在那个点上,咨询师对她的策略和意图保持开放性*。咨询师可能注意到这样一个事实,即使个体提到了很多困扰她的问题,她有一种本能的感觉认为和女儿的事情可能是所有问题中最重要或最紧急的。这可以通过这么说来表达:"我意识到在最后几分钟里,你告诉我很多此刻对你来说很困难的事情。不过你所说的和女儿有关的事情真的引起了我的注意,因为看起来它使你很痛苦,而且我感觉这可能是你提到的所有其他事情的连接点。你和女儿发生的事情听起来真的很让人难过……这就像你们之间有一个真实的障碍一样……我的感觉是如果花点时间来体会这种感觉,可能会对你有帮助。你认为呢？你觉得可以这么做吗？"

3. *邀请来访者聚焦于她自己的计划、策略和假设*。咨询师可能对此刻对话中个体的议程或目标不确定,因此可以说:"你和女儿的事情听起来真的很让人难过……这就像你们之间有一个真实的障碍一样……但是我不确定这是不是你目前想要更进一步探索的东西。这是吗？或者有其他让你感觉到更有压力的事情？"

4. *检查关于个体可能正在想什么或打算什么的假设*。有时候,咨询师可能会想到一个关于个体体验到的想法或感受背后原因的理论或猜想,但是没有实际的证据来表明这些想法是否正确。通常,咨询师的

138

这种直觉是敏感和准确的,能为咨询推进提供一个很好的指导。但是有时候,咨询师可能误解了个体。因此,检验任何这种直觉或推测非常重要。在这个例子中,咨询师可能觉得个体在她和女儿的关系问题上会责备自己。证明这一点的方式可以是:"这听起来真的很让人难过……这就像你们之间有一个真实的障碍一样……当你说起你女儿的时候,我有一种强烈的感觉,你对于所发生的事情很自责,我理解的对吗? 或者还有什么其他的?"个体可能回答:"我不会把它叫做自责,我只觉得不合适,好像更多的是——我不知道怎么办。"在这个例子中,检查的过程允许咨询师看到,她的假设只是部分正确:这个个体是在自我批评,但还没达到责备自己的程度。

元沟通的每个策略都有这样的效果,从正在诉说的内容中起始,允许一些时刻来分享、讨论和反思咨询师和求助者关系的各方面。实际上,这些元沟通的行为开启了一个问题,这个问题可以被概括如下:我们是在同一波段吗——我们能彼此理解、认同此刻另一方正在试着去获得的东西吗? 这些行为也强调了咨询师对个体的肯定和给予力量的立场。实际上,他们在传递一些诸如"由你掌控""我相信你是一个知道什么对你有用的人""只有你让我知道我正在做的是否对你有用,我才能帮助你"的观点。

对个体所想所感所需,以及你作为咨询师的所想所感所需的常规检查,可能会对能彻底讨论问题这点,起到多方面积极的效果。它暗示着个体他们有选择,而且这些选择对于咨询师来说很重要,值得被认真对待。它暗示着咨询师正在尽力对个体此刻所需要的东西保持敏感性和回应,因此在未来可能是可以被信任的人。它表明咨询师是一个真的对个体、对个体所思所感好奇和感兴趣的人——咨询师并不是在追寻一个固定的模式或行程。检查在咨询对话中提出短暂的暂停,在暂停的时刻,个体可能会稍微远离问题,并陷入问题对自身意味着什么的反思("这是代表着自责吗?"),或者对自己可以做什么以求改变的反思("我愿意此刻去细看这个问题吗?")。它也会启发一种意识:就算错误地理解了某些东西,也是可以接受的,并且对于错误,我们总有办法——这对于完美主义者来说是一种特别有用的洞察。

在心理咨询中,当关系或正在讨论的话题发生转移时,检查或者元沟通的作用就很重要了。例如,如果个体在讨论一个现实问题,比如一个患者和护士讨论治疗的选择,或者一个学生和老师讨论课程的选择时,他们通过某种方法传递希望讨论这个问题中的情感和个人方面,那么与个体检查他们是否想在此刻更进一步的探索他们的感受就很好;"……我觉得你在讲述时,看起来有很多感触……你的眼里好像有泪水……我想你是否愿意用几分钟来跟我讲讲,看看这些感受在你必须要做的决定里是怎么样的一个影响因素? ……"就情景而言,检查个体他们要谈多久(或你不得不倾听多久)以及有任何的保密性限制也是很重要的。相似的,检查个体是否已经处于咨询的结束阶段也是很有必要的。例如:"……根据你告诉我的,我认为我们都能明白,为什么在你人生的这一点上,做正确的决定对你来说如此重要……关于事情的这方面你还有别的想说的吗? 我们是否可以回到那种对你来说可能是最好的治疗方案/课程……"

140

当咨询关系受到损害,或者陷入僵局时,元沟通是一个很重要的策略。期待咨询关系一直顺畅是不现实的——无可避免,总有这样的时候,个体觉得自己没有从咨询师那里得到所想要的,或者被咨询师误解。在这种时刻,咨询师如果能"按下暂停键",邀请双方对已经发生的一切进行反思,那是非常有价值的。对于咨询师来说,愿意和能够意识到困境中他们的角色是非常重要的——一个坚持把任何问题的唯一成因归结到个体或来访者自身不足的咨询师,并没有在表达一种协同工作的工作风格,可能被认为是指责的和迫害的。心理学家杰里米·萨夫兰(Jeremy Safran)做了大量关于"治疗同盟破裂"主题的研究,他的著作中包含了大量关于如何修复咨询师和来访者之间破裂关系的实践性建议(例如,参考 Safran,1993;Safran and Muran,2000)。

在一个更深的哲学水平上,元交流是表达心理咨询某些核心价值观的一种好方法。检查的过程表明了这样一种意识:咨询中的两人相互处于这段关系中,且被要求考虑对方的立场,以便于更有效的协同工作,它不是把咨询师和求助者当作两个分离的部分。成为"关系中的自己"(relational self)而非孤立的、完全独立的"自主个体"(aotonomous self)的想法,对那些难以获得和给予支持的人来说可能是很有用的,这种简单的对话策略能用一种有用的、无危害的方式让人在意识中形成关系感。元沟通的使用强调了来访者的价值——他们的意图、喜好和经历被认真对待。

专栏8.4:咨询关系比咨询技巧更重要

在特里·麦克柯玛克(Terry MacCormack)和他的同事在澳大利亚所做的研究中,心理咨询被提供给正在接受癌症治疗的患者。这个心理咨询是相对短期的(最多八次),在咨询师给患者安排的特定的治疗任务有高度的结构性。在这个研究中,比较了两种不同类型治疗方法的有效性。其中一种是认知行为疗法(CBT);另一种方法包括了放松和形象化的训练。在接受治疗后,对患者进行了采访。研究的结果很惊人。尽管接受咨询的患者表扬了他们心理治疗师的专业性,并且报告说治疗师采用的这些技巧都很有效,但是他们所有人都认为最重要的是能够和咨询师在一起,被倾听、被关爱。被试的一些表述如下:

> "我能够跟她交谈、和她形成关系、相信她,可以和她说很多事……她帮助我前行。"

> "这就像我有另一个可以交谈的朋友。"

> "有一个人可以和你交谈,并分担你的负担,这是很棒的。"

> "和他交谈很安全,很轻松。所以我可以说任何事情,并诚实地面对自己的感受。"

> "有一个人过来和我交谈,这很棒……医生们都不抱希望了,他们是你主要交流的人……我曾(向我的医生)要求共情,但是他什么也没给我……"

这篇报告的作者们总结说,研究的参与者似乎将他们的咨询归结为"主要是'在一起'或形成关系的体验……提供一种独一无二的对话空间去探索/讨论想法/感受,以及……和一个经验丰富、善解人意的、充满关爱的专业人员在一起"(MacCormack *et al.*,2001:58)。这个研究揭示了,和一个乐于倾听、能表达真诚关爱的人"在一起",对接受咨询的来访者来说,是最重要的事。

理解咨询关系的理论框架

关系的重要性已经在心理咨询的文献中被广泛接受了。在这个理论和研究体系中,有很多框架可以被用来理解个体和咨询师之间发生的一切。对于"嵌入式"心理咨询的从业者来说,最相关的理论模型有:以人为中心、心理动力学、交互分析和多维方法模型。这一系列的方法都可以被认为包含了*反思的工具*(tools for reflection)——这个概念可以被用于培训和督导,以及在每天的训练中,可以作为理解与求助者在咨询关系中发生事情的方式。

142

以人为中心的咨询关系

心理咨询中以人为中心的方法,最初是由卡尔·罗杰斯于 1940 年代在美国提出的。最近在戴夫·默恩斯(Dave Mearns)、布莱恩·索恩(Brian Thorne)、托尼·梅里(Tony Merry)和杰曼·李特尔(Germain Lietaer)和其他人的著作中都有所提起,这种方法深刻影响了很多咨询师和在工作中使用咨询技术的人的想法和实践。

以人为中心咨询的核心观念是:个体之所以会出现个人问题和情绪问题,是因为缺少一种使得他们可以成为他们自己的关系。相反地,他们可能处在一种感觉被评判和无价值的关系中。根据以人为中心的理论学者,这种情况的解决方法是,为个体提供一种他们可以在其中成长和发展的关系。于是,在以人为中心的传统理论中,与个体形成一种关系是所有心理咨询中重要的一点。

那么,是什么构建了良好的关系呢?罗杰斯和他的同事提出了一套必要和有效的条件(也称为"核心条件"),这些条件就是以治疗师和寻求咨询的人("来访者")之间的良好关系为特征的:

1. 双方处于心理接触中。

2. 咨询师给予来访者无条件的积极关注。

3. 咨询师在关系中是一致或和谐的。

4. 对于来访者内在的偏好框架,咨询师有着共情的理解,并尽力与来访者交流这些内容。

5. 咨询师对于来访者共情理解的交流和无条件的积极关注是咨询的最低要求。

以上每个因素在咨询关系中都很重要,任何一种因素的缺失都会损害咨询师和求助者之间的关系。例如,无条件的积极关注(也可以被理解为接纳或一种被接纳,或被重视的感觉)很重要,因为咨询师评判的态度仅仅只能复制一开始就导致个体困境的关键因素。相反地,咨询师积极的"珍视"或接纳的反应,清楚地向个体传达,他们正进入一种不一样的关系,在这种关系中,他们可以自由地表达自己真实的感受和偏好。共情理解,指的是一种被理解感,咨询师能够从来访者的角度来看问题。共情理解也非常重要,因为它能向个体传递一种信息,咨询师对他们有兴趣,想要理解他们,并不想把自己的观点或建议强加在他们身上——所有的这些都会鼓励个体继续倾诉,并说出他们问题的各个方面。

然而,在以人为中心的视角中,最重要的品质是*一致性*(也被描述成真实、真诚或者"现实")。一致性指的是咨询师在咨询关系中,运用他们自己经历的能力。这涉及当个体在倾诉时,关注到自己的感受(及想法、图像和想象),并运用这些来回应个体。有时,这意味着咨询师与

143

个体分享他们当下的感受。但在另一些时候，咨询师只是从内心记录下他们的感受，但是不会在那刻谈论它。例如，如果一个个体正在谈论一个问题，咨询师打断他并告诉他自己在这一刻的感受，这可能对个体是毫无帮助的。

以人为中心的助人关系的另一个关键准则是*非指导性*（non-directiveness）。这是以人为中心咨询师采取的一种态度或哲学。与试着去指导或建议来访者不同，咨询师采取跟随他们的策略，密切地关注他们，并表现出极大兴趣，让个体作为引路人。这里的观念是，个体是自己生活的专家，而咨询师就像他们旅途中的同伴。

如果咨询师与自己的感受和反应保持接触，并相对开放地和个体分享这些内容，并以有兴趣的、温暖的、接纳的、好奇的方式一直跟随个体，那么他们就会使来访者产生咨询师是"*在场的*"（presence），或为他们而存在的感受。存在可以被看成是*过度卷入*（侵入式的过于对来访者有兴趣，并想认识他们）和卷入不足（冷酷的、有距离的、分离的、"专业的"）的中间点。正如默恩斯（1997）指出，一个在工作的*关系深度上*将"存在"放在一个好立场，和个体形成关系的咨询师，能使得个体探讨困难的问题。

卡尔·罗杰斯（1961：ch. 3）将所有的这些总结为助人关系中的一系列特征：

> 我可以通过什么方式被另一个人感知为是值得信任的、可以依靠的或在某种深度的感觉上是一致的？
>
> 我作为一个人有足够的表达力吗？对于我是谁能够被明确地交流吗？
>
> 我可以让自己对这另一个个体抱着一种积极的态度吗？——一种充满温暖、关爱、喜爱、感兴趣和尊重的态度？
>
> 作为一个人，我可以足够强大到使自己与他人分离吗？
>
> 我自己是否足够安全以允许他/她的分离？
>
> 我可以让自己完全进入他/她的感受和个人意义的世界，并看

到他/她所做的这一切吗？

我可以接受这个人呈现给我的他/她的任何一个侧面吗？

我可以在咨询关系中表现出足够的敏感性以使我的行为看起来不具威胁吗？

我可以使对方免于外在评估的威胁吗？

我可以把这个个体当作是正在自我实现过程中的人吗？或者我会受到他的过去和我自己过去的束缚？

144

以人为中心流派提出的咨询关系的蓝图已经被在各类机构工作的从业者证明是有效的。这个模型的关键理念——接纳，一致性/真实性和共情——表达了一种被使用者体验为是赋予力量的和肯定的关系。

专栏 8.5：从来访者的角度看咨询关系

诸如以人为中心、心理动力学和交互分析的心理治疗流派提出的观念，为理解咨询关系提供了一套有价值的方法。然而，这些模型主要是从咨询师的角度理解建构的，并且对求助者是如何感知咨询关系的理解程度是有限的。在一个有趣的研究中，贝迪等人（Bedi et al.,2005）采访了 40 位因为不同的问题接受了心理咨询的来访者，询问他们对于与各自咨询师关系的感受。明确地说，被试都被要求描述"帮助咨询关系形成和加强的事物"。他们所说的咨询关系的视角与治疗理论提供的画面是完全不一样的。根据这些被试所说的，咨询师所做的唯一一件重要的事情就是使用有效的咨询策略。例如，一个来访者说，当他的咨询师"让我制定我的目标清单"时，咨询关系加强了。即使研究中的被试确实提到了一些现有的咨询技术理论中所预测的促进关系构建的方面——例如，积极倾听和注意性的身体语言——他们也描述了大量未被预测的东西。在关系建立活动清单的顶部是咨询的设置（"咨询师用一些小东西装饰了房间"）和突出的选择（"咨询师让我选择坐哪张椅子"）。对于这些人来说，同样重要的还有一系列的活动，这些活动被贝迪等人总结为"超过常规预期的服务"，或者可以被归结为"深度的关爱"。例如"咨询师对我说，'随时打电话给我，或随时过来，即使我不在，这里都会有人'。"总的来说，该研究中的被试不认为他们自己对构建良好的咨询关系有什么责任。他们也没有将咨询关系的建构描述为是与咨询师的协同工作——大多数被访谈者非常明确地把建立咨询关系的责任直接交给了他们的咨询师。

145

心理动力学视角的咨询关系

虽然心理咨询中的心理动力学理论源自西格蒙德·弗洛伊德（Sigmund Frend）的著作，但是现代的心理动力学思想整合了很多其他重要人物的观念，如埃里克·埃里克森（Erick Erikson），唐纳德·温尼科特（Donald Winnicott）和其他人。

任何心理动力学视角下的心理咨询的核心观点都是，个体的行为是由无意识因素驱使或指导的：我们没有意识到自己的行为，或致使我们感受的很多原因。从心理动力学的角度看，在人的一生中，人总是被暴露在丧失、攻击、爱和恨的情境中，而这些情境会引发非常强烈的、原始的或类似孩子的反应。这些反应是具有高度威胁性的，因为：(1) 在大多数时候，这些反应是不被社会接纳的，并且(2) 如果我们允许自己意识到这些反应，我们会感到被压垮了、羞耻以及有罪恶感。因此，我们使用*防御机制*（defense mechanisms）（例如压抑、否认和投射）将这些令人厌烦的愿望、情感和图像驱逐出我们的意识，并创造一个理性人的印象。

在心理动力学流派的心理咨询中，咨询师采用以下方式运用防御的概念：咨询师的关系风格是温暖、接纳但完全中立的。因此，它假设个体对于咨询师的任何感受或想象（无论是积极还是消极的）都不是由咨询师的实际行为所引起的，而是个体或来访者的*投射*的证明。在这

种心理咨询的情境中,这种投射被定义为*移情*(transference)。它的理论如下:

- 置身于某种(与咨询师的)亲密关系在某些方面是有威胁的或令人焦虑的
- 因为它会唤起个体过去其他亲密关系的感受
- 但是他们很难有意识的承认或"拥有"这些感受
- 所以他们通过某种方法投射给了咨询师

例如:

> 奥拉夫(Olaf)对于他咨询师的任何批评的暗示都很敏感。从一开始,他就把他的咨询师形容成"真的对我有偏见"和"严苛"。在后来的心理咨询中,奥拉夫开始讲述他爸爸总是如何对他高要求,并从没有表扬过他。

相对的,咨询师可能会基于他们自己的无意识投射感受个体/来访者——这被称为*反移情*(counter-transference)。

146　　例如

> 艾格尼丝是消防队的一名职业医疗护士。她对消防员非常敬佩,她认为他们都很勇敢、有男子气概。在医疗咨询的情境中,当她本应该挑战她的消防员来访者时(例如,他们不依从已经商量好的康复项目),她回避对他们的挑战,并为他们的行为找借口。

因此,心理动力学取向的心理咨询的核心是这样一个预期,即个体和咨询师之间的咨询关系是不可能"很愉快的"。咨询师的任务是提供足够安全的"支持"环境或者"容器",使得个体能感到足够的安全,去表达他们对与咨询师关系的积极感受("你很棒")和消极感受("你很残酷,我讨厌你")。个体通过与咨询师的协同工作来理解这些反应,这能让个体达到一个点,去理解他们在生活关系中所体验到的困境(假设所有的情绪问题最终都会归结于关系）。

意识到移情理论是有争议的这一点很重要，因为它低估了个体可以为他们自己行为负责的能力、低估了咨询师和个体可以有真实亲密的关系或真正的同伴关系的可能。移情的概念也很难应用在实践中，因为当移情或反移情反应发生时，它需要治疗师有足够的自我意识去识别。采用心理动力学流派的专业咨询师或心理治疗师，通常需要经过长期的训练和个人治疗，来发展他们能建设性地处理这些过程的能力。最终，在咨询需要被嵌入其他职业角色的场景中，要思考移情和反移情的概念是否与场景相关，就有必要考虑咨询师和求助者之间关系的强度。例如，在一次医生和患者一次性十分钟的对话中，讨论很可能是以任务为导向的。相反的，一个居民区的社会工作者，每周花了大量的时间与一群青少年相处，则更容易陷入关系的困难和投射中。

练习 8.3：思考移情

弗洛伊德理论中移情与反移情的概念对你理解与你的来访者之间的相互关系中有多大帮助？识别一个看起来对你产生移情的来访者。你对他对你所做的假设，或他和你的关系有什么反应（反移情）？移情理论是如何，或是否能让你与这类来访者发展一个更有效的咨询关系？

147

🐾 交互分析流派理解的咨询关系 🐾

交互分析疗法（TA）是由埃里克·伯恩、克劳德·斯坦纳（Claude Steiner）和其他人在 20 世纪 60 年代发展的一种心理治疗方法。对于那些心理咨询的角色嵌入到其他职业工作中的从业者来说，TA 为描述和分析咨询师和求助者之间的即时互动提供了一种独特的、丰富而全面的理论语言，也提供了一种理解个体日常生活中所体验到的不良关系的框架。所有 TA 理论构建的基础是，任何个体的人格都是由三种显著的"自我状态"组成的——父母自我、成人自我、儿童自我（Stewart and Joines，1987）。个体的父母自我包括了个体从其自己的父母和其他看护人那里内化的父母功能。父母自我的两个关键维度是严格的标准化设置和养育方式。个体的成人自我状态是个体以逻辑的、理性的、信息加工方式来回应世界。最后，个体的儿童自我可以被看成是个体在年幼时对世界体验方式的残留痕迹。儿童自我有两个维度——享乐状态和受伤状态。从 TA 的视角来看，心理健康的人在合适的场合下，能够进入、并表达所有的自我状态。然而，很多人都发展出一些方式，让他们更依赖于某种特定的状态多过于其他的状态，因此，举例说，在一个庆祝性事件中，他们可能是爱挑剔的、有距离的（在父母自我状态），他们需要一个玩乐的儿童自我反应。

自我状态模型在两人互动中的应用，允许发现和理解令人不满的或功能失调的模式。例如，如果一个个体以成人自我的态度说话，并试着让他人也用成人自我的状态参与对话（也许是通过要求获取信息的方法），然而另外一个人却用一种烦躁的、受伤儿童的方式来回应（"你为什么总是烦我？"），那么第一个人就会感受到这个互动不是那么的"对"。这样的反应是不太可能导致有效的合作的。在 TA 的概念里，这样的互动，会被描述为交叉沟通（crossed transaction）。TA 理论另一方面发展了一些观念，如对互动结果的认识（游戏）以及整个人生中关系的模式（脚本）。跟一些其他心理治疗模型和人类互动模型相比，TA 理论的优势之一在于，TA 理论大多数采用口语化的、生动的语言去描写，便于求助者理解和记忆——这不仅仅是给咨询师的理论。尽管专业的 TA 咨询师和心理治疗师相对较少，但是很多在诸如健康和教育领域的从业者学习了初级水平的 TA 之后，发现 TA 是一项理解令人沮丧或"僵持"的咨询关系和咨询互动的非常有价值的工具。TA 理论的另一用处是它的价值观很清晰，对咨询目标提供了很多相对细致的观念。

小　结

这一章讨论了咨询关系建立可能需要的某些活动和品质，以及理解咨询关系的一些方法。本章所讨论的多数主题——倾听、信任、关爱——也许看起来很常见，或被认为是老生常谈。自然更不需要说咨询师必须是一个可信赖的人。然而，怎么强调心理咨询最终就是良好的咨询关系都不为过。不管从业者在探索痛苦的情绪问题，或促成改变的技能上有多么的娴熟，如果个体不信任咨询师，无法感受和咨询师的关系和连接，那么他们就会不够开放，无法让咨询师的知识、经验和能力对他们造成很多影响。

接下来的章节探讨了心理咨询里要*做*什么——讨论问题，做决定，制定行为改变计划等。阅读所有这些材料都需要借鉴本章讨论的内容：心理咨询里可做的总是依赖于潜在的咨询关系允许它做什么。心理咨询的任务间有一种相互连接——所采取的行为对个体生活中的问题会起作用——和咨询师与个体的关系的质量有关。至少一个关系的开始是足够强大的，使得个体能感到足够的安全和被支持，从而才能着手去探讨其生活中的问题。然后，在一个共同任务中，探讨问题的过程又可能把双方带到一起，使他们的关系更紧密。最后，任务的成功完成创造了共享成就的关系历史。在实践中，心理咨询的任务维度和关系维度总是紧密相连的——也只有在像这样的教科书中，他们在理论或概念水平上是分开的。

扩展阅读建议

Feltham, C.（ed）(1999) *The Counsellling Relationship*. London: Sage Publication.

Jocob, M. (2005) *The Presenting Past*, 3rd edn. Buckingham: Open University Press.

Leiper, R. (2004) *The Psychodynamic Approach to Therapeutic Change*. London: Sage Publication.

Mcleod, J. (2009) *An Introduction to Counseling*, 4rd edn. Maidenhead: Open University Press (ch. 14).

Mearns, D and Thorne, B. (2007) *Person-centered Counseling in Action*, 2nd edn. London: Sage Publication.

149　Merry, T. (2002) *Learning and Being in Person-centred Counseling*, 2nd edn. Ross-on-Wye: PCCS Books.

Rogers, C. R. (1961) *On Becoming a Person*. London: Constable.

Stewart, I. and Joines, V. (1987) *TA Today: A New Introduction to Transactional Analysis*. Nottingham: Lifespace Publishing.

150　Tolan, J. (2003) *Skilled in Person-centred Counseling and Therapy*. London: Sage Publication.

第 9 章

探索问题,创造意义,获得理解

"听起来这在你的脑海里一遍又一遍不断地重复。你爷爷入殓时的画面。并且你不能让任何人分担这些。是这样吗?"

"唉,是的。我从未告诉过任何人这件事。但我现在总是不断地想着它。"

"我想知道现在你是否愿意就这件事对我多说一点?如果现在对你来说是谈论这件事的好时机,我想听到更多的东西。从你之前已经跟我谈过的内容中,我知道你一直尽力对你的治疗保持积极的态度。但从我的角度来看,你爷爷的形象似乎是……我不知道……吓人的?"

"不,不是吓人的。它更像是……我只是一直想到他。他看上去很孤独,即使他待在一个满是人的房间的正中。"

"他很孤独?"

"是的。这很滑稽。就在他需要其他人的时候,他是孤独的。"

简　　介

　　心理咨询的主要任务是使治疗性会谈能够进行。尽管一些特定的任务,比如问题解决和行为改变,可能会从对话中不时出现,但是任何咨询会谈的基线或"默认设置"都是使人们能够以允许在烦扰着自己的生活空间区域中找到意义和可能性的方式谈话。本章的目标是去思考咨询师可以用来促进一段有意义的或是治疗性会谈的一些策略和方法。从对个人经验的意识为出发点探讨这些建议是十分必要的。你自己参与到有意义的对话中的经历是什么样的？是什么使得这些会谈难忘而意味深长？心理咨询的理念和方法不是一个人已经学会去做的无论什么事物的替代物，而是更好是将它看作是增加，或改善现有策略的可能性。

咨询关系为一种特定*类型*的会谈提供了空间，这种会谈类型与个体在日常生活中所经历的其他会谈会有一些不同。个体会想要获得这样的会谈，是因为某些困境、冲突、问题或不好的情绪已经在他们的生活中出现一段时间，而他们没有能力去解决。个体的体验可能包括负重感，像扛着一个快要压倒他们的重物的感觉。这种体验常常伴随着一种感觉，就是与另一个人谈论这个话题可能会有所帮助，但个体也许对会谈是如何进行的，或由此会产生什么，没有清晰的想法。来访者很有可能早已和朋友或是家庭成员，甚至是一个担任专业助人角色的人谈论过这个问题，但没有取得多少成效。

进入咨询会谈时，除了要感觉好一些，个体可能会对他们正在寻求的东西怀有相当模糊的期望。对任何一个正在提供咨询关系的人来说，思考这个出发点的意义是很重要的。人们很少在进入心理咨询时对将要发生的事抱有明确的想法。不过，对导致人们想要开始一段咨询关系因素的思考启示我们，人们在这种情况下有两个主要的期望。第一个是会谈将是有意义的。第二个是与他们谈话的人会回馈给他们一些东西——这将会是一场对话。

进行充满意义的会谈的愿望反映了一种对理解、对获得一个问题的观点，对现在可能正在发生的某些特定事物，和人们更大的生活图景之间建立联系的渴望。一段有意义的会谈能创造出对已经讨论的问题更完整的理解。这样的会谈是难忘的，它是存在于个体的想象上的，并可以作为一个参照点。使得一段有意义的会谈成为可能的是一个简单的事实，即一旦个体开始谈论——关于任何事——他们所说的包含了大量*潜在意义*，能够带来注意和觉知。大部分普通的、日常的会谈可以被认为是言语的乒乓球——语句飞快地在主角之间来回拍打，没有过多的用来反思停顿。在更有意义的会谈中,比如咨询会谈,谈话者之间的互动被放慢甚至停止了,这样语句的意义就能够被探索了。为此,咨询师需要能够发起一种不同方式的谈话。心理咨询中的核心能力之一就是能够颠覆日常的对话方式,以便个体能够参与所谓的,对他们来说,一种能创造新意义的新形式的谈话。咨询师是如何推翻日常对话方式的一个简单例子是,在平常的对话中,一个说话者的表露("我们在家过圣诞节")通常紧接着其对话伙伴的匹配表露("我们去我丈夫家过圣诞节")。相比之下,一个咨询师从不会自动地进行匹配表露,而会倾向于说一些话答复来访者,这些话能鼓励个体说出更多有关这个话题个人意义的内容。

152

想参与另一个人将会作出某种回馈会谈的愿望反映了一种对接触,对分担负担,对获取一个全新的观点从一个有利的不同角度去看待问题的渴望。有一种特殊的情绪痛苦,这种痛苦是脱离与其他人的接触有关的;一群人一起解决问题,和独自处理相同的问题之间是存在根本不同的。我们生活在个人主义占主导地位的文化当中,丧失了相互关系的基本美德。一段咨询关系力图通过提供一个在其中*我们*(个体和咨询师一起)能充分详细讨论某些事的空间,将某些相互关系引进一个议题。对话式咨询会谈会具备额外的意义,因为总的来说,专业的助人者,如护士、医生及老师不会太多地投入相互讨论,而是代之以倾听、诊断/评估和然后告诉来访者做什么。在很多情况下这种"处方式的"方法既是必要的又是有效的,但是当涉及个人困扰时,它并不被视为"能提供一些回馈"。处方式助人方法的接受者总是有种被分类、被插入已存在的系统中的感觉。一段对话式会谈,与之相比,是一个双边的、开放式的过程。

这一章节剩余的部分描述了在咨询情境中进行有意义的对话式会谈的一系列策略。这种类型的会谈可视为任何有效咨询形式的基础。有时候,更多具体明确的咨询任务可能从这种基础性工作中产生。其中一些在后面的章节中有讨论。然而,将有意义的会谈本身视为很有帮助是非常重要的。在许多咨询或咨询片段中,咨询师也许会认为没有多大的事情发生,因为在他们的印象里,个体"只是在说话",但是服务对象也许会认为这是非常有用的。创造意义和进行接触都是简单的原则,不过对人们会产生很大的影响。接下来的部分会探索在咨询会谈中实施这些观点的一些方法。

练习 9.1：处于有意义的对话中的经历

你自己参与一次有意义的对话的经历是什么？确定你的生活中一个或两个这样的时刻。什么使这些对话令人难忘和充满意义？你可以从这些经历中学到什么，让你可以应用在咨询情境中？

153

👋 共情参与(empathic engagement) 👋

共情是任何有意义的咨询会谈的核心组成成分。自从 20 世纪 50 年代美国心理学家卡尔·罗杰斯开创性的研究表明,一个咨询师对来访者的经历敏感和准确地产生情感共鸣的能力是治疗有效性的一个主要成分之后,共情的概念就成了心理咨询和心理治疗实践的中心。共情指的是一个人"调整"到另一个人现实的能力,"穿他们的鞋子走路",从那个人的角度看待这个世界。在咨询中,对个体进行共情参与的品质是最有价值的。换句话说,默默地共情是不够的——一个优秀的咨询师会以一种个体能够接受的形式*传达*他们的共情理解。共情实际上是一种微妙精细,难以捉摸的品质。例如,它与同情或怜悯不同。这两者自身都是珍贵的人类品质,但暗含着相当狭隘的回应,只对一个人正在遭受的苦难表达同情或团结。共情,相比之下,包含了更大范围的尝试,尝试领会所有,或尽可能多的,他人的经验世界,而不仅仅只是脆弱和痛苦的方面。共情也可能会与认同混淆,就这个意义来说,一个咨询师也许回应个体说"我也感到那样,或者说我也曾有那样的感觉",或者"那在我身上发生过,因此我知道你在说什么"。共情总是包括某种程度的对个体认同的意愿,也许通过想象如果自己是他们,将会是什么样。真正的共情参与试图去超越他人常见经历的那些方面,找到方法连接那些不常见或不同的方面。有关共情参与的另外一个挑战是,它要求对另一个人作出整体的回应,包括从认知、感受和道德维度对来访者体验世界的方式做出回应,还要求领会个体前行的方向。

在咨询中,真正的共情参与对接受它的个体*会起作用*。伦尼(1998)认为,理解共情参与重要性的一个有用的方法是通过来访者的"轨道"(track)这一概念。当个体开始谈论一个话题时,就好像他正在"轨道"上——他的表述有方向和动力。咨询师的非共情式回应会将个体扔出他的轨道,因为这些反应暗示来访者,咨询师还没理解他。在这种时候,个体发现想知道自己是否需要停下来并向咨询师解释一下,或者有可能甚至会想,与一个没法理解自己试图讲述内容的人交流是毫无意义的。用开车作个类比,一贯的共情参与就像是让车子一直开在路上——这是任何一种旅行继续下去的一项基本要求。

共情参与可以对来访者产生的影响不仅仅是保持会谈正常进行。瓦纳斯科特(Vanaerschot,1993)根据个体大量重要的"微观过程"分析了准确、敏感的共情参与的影响:

154

- 感到作为一个人被重视和接受。对自己作为一个自主的、有价值的人身份的确认。
- 在倾听他人,将自己的个人情绪用言语表达时,学会不带羞愧或尴尬地接纳自己的感受。
- 消除疏离:"我并不是异常的、与众不同和奇怪的——有别人能理解我。"
- 通过咨询师对体验的肯定学会信任自己的体验。
- 将个体的注意力集中在他们的要点或问题的核心方面。
- 促进信息的回忆——早先问题被"遗忘"或"压制"的方面也许会浮现。
- 组织信息——共情性的陈述可以使事情条理清楚。

通过结合他们经历的其他方面，所有上述这些过程都有鼓励个体深化正在讲述的故事或使所讲的故事更复杂的影响。因此，他们讲的故事，和与咨询师的会谈，更充分地代表了他们作为人的发展潜力，包括他们的优势和问题。当咨询师提供一个*非*共情性的回应时，相反的过程发生了。当一个咨询师以"脱离轨道"的方式回应时，个体会"顺从"咨询师（Rennie，1994），并表现得好像咨询师所说的是合理的或有用的。如果这种情况持续发生，那么会谈就会很快地与个体失去任何关联。

咨询会谈可以*被虚假*共情（false empathy）明显地破坏，以诸如"我理解你是如何感觉的"的表述形式。这类表述（statements）是咨询师共情参与的断言，而不是实际的证明。它没有提供给个体任何关于咨询师理解了的证据。当一个咨询师尝试着去清晰表达他所理解的内容，诸如这样的表述"你一直在谈工作上的压力，我有一种你非常累的感觉"，那么个体就会有东西可以谈了。也许在这个例子中，咨询师获得的是错误的情绪，事实上个体感觉到的是愤怒、认命或悲伤。但至少个体接受了咨询师已经理解了一些东西的证据（"我由于工作上的压力产生了不好的情绪"），并且有机会纠正咨询师的错误。虚假共情的一大危险是它将咨询师放在一个无所不知的专家立场，这可能会抑制对问题合作探究的进展。相比之下，真正的共情参与可能经常未能达到目的。如果一个咨询师在他参与的尝试过程中传达出一种迟疑感、真正的好奇心和愿意被纠正的意愿，不成功的表述也展示了咨询师对合作过程的开放性。

共情参与不是一件总能最终完全达成的事——谁能一直完全理解另一个人的经历呢？把共情参与看作是一种谈话的方式，一种会谈的风格会更有帮助。共情陈述将咨询师置于感兴趣、愿意去了解但还没有完全了解的立场。他们将个体置于令人感兴趣，值得去了解，像有一个丰富而吸引人的故事可讲的立场。

接下来的部分检验了一些在咨询会谈中能促进共情参与的实践性方法。

练习 9.2:真正被理解

回想真正被理解的感觉。确定一个最近的,你感到另一个人真正理解你正在经历的事的情境。他如何对你表达他的共情参与——你怎么知道他理解你?他的共情敏感性对你们的关系有什么影响?

作为过程的共情参与:巴雷特-伦纳德模型

戈弗雷(戈夫)·巴雷特-伦纳德(Godfrey〈Goff〉Barrett-Lennard)是一位澳大利亚的心理学家,在 20 世纪 60 年代与卡尔·罗杰斯合作进行了有关心理咨询中共情作用的一些里程碑式研究。在那段时间里,巴雷特-伦纳德有机会去深入研究一个咨询师能够对求助者共情参与时会发生什么。他认为理解正在发生事情的最好方式是将共情看作一个循环过程,共情是由一系列个体和助人者之间每时每刻的互动所构成的。他的模型(Barrett-Lennard,1981,1993)可以被描述成一连串的五个步骤(见表 9.1)。

表 9.1 共情参与的巴雷特-伦纳德模型

	求 助 者	咨 询 师
第 1 步	意识到他/她希望探究的问题	开放和专注——标志着倾听来访者所说话语的准备状态
第 2 步	谈论问题或担忧	积极倾听,并允许来访者所谈论内容的情感意义在生理上与他们"共鸣"
第 3 步	停下来听咨询师要说的话	表达对来访者所说话的理解,通常用总结的形式
第 4 步	接受咨询师说的话并传达对咨询师总结的准确性和有益性程度的感觉	观察来访者对咨询师尝试总结的反应并传递理解
第 5 步	重新开始谈话……循环继续	重新开始专注倾听……循环继续

这个简单模型对一个咨询师在共情参与过程中实际上该做什么有

着非常多的实践性意义。这个模型提出了咨询师需要做到的四种关键能力。它们是：

1. 倾听来访者的准备状态——这需要能搁置其他任何会分心的想法。

2. "共鸣"的能力——允许来访者所说内容的情感意义在直觉水平上被感知。

3. 使用语言，准确、敏感、尝试和简洁地概括咨询师对来访者试图交流的内容的感觉。

4. 观察的技巧——观察和倾听来访者是如何接受所提供的内容的。如果咨询师的回应是准确的，那么来访者通常会表现出可观察的宽慰姿势，就好像在说"是的，就是这个"。另一方面，如果咨询师的回应不是那么正确，来访者可能会转开视线，用"是的，但是……"的表述来回复，或者看起来很困惑。

在一次咨询中，这样的共情参与的循环通常会发生好几次。在每一次情境中，如果咨询师能成功地捕捉到足够多的来访者试图要表达的本质，那么来访者会逐渐对这个话题有更深和更多的个人探索。另一方面，如果咨询师继续理解错误，或者说不完全正确地理解，来访者可能会对正在谈论的内容失去线索，会通过转移到更表面的话题，停止尝试交流，或者可能求助于更加生动和有说服力的语言（比如，比喻）设法使他的看法被理解。在这类情境下，一个好的咨询师会努力寻找一些方法补救，使得会谈重回"轨道上"。

共情循环模型（the empathy cycle model）不仅为咨询师在督导和实践训练中思索的能力提供了一系列有价值的指导，而且也澄清了共情的概念是复杂而又难以理解的原因。这个模型指出，评估咨询会谈中的共情参与水平有三个非常不同的有利点。首先，是咨询师对自身开放和共情程度的感觉（第 1 步和第 2 步）。其次，是咨询师对来访者所说内容展现出的共情质量（第 3 步）——这是外部的观察者主要会注意到的。最后，是来访者的感觉，其自身是否觉得咨询师所说的确实真正地"击中目标"（第 4 步）。

🖐 小结共情参与 🖐

前面的部分已经探索了一种持续愿意对求助者的现实或"世界"进行共情参与的有意义会谈的一些方法。在实践中,共情参与是通过咨询师所作的陈述表达出来的,在陈述中,他们尽力将从来访者所说的内容中理解到的东西进行总结。试着学习一个标准的"公式"来回应来访者是没有用的,因为这种策略很快会被感知为虚假及缺乏真诚。共情有很多不同的方法。每个咨询师发展出与所帮助的人"在一起"或"和谐"的风格是十分必要的,这种风格要与其自身的人格、角色和文化身份相一致。然而,进行共情反映(或是任何其他类型的表述)时,有两个关键问题必须谨记在心:

1. *我正在说的话对治疗关系有什么样的影响?* 表述是不是传达了一种协同工作的感觉? 它有没有使来访者建立起信念,即我是一个接受和尊重他们,并且将会对他们开放的人?

2. *这样的表述是如何影响来访者的注意的?* 表述吸引了什么样的注意(例如,我是不是影响着个体在某些主题上集中注意力而放弃其他的主题)? 我的话是不是引起了个体更深入地思考他们的情绪和自我意识,或者将他们的注意力吸引到外部因素上去(例如,其他人是怎样表现导致他们的问题的)? 语句是否促进了个体讲述他们自己的故事,还是分散了他们的注意力,令他们"脱离轨道"?

每时每刻的共情参与,在做得好的时候,应该有这样的作用:逐步建立一系列的可分享的理解,这些理解允许个体更深入和更广泛地探究个人问题,从而以获得意义和达到理解的方式促进事件、观念和经历之间的联系。

本章节到目前为止,相当多的注意力都集中在共情参与的观点上。这是因为它代表了咨询会谈中可能是最重要的一个方面。如果个体在生活中有个问题而他们希望讨论它,那么他们想要的就是有个人愿意真正地倾听他们，愿意尽其所能的从来访者的视角去理解这个问题。人们想要被倾听和理解。当它发生的时候，一个基本的人际联系产生了，这个人际联系是内在支持性的和治愈的。如果它没有在咨询会谈中发生，那么别的事也很少会发生，因为个体会有一种依然孤独和沉默的感觉（无论他们是否承认这一点），并且咨询师对个体的回应将会被设定在对他们的情况不完全了解的基础上。我们现在转向能促进有意义会谈的其他策略。

158

✿ 讲 述 故 事 ✿

大概咨询的最基本任务是给个体讲述自己故事的机会。当人们在生活中经历压力性的或困难的情况时，似乎有一种天然的趋势，想要对至少另一个人讲述有关这些事件的故事。讲述故事有许多积极的影响。将一系列记忆，表象和感受组织成一个故事使得个体能够整理出先前在脑海中四处回旋的众多信息。一个故事的结构允许个体将这些事件放入因果顺序中去（"他这样说，然后我那么做"），把行动（发生了什么）、目的（目标和计划）和感受（感觉到什么）联系在一起。一个故事通常也包括一个评价或"道德"的方面，这个方面与个体如何看待被重述的事件的立场交织在一起——他们是否愉快，厌恶或诸如此类。很多时候，人们会寻求在一段咨询关系中讲述他们的故事，因为他们没有其他地方可以说。人们想要说的故事也许在他们的生活中对他人是有威胁的或尴尬的，抑或可能是这个人被孤立了，他没有办法接近乐意倾听他想说的话的其他人。讲述故事的需要同样可以出现在个体之前只被允许讲述"薄的"或是他们故事的选择性版本，并没有机会说出能更充分地表达他们所想、所感觉到的和所做的"厚的"版本。因而，讲述故事的重要结果之一是允许个体通过对感受和事件的组织、整理排序，开始去理清已经发生的一些事。

讲述故事的另一个重要方面涉及它给予了从另一个人那儿赢得支

持和反馈的机会。可以想象一下,对人类来说,分享威胁性(和其他)事件的故事有着显著的进化优势——讲故事的人既可以寻求帮助又能够使群体中的其他成员警惕潜在的危险。在一个咨询的情境中,当一个人讲述在他生活中发生的一个丰富而生动的故事时,这有允许让咨询师更好了解他的效果。一个好的故事就像是一个电影片段,能把咨询师(或者其他倾听者)带入故事讲述者的世界。所以故事的分享为咨询师提供了关于个体的非常宝贵的信息,使任何随后的回应都更好地以个体经历的真实情况为依据。如果故事被正确地倾听和接受了,也会帮助个体明白有其他人理解他们,并且足够关心他们,对他们所经历的事感兴趣。因此讲述故事能防止孤立和绝望。

专栏 9.1:试探的重要性

　　通常来说,咨询师表述的有益性可能更多基于是如何说的而不是说什么。在调查咨询师语言风格的一项研究性课题中,金伯利·戈登(Kimberley Gordon)和谢克·图科麦宁(Shake Toukmanian,2002)分析了咨询师表述中试探性的程度。试探被定义为一种反应,这种反应有"开放和不确定的部分,以邀请来访者详细描述并补充正在交流的内容的方式被传递"(p. 92)。典型地来说,尝试性表述会包括诸如此类的措辞"我有种感觉……","我想知道是否……"或是"我不确定,但是……"。戈登和图科麦宁(2002)发现,与被评价为试探性低的表述相比,被评价为试探性高的咨询师表述会帮助来访者更深入地探究一个问题。他们认为,咨询师的试探可以将"有益的不确定性"引入求助者的意识中,这鼓励好奇和对额外信息的搜寻。一个类似的发现来自塔里娅·基杜伦(Tarja Kettuen)和她同事(2003)的一份研究,这份研究是关于为患者提供健康咨询的医院护士的语言模式。在这项研究中,试探的特征是"字词重复,不完整的句子,断断续续,停顿甚至犹豫"(p. 333)。这些研究者报告说,试探性的语言模式为患者的想法留出空间,引起探索,弱化护士接下来提问言语的侵入性。这些研究性课题的结果表明,试探可以提高咨询会谈对促进问题探索发挥作用的程度。然而，记住这一点很重要，在有的场合，试探可能不是咨询师所采取的最有效的策略。举例来说，如果一个人触及了新的理解，而且咨询师希望帮助他抓住这一点并记住它，那么对已经被理解或赞同的内容做出清晰的、毫不犹豫的、有自信的、非试探性主张可能是最好的。这样做的原因是因为试探会引发思考，而直接能使之难忘。

促进故事讲述的技巧有许多不同的要素。在一段咨询关系中，讲述故事的标志物也许仅仅是个体发出信号——一个问题困扰他们，但接着以普通的方式谈论这个问题，没有给聆听者过多关于实际上发生了什么的感觉。这类过程典型地反映了一个非常薄版本的故事已经被给予了，但是有一个更加厚实、更加有意义的版本准备好要出现了。通常，所需要做的只是一个邀请，比如，"我想知道如果你能告诉我更多导致你现在非常烦恼和担忧的事情，会不会有所帮助。你可以把我带回所有这些开始的起始点吗?"这时候的一个关键要素是避免任何要求来访者给出解释的建议，或是以评判的感觉对他们的行为"做出解释"。相反的，这时的目标是要传达一种对实际上发生的事和个体在每个点上的所感所为的真正的好奇。当个体开始讲述他们的故事，通过偶尔的总结，反馈或是给予一个个人反应的回应("多可怕啊""我确实能感觉到那是多困难")来表明共情的兴趣通常是有所帮助的。对倾听者来说，尽可能，能跟随并耐着性子把故事听下去是很重要的。如果故事中有缺漏，或者讲述者似乎转移方向突然离题，沿着这样的台词语句来干预会很有用:"我似乎错过了那儿的一些内容，你正在讲他对你说的话，然后你好像跳到第二天发生的事了——我不是非常清楚这之间的联系是……。"然而，记住人们都有不同的讲述故事的方式很重要，只是通过继续聆听，所有的一切到最后都会变得清晰。在中断、寻求澄清和给予个体空间之间要做出较平衡的判断。总的来说，专业助人者，比如老师和护士，倾向于控制和限制他们的来访者拥有的讲述故事的机会，因为他们希望个体"直达要点"。因此，耐心地并且允许个体以自己的方式讲述他们的故事,可以有利于强化这样的观念,即这是一段他们在其中被给予更多的自由充分详细地讨论事情的关系。

讲述故事任务的终点通常是采取"结束语"的形式,将会谈带回到眼前,比如"……这就是为什么我跟你说我上周一直觉得如此沮丧的原因"。在故事的结尾时,会谈中通常会有个停顿,就像讲述者可以停下来吸口气,或环顾四周,做完了需要做的事一样。就咨询师下一步要做什么而言,这个时刻是异常重要的。在讲述故事的期间,讲述者"引人注目"而咨询师多半讲得极少。在故事结束的时候,则轮到咨询师来说点什么。咨询师通常可以作出两种广泛类型的反应。首先,咨询师需要理解故事,并对故事内容的含义做出反应。在大多数情况下,在尝试任何有关故事含义的讨论之前,承认理解故事是至关重要的。正如上一章所提到的,医学研究者亚瑟 · 克莱曼(Arthur Kleinman,1988)曾经非常敏锐地写到他称之为*共情见证*(empathic witnessing)的过程——一个人对另一个人的烦恼、痛苦和折磨做出反应。这种对讲述者的经历,与对他们在讲述故事中表现的勇气的基本肯定,对来访者来说有着巨大的意义。咨询师可以通过在对故事的总体感受上,和它影响来访者的方式上逗留片刻,并将其中一些感受用语言表达出来,来传达这种基本的接受感。努力寻找一些把故事总结成一个整体的名字或短语是非常有用的(例如:"面对其他人的期望时你必须应对自己的这场战斗"),因为它创造了一个个体和咨询师都可以使用的共享的参考点,如果他们在将来的某个时候想回到这个故事和故事带来的感觉时。咨询师的第二个任务是与个体合作探索故事的意义和潜在含义。随着故事的讲述,个体和咨询师通常有许多东西要去思考:一个故事通常包含很多对个人生活的深刻理解和他们如何应对事件的许多重要线索。一个故事可以被视为一个开端,或是进入个体主观世界的邀请。因此它可以引向其他咨询任务,比如理解或做决定。

161

在一段咨询关系里把讲述故事作为任务的一个例子是,当詹姆斯,一个 14 岁的学生,谈论到他与班主任斯坦(Stan)的问题的时候。在他人生的那个阶段,詹姆斯在学校里拥有"难搞"的名声——他有时会违抗老师,要么无视他们叫他做的事,或者以讽刺和开玩笑的态度做出回应。这种行为导致他的大多数老师对他变得更加严厉,定期检查他的作业,反过来引发更进一步"难相处"的回应。一个下午,斯坦在课后留校时间监督着詹姆斯。只有他们俩在教室里,因此斯坦主动询问詹姆斯是否乐意说说自己的故事。在一点劝诱之后,詹姆斯开始畅谈并讲述他的故事。他谈到他是一个相信公平和竭尽自身所能的人。他回忆起他所经历的第一次与老师之间的麻烦。那已经是一年前了。詹姆斯在为一个课题努力学习,并感觉他的老师已经挑选他作为关注对象,要在全班面前问他有关课题的问题。他记得他是如此害怕以至于他完全说不出任何东西来回答老师向他提出的问题。然后,他为这个情况担心了整整一星期,几乎吃不下睡不着。接下来的一星期,当另外一个老师在课上问他一个问题时,"我只是突然发怒,并说了些愚蠢的东西"。他谈到他现在是如何觉得被困在一个每天都变得更糟的情境中的。这个故事的出现花了二十分钟左右。斯坦作出了回应,承认对一个像詹姆斯一样有着高标准的人来说,"卡在"这类"困境中"一定会觉得很痛苦和忧虑。他补充说,他欣赏詹姆斯觉得能够让他对之前发生的事有如此清楚的了解这一事实。一旦他讲了这些事,他们俩都准备好寻找一些可能的策略,来改变詹姆斯看待老师和老师看待他的方式。

✋ 提 问 ✋

在咨询情境中,提问(questioning)的使用会唤起一系列困难和复杂的问题。提问是日常会谈中必需的一个部分,可以被用在一系列非常不同的目的上:获得信息("我们的火车什么时候到达伦敦?"),让人们解释或辩护他们的行为("你究竟是为什么要买那套沙发?")和思考抽象的哲学问题("爱的意义是什么?")。

心理咨询师教育和培训的领导人物之一,艾伦·艾维,强调说有效的心理咨询取决于语言的*意向性*使用(Ivey and Ivey,1999)。艾维所指的是熟练的心理咨询要求咨询师敏锐地觉察到他们的交流可能对个体的影响,并尽可能选择促进性的,而不是其他的说话方式。这一点在讲到提问的使用时再正确不过了。

有时问题的使用可以被求助者感知为是有价值的。举个例子,问题可以传达咨询师真正的好奇。有时候,人们想说,但是发现很难开始,他们会感激帮助自己开口的问题。然而,太多的提问,或是错误类型的提问,会有关闭会谈的作用。在咨询中提问容易出问题的原因是,任何问题都构建了一段控制关系:询问者处于控制地位,因为他们将另一个人的注意和意识指向到寻找一个答案。被问问题会即刻推翻回答者的力量和"轨道",并迫使他们思考提问者问的东西。甚至拒绝问题("抱歉,我现在不想思考这个问题")也会将个体从思维和感受的流动中转移开来,因为要花时间思考问题和明确表明说你不想回应。因此提问并不适合于追求展示共情参与的交谈方式。共情的本质在于主动地和个体检查你理解了他们努力要表达的东西,它是以一种鼓励会谈深化的方式进行的。

诸如"这个问题是什么时候开始的……?"的问题,会被来访者听作是继续谈话的一个温和的邀请。另一方面,像"我想问你……给我这个事实",则可能会被听成是一种更加对抗甚至是独裁的态度。提问的困难之一是每个问题的背后都存在着一个(通常是隐藏的)语句。所以,诸如"这个问题是什么时候开始的?"的问题几乎总是由咨询师关于这个问题开始的设想或假设产生的。不把它作为一个问题(这隐藏着假设),而使用允许咨询师的意思和目的更加显而易见的言语形式通常会更好,比如"从你所说的话里,我一直在想,对于问题首先在什么时候开始我确实没有一个清晰的概念。如果你可以再多说一些关于这方面的内容,可以帮助我了解这整个困难是如何形成的"。把问题变为语句做了两件事:(1)它强调求助者是自己生活的专家,是控制者,并且(2)它通过随时分享目标和假设构建了合作关系。

认识到在心理咨询中可以使用不同类型的问题这一点是非常重要的,包括:

- *封闭式问题*:用于引出具体信息。例子有:"你把这起事故报告给警察了吗?""过去这件事多久发生一次?"

- *开放式问题*:用于鼓励个体扩展一个主题或话题。例子有:"当所有这一切发生的时候你有什么其他的情绪吗?""过去它发生的时候,你是怎么学着处理的?""是什么导致了这个……这个情形是如何发生的?""接下来发生了什么?"

- *假设性问题*:用于鼓励个体考虑新的可能性(Newman,2000)。例子:"假设,如果你能够处理这个情况,你将会做什么?""如果我们在五年后进行这次会谈,你的生活会是什么样子?"

问题在心理咨询中起着重要作用。需要记住的重点是,问题是强有力的干预,它能对助人者—被助者的关系,对求助者的内在心理过程和关注的焦点有强大的影响。

练习9.3:在实践中使用提问

在你与求助者的工作中,你使用什么类型的提问策略? 经过一整天的咨询后,记录下你提问的问题类型。 你能确认这些问题背后的语句吗? 这些提问策略的有效性和"目的性"程度如何? ——是否存在一些替代性的方式可以用来达到你的会谈目标?

专栏9.2:谈论问题的健康效益

由美国心理学家詹姆斯·潘尼贝克(James Pennebaker,1997)所做的一些有趣而重要的研究已经证实,谈论一个问题,或甚至仅仅只是写下来,可以产生显著的健康效益。在一系列经典的研究中,潘尼贝克和他的团队将志愿者分成两组。一组被要求写下使他们感到有压力的问题,连续进行四天,每次10分钟。另一组被指示写些浅显的话题。在两组中任何其他人(包括研究者)都不能看被试所写的内容。在书写任务之前、结束时和追踪期之后对被试进行一系列的健康测试。研究发现,相比较那些写不是很重要话题的成员,写压力话题组的成员,即使在这么有限的时间里,在追踪期报告中更少去健康中心,并有更好的免疫功能。在进一步的研究中,潘尼贝克诊室调查了表露压力性事件的不同方式的影响(例如,口头说而不是书写)。在他们大量的研究工作中,他们发现,即使是最小限度的表露,影响也相当显著:在书写或谈论问题的时候,被试感觉更糟糕了,但之后他们变得更开心和健康。这怎么会发生呢? 潘尼贝克认为人类已经进化到把他们的烦恼告诉其他人作为一种在他们的社会群体中引起支持并且传播潜在的威胁信息的方式。然而,在现代世界里有许多因素抑制着人们把自己的麻烦和恐惧告诉他人(例如,其他人太忙碌以致无法倾听)。这种抑制导致自主神经系统活跃,如果继续下去就会使人变得紧张有压力。此外,主动的抑制干扰了信息加工过程——人们不能恰当地处理事情,只留下沉思默想、梦和其他入侵的认知症状。与此相反,面对创伤性或压力性的记忆,通过讲述关于发生了什么的故事,减少投入到抑制的生理工作,能使人们更好地理解和消化这个事件。

164

🖐 打开这扇门：使用生动的语言、比喻和隐喻 🖐

在任何咨询角色中,乐意仔细倾听另一个人都是必要的一部分。然而,除了愿意去倾听个体正在表达的致使他们前来咨询的他们生活中的问题或困难的全部内容之外,准备好协调与个体谈论他们问题的方式也是很有用的。一个人表达自己方式的很多方面是可以为他的情绪状态提供信息的——例如,他的语调、姿势、说话的节奏和说话的量。从咨询的角度来看,交流的最有用的维度之一是,个体描述自身问题中所出现的鲜活的比喻和隐喻。将个体使用的各种表象类型铭记在心总是值得的。有时一个表象是如此引人注目,值得引导个体来详尽叙述。

在这类情况下,如果一个词或短语近乎好像从个体正在说的话中突出,就像它周围围绕着霓虹灯一样,那么基本上可以确定它为个体传递很多有意义的信息。在这些情况下,表象或隐喻几乎是人们可以说的一个长的故事的速写版。邀请他们描述表象或隐喻的真实情况是一种允许故事被说出来的有效方式。

165

一个正经历高度工作压力的老师,有很多身体的疾病,包括慢性背痛,在过去的一个月他为了止痛药的处方已经三次拜访他的医生,这些止痛药没有一个有作用。在这个情况下,这位全科医生建议,看看患者的生活中以前是否发生过相似问题,以及在过去他是如何应对的,这可能会有帮助,并且暂时地进入了咨询模式:

个　　体：我几年前有过一次非常难过的时候,那时我的背部也很痛。熬过那段时间真的很难,它总是在我的脑中。现在有时我感觉就像自己在很薄的冰上滑冰——要不了多长的时间,我就会跌回到我当时感受到的糟糕的情况里。我不想把它叫做抑郁症,但是……

咨询师：如果我们多看一点你刚才说的东西可不可以？我的注意力完全被你用的那个词组所吸引了——"在很薄的冰上滑冰"。它看起来像是一个生动的比喻,它真的触动了我,因为它似乎真的抓住了那个情况对你的意义。我记得你以前曾经用过一个类似的比喻,当你上周来看我,描述你的情况的时候。你可以在那个比喻上多停留一会儿吗？我很乐意了解更多关于"在很薄的冰上滑冰"对你的意义。

（咨询师在这里表达了好奇和兴趣,利用元交流/检查商谈保持隐喻。）

个　　体：好的。当你提到它,我意识到这是我常常说的。

咨询师：好,那么也许你可以通过告诉我你在哪里滑冰开始——在溜冰场、在河上……?

（咨询师鼓励个体"停留在"隐喻上,探究它的感觉品质,开始让故事展开:之前有什么……现在发生了什么——谁、哪儿、怎么样、为什么……它会怎样结束?）

个　体：真有趣,它肯定是在一个结冰的湖上,两边有山。

咨询师：你滑的快,还是慢……?

个　体：我滑的很谨慎。不快也不慢。我不能停下来。

咨询师：你不能停下来? 如果你停下来将会发生什么?

个　体：如果我停下来我将很可能掉进冰里。我必须继续。

咨询师：那么,如果你停下来将会有什么……危险?

个　体：它将倒塌。

咨询师：然后呢?

个　体：我将冻死。我将被摧毁。我将坚持不到十分钟。那就是结局。

咨询师：所以你必须前进。如果你继续前进你觉得没问题吗? 你要如何继续前进?

个　体：如果我能去另一边,我就会没事。我不确定我该如何继续前进。我咬紧牙关绷紧肌肉。如果我放松哪怕片刻我就会死去。

咨询师：所以你继续前进,试着到另一边去。那儿远吗? ——另一边……? 另一边是什么样子的?

个　体：很远,但是我能看到那边的人。

咨询师：人……?

个　体：是的,那边的人正在试着帮助我到达另一边,给我建议。我知道如果我能到他们那里的话我就会好起来,他们可以照顾我。

166

咨询师：所以那些人是真的在支持你？

个　体：是的，绝对确定。

咨询师：谢谢你。我知道谈论滑冰种种可能看起来很傻，但是对我而言，你在那里说的那些话是相当重要的。让我留下印象的是你必须保持前进，非常小心和谨慎，否则你将陷入像你之前有过的抑郁，但是那里有人能帮助你，如果你能找到他们。对吧？

个　体：嗯，简单地来说就是这样。

咨询师：它让我想到也许我一直给你开的药只是答案的一部分。我们能探究下要真正得到那些人提供的支持要涉及什么？

在咨询剩下的时间，心力交瘁的老师和他的医生的会谈集中于讨论从工作中请假的可能性，以及如何将这段时间用来与那些成为支持源的人取得联系。医生建议说可以和来诊所的认知行为治疗师预约，治疗师可以成为另一个支持源，并可能有一些处理工作压力的更进一步的方法。在他们的整个谈话中，他们没有使用"抑郁"这个词，他们两个都选择用个体自己的术语"冰"来指代这个问题。

这个例子阐明了在咨询谈话中利用比喻和隐喻的一些基本特点。个体发明的隐喻——在很薄的冰上滑冰——会很容易被助人者忽略。167 这是一个相对平常的表象，会被认为是理所应当的。然而，对于个体来说，通过之前他已经说的内容（主要描述了一系列症状）可以看到它，这个表象很生动并且传达了新的意义。隐喻的功能就像一扇进入求助者个人世界的大门。咨询师可以选择是否推开这扇门。

大多数强大的、引起共鸣的隐喻是涉及生理的，身体品质的（Lakoff and Johnson，1999），因此，引导个体用隐喻的这些具体方面转化成词语（"描述你在哪儿滑冰……另一边有多远？"）就能让人们更加明确自己的身体感觉（情感和感觉），这些身体感觉被包含在表象中。

通过一起工作来探索隐喻的意义，隐喻也提供了建立个体和咨询师关系的机会。表象也就会成为他们之间的共享语言——在未来任何情况下,如果他们使用这个术语,他们都将理解什么处于岌岌可危的情况。安格斯和伦尼(Angus & Rennie,1988,1989)对咨询中隐喻使用的研究显示,当咨询师和他们合作讨论表象或隐喻的意义时,他们觉得很有用。

因为它们是生动的并且超出常规的,隐喻是令人难忘的。在咨询之后,一个人更容易记住一个生动的隐喻,而不是他们已经讨论过的其他主题和观点。因此,隐喻能将咨询和日常生活连接在一起。

乔治·莱考夫(George Lakoff)和马克·约翰逊(Mark Johnson)对于理解隐喻做出了重大贡献(Lakoff and Johnson,1980,1999)。他们认为,每个隐喻都会强调和隐藏意义。换句话说,隐喻将注意力引入到经验的特别部分,让其他部分成为背景。所以,例如,之前用过的"在薄冰上滑冰"的隐喻强调了个体忙且活跃,并能被其他人看到。这个隐喻也许让我们很难看到并了解这个人的压力和抑郁的另一方面,反映出孤独、隐藏和安全。因此,从咨询的视角来看,尽力去听相反的隐喻,或描述一组非常不同经历的表象的例子,是有用的。通过使用这样的提示:"如果你不在那个冰冻湖上,你将会在哪?"引导出这样的表象也是有帮助的。然而,在最初的隐喻被完全探索之前,过早地急着去引出替代性的或相反的隐喻,会冒着不尊重个体,不愿意加入到他们现在所处的地方,反而,让他们冲入咨询师认为他们应该前进的方向的风险。

咨询中隐喻的使用使得利用重要的人类资源成为可能,例如想象力、创造力和玩的能力。咨询中的"隐喻会谈"通常是充满活力和连接性的,也能导致新的发现。关于处理来访者隐喻的进一步的观念可以在科普和克劳(Kopp & Craw,1998)的文献中找到。

168

练习 9.4:在实践中使用隐喻

你在工作谈话中最常使用的隐喻有哪些? 你的同事和来访者用的隐喻有哪些? 这些隐喻突出和隐藏了什么意义? 是否会有这样的情况,你在一些对话中故意扩大隐喻的使用? 这样做的帮助有多大?

169

🐾 小结:"只是谈话"是如何及为何起作用的 🐾

    本章探究了利用一个咨询空间"只是谈话"的理念——帮助人们将他们生活中的问题转化为话语。本章的不同部分剖析了咨询师尝试进入一段会谈的各种尽可能有意义和有效的不同方式。但是,到最后,这一切都为了"只是谈话"。接下来的章节要介绍和讨论谈话过程中可能出现的一些*特定*的任务,对任何一个提供咨询关系的人来说,意识到这一点是很有必要的,即大多数时候,对大多数人来说,"只是谈话"是一个非常有价值的活动。对有个人意义的话题开展重要会话被认为是咨询的基本*普遍*任务。为什么会这样?"只是谈话"是怎么样起作用的?作为本章下结论的一种手段,回顾谈话的本身为什么可能是有治疗性的或治愈性的,或可能导致学习和改变的原因是有重要意义的。在下面总结了一些关键因素。

- *作为交谈对象的咨询师*。也许最有价值的证据是个体付钱给咨询师,把咨询师一直当作值得谈话的对象,当需要彻底谈论一些事情的时候个体会寻找的人。知道在自己的社会网络中有一个人能起这样的作用,是一个强大的力量来源。

- *一个反思的机会*。一个选择谈论问题的人本身已经是积极试图理解自己的情况,并去寻找解决方法的人。谈话的行为创造更多更进一步,更深入和多角度的反思机会。当一个人在讲述时,他是在描绘自己的故事,并描述自己的经历。当这么做时,个体听到自己的话语,反思自己所说话的意义和内含。说话者倾听自己说的话的方式从根本上是不同于仅仅想这些事情的("在你自己的脑中"进行一次对话)。个体也有机会反思倾听者对自己说的话的回应,包括个体每时每刻的兴趣、反应和口头回应。

- *发现潜在的意义*。一个人所言几乎总是比起其当时意识到的有更多的含义。这个现象可以通过记录或转录任意一次面谈或咨询会谈，并且分析每个言语表达所有可能的意思来证实。一个仔细听来访者说话的咨询师通常能将个体自以为所说的内容之外的意义捕捉到并反馈回去。例如："你说你感到难过，与此同时我猜想你是否可能也感到生气或愤怒"，或者，个体可能通过反思其所说的话意识到潜在的意义："当我真正开始谈论它时，才意识到我确实对发生的事感到很生气。"这个过程的结果是，当一个人在说时，问题可能变得更加充满意义了，他发展出一个"更厚实"的故事，允许自己把当前问题与生活中其他的主题、事件和资源进行连接。

接下来的章节将要介绍一系列的咨询任务，这些咨询任务来自围绕着一个在文化和社会中维持或修复个人领域的特定主题。然而，*只是谈话*可以被当作是一个普遍的任务，无论可能发生其他什么，它总是在咨询中被实施。当一个人能够以允许新可能性进入视野的方式表达自己所思所想，并以此方式谈论一个问题或主题时，一个有用的或*治疗性*的会谈就发生了。这种会谈会被认为在本质上是治愈性的或治疗性的，因为它促使了伤口的处理或闭合，知道痛苦来源的感觉。一个治疗性的会谈不仅仅只是报告或记录问题，还包括在一个支持性的和使人快乐满足的对话中，和另一个人在一起并建立联系。

本章已经描述了一系列深化会谈的方法：共情、对故事的敏感性；对定位的注意、隐喻和节奏。然而，治疗性谈话中最重要的部分是有人*倾听*的经历：好的咨询师是好的听众。倾听如此强大的原因是因为它创造了一个体验，对寻求帮助的人而言，就他们生活中的问题和另一人在一起。对寻求帮助的人来说，他们的经历或故事中总有很重要的部分是他们不得不独自扛着的。助人者听得越多，问题越成为彼此都知道的事。这几乎就好像是这个问题，与伴随着它的痛苦、恐惧、羞耻和困惑，开始被带到它们之间的那个房间中。这一旦发生，咨访双方就可以开始一起"绕着"问题"转"，从不同的角度剖析它，并决定如何处理它。某种程度上，倾听就是信息的收集，了解发生在个体的生活中事情的事实,涉及了谁和问题是如何发展的。然而,不仅如此,它还是关于愿意进入另一个人的生活,作为一个同伴和见证者的意愿。倾听,在最广泛的意义上来说,总是个人的;它总是涉及一个人对另一个人的情感和道德的承诺。寻求心理咨询的人做出被了解的承诺,咨询师授予自己愿意去了解的意愿。

"只是谈话"的重要性并不会被过分强调。无数次,使用咨询的人报告说最有帮助的就是得到谈话的机会;有人倾听;可以被听到;可以分享令人尴尬的秘密。然而,在会谈的过程中,有时特定的任务可能会被关注。这些任务出现的原因是因为咨询会谈总是发生在与某些生活目标有关,总是有达到这一目标的目的。这就像是,当在"仅仅谈论"一个问题时,个体在寻找如何解决问题的方法。通常,解决问题的答案会从谈话中出现,甚至是完全成型的出现的。然而有时,或许会意识到一种可能的答案或解决方法,但是需要以更加结构化或有计划的方式来解决。当咨询是朝向一个清晰的问题时,经过对这些情境的检验,我们才进入下面的章节。

✋ 扩展阅读建议 ✋

Rennie, D. L. (1998) *Person-centred Counselling: An Experiential Approach*. Londen: Sage Publication.

第 10 章

理解具体的问题性反应

"我好像比几周之前变得更累了。我不明白为什么会这样。"

"这是你想要谈论的东西吗？"

"是的，我担心我可能正在再次陷入问题中去。"

"我能问你下，这每天都会发生吗？是全天都觉得累，还是在某些特殊的时刻才这样？"

"不是一直觉得累——它是来来回回间断发生的。"

"有很多原因可能导致这种情况。不过我在想——不如我们聊一聊你最近一次觉得累的时候。比如在某一时刻的状况吧。你愿意详细地谈谈吗？"

简　　介

上一章介绍了如何帮助来访者谈论他们的问题，以便了解在他们的生活中发生了什么，并理解对他们来说可能是焦虑、无意义、混乱的经验的一些观念。当人们以一种开放的方式谈论自己的问题时，他们可能会间隔性提到某些具体的事件，这些事件是造成他们困扰的典型事件。换言之，当人们笼统地叙述问题时，咨询师可以请他们描述一个具体的例子，说明问题是怎样在他们的日常生活中发生的。对咨询师来说，在心理咨询中发生的这些事情代表着宝贵的机会，因为它们可以使咨询师在日常的基础上了解更多个体的想法、感受和行为。因此，对具体

*的问题性反应*意义和重要性的关注是大多数心理咨询关系中的一个核心任务。不管还要完成其他什么类型的任务,在某个时刻,咨询师还是不可避免地需要和来访者一起工作,理解、学习来访者所经历的令人困惑的事情。本章的目标就是去思考怎样达成这一任务,即怎样通过咨询方法来理解所发生的事情,并探索其潜在含义,以便采取进一步的行动。

问题性反应的例子

在心理咨询中出现的问题性或令人困惑的反应事件有两种。第一种类型的反应是由来访者对发生在生活中的令其无法理解的事情的表述组成。例子包括:

"为什么我要让他像对待一个受气包一样对待我? 他昨天来我家,最后的结果是我给了他一些钱。我为什么要那样做?"(一个在家庭暴力项目中的女性对一位工作者说。)

"我好像没办法规划自己。昨天我给了自己一早上的时间去整理我的归档系统,但结果我把所有的时间都浪费在一个并不重要的住房要求的案子上。我似乎正努力让生活变得更糟糕。"(社会工作者,在一次同辈互助团体的会面中。)

"不管我告诉自己多少次那很愚蠢,也不管我有多么想阻止自己,每当我看到一个尖锐的物体,我马上就想到我该如何用它来割伤自己。我希望能停止那样做——总有一天我会做得过火的。"(监狱犯人对一个自杀及自残热线的接线人说。)

"我当时正在与同事开会,然后突然觉得情绪非常低落,对一切都感到绝望起来。那是从哪里来的?"(商人因为失眠问题咨询他的医生寻求帮助。)

理解在一种情境下出现个人感到疑惑的反应是一种通常可以称之

为自我质疑语句的咨询任务,它通过"为什么我要这样做和我该怎么样做一些改变"的语句进行。通常,从业者——咨询师通过说一些类似的语句来回应上述这些表述就足够了,"这是我们可以一起看看的东西吗?"或者"你认为花几分钟讨论多说一点会有帮助吗?"

在心理咨询中提及令人困惑的或问题性事件或反应的第二种方式是通过对咨询师问题的反应给出的。在下面的例子中,一位来访者谈到了一个笼统的问题,然后咨询师请他分享一个具体的例子:

174

> 来访者:我跟我妈妈一直有一些争吵。她试着要帮助我,我知道
> 　　　　她是。但是她采取一种非常有控制性和操纵性的方式来
> 　　　　帮我。我发现自己是赞同她说的话,也认同她的建议的。
> 　　　　但是之后,当我一个人独处的时候,我的眼泪便会夺眶而
> 　　　　出,因为我意识到我所同意的那些对我来说并不合适。
> 咨询师:我感觉到这对你来说是个很严重的问题。你以前提到过
> 　　　　这件事,而且我能看到你现在谈论它时有多么的不安。
> 　　　　好像在当时你似乎真的很需要你母亲的帮助,但事实上
> 　　　　她做的事却让你感觉更糟,因为不知道什么原因,当你跟
> 　　　　她在一起时,你并不能坚定自己的立场。我想知道,你是
> 　　　　否愿意描述一个具体的你们发生矛盾的场景,以便我更
> 　　　　详尽地知道发生了什么呢?这样可以吗?

在这个例子中,咨询师对于来访者的困境已经有了一个总体的感觉,并希望现在在一个具体的例子中确认自己的理解。

这种咨询中的片段可以在来访者两个相互矛盾的目标的背景下看到。来访者试图*理解*自己为什么这么做。他们也想要*改变*自己的做法。花一些时间思考这些令人困惑的,或问题性事件的意义代表着用来完成这些目标的一个步骤。通常我们也还需要采取其他的步骤。例如,意识到令人困惑的事件的意义可能致使我们关注行为改变(第12章),顺利完成人生转型(第16章),或者实际上任何其他咨询任务。

练习 10.1：理解你自己生活中的问题性反应

　　你上一次对某一情境表现出令人困惑的反应是什么时候？花几分钟写下对那一情境的描述，你是怎样反应的，之后有什么感觉。你对这一情景的回应方式有什么奇怪的或令人困惑的地方？你现在能理解自己的反应了吗？有什么人或事物帮助你理解所发生的事情？你从整个事件中学到了什么东西，可能帮助你与想要理解他们问题性个人反应的来访者一起工作？

175

🖐 理解问题性事件：理论的视角 🖐

　　作为一个咨询师，理解为什么来访者关于特定具体事件的描述相当宝贵是很重要的。理解心理咨询过程这一方面的相关理论观点基本上有四种，来源于*叙事理论*，*经验心理治疗*，*人格理论* 和*认知行为治疗*（CBT）。

● *问题性反应事件的叙事视角*。心理咨询的叙事方法强调来访者使用语言和对话以便于让咨询师了解自己的方式。当来访者以笼统的方式讲述他们的问题时；例如，描述"经常"发生什么，或把具体的事件归类到广泛的类别中（例如，"我很担心""我们争吵"），那么咨询师被允许在一个相对表层的层次上去了解来访者。咨询师可以知道什么困扰着来访者和他们想要从咨询中获得什么，但是并不了解来访者生活中时时刻刻的经历。相反，当来访者描述一个具体的例子时，咨询师就像是能在那个事件中和来访者在一起一样。一个详细具体的描述包含了来访者在事件不同时刻的想法和感受的信息，他们如何做决策的信息，以及他们如何评价事件不同方面的信息。换言之，叙事视角提供了具体事件的详细故事，允许咨询师能更亲近来访者。这些故事就像是打开了一扇通往来访者个人世界的大门。这一观点的进一步详细说明可以在麦克劳德(1997b,1999,2004a,b,2005)的文献中找到。

- *经验治疗的视角*。经验治疗是一种与来访者或当事人为中心治疗的很多理论假设一致的治疗方法。经验治疗最有影响力的版本与莱斯·格林伯格(Les Greenberg)和罗伯特·埃利奥特(Robert Elliott)的工作有关。这种方法最初被描述为加工——经验治疗(Greenberg et al.,1993),但是目前更多地被重命名为情感聚焦治疗(EFT)(Greenberg,2001)。格林伯格等人(1993)发展了一种有用的思考问题性反应事件的方式,这成为这一方法治疗上的基石。这些理论学家提出,在理解问题性反应的任务中,个体描述的问题在本质上是基于被描述为*自我分裂*(self-split)的问题。事实上,来访者说的是一部分的他们做了某些事,而另一部的他们则对这项活动不满。这种在个体自我经验中的二元性或冲突才是理解问题的核心。这就好像个体在与他们自己争论一样。如果*理解*的任务要顺利完成的话,在某个阶段请个体在这些关系中考虑问题几乎肯定是必要的。因此,对咨询师来说,在这一任务工作的起始阶段,就对这一潜在冲突本质的线索提高警觉,将是非常有用的。事实上,如果个体依旧在自我纠结,而又想要继续参与改变他们行为的进一步的任务,这将只会削弱他们成功改变的能力。

176

- *人格理论的视角*。当代人格心理学学界的一个重要人物是杰弗逊·辛格(Jefferson Singer),他提出个体的认同感,和他们呈现给其他人的影像,大部分是围绕*自传体记忆*(autobiographical memories)组织的(Singer and Blagov,2004)。这里的观念是,我们每个人每天参加很多的活动,结果当描述我们是谁时,在整个一生中有无数可以利用的记忆。然后,通常来说,当思考我们的生活,或告诉他人我们生活中的事件时,我们每个人一再可用的生动的个人记忆却很少。因此,当在心理咨询中和来访者工作时,这些自我定义记忆,或自传体式记忆,是非常重要的。这就像是来访者在整个人生中挣扎的核心情绪和人际关系问题都是被包含在一小部分生动"场景"中的。从某方面来说，这可以被看作一种用喜剧的方式理解生命模式的视角：就像一出戏剧或电影，由一系列场景组成，在其中核心问题被演绎出来。这种理论对使用咨询来理解问题性反应任务的潜在含义是，问题性反应事件可能是重复或强化个体最早的自传体记忆所展示出来模式的一个近期"场景"。例如，前面描述的，允许母亲去控制自己的来访者，很可能产生母亲不让她自由地去玩，或不让她自己做决定的童年事件或场景的描述。因此，目前问题性反应可能是来访者人生中一个更宽泛的模式的表达。因此，成功探讨一个近期或现有事件的意义，可能在某个阶段导致来访者做出这种更广泛的联系："哦，现在我理解了，这就是和我妈妈一起一直这样的原因"。然而，这个场景的每一次现在（或将来）的重现都给来访者一个改变它的机会。谈论几天之前发生的琐碎而奇怪的反应可能导致谈论一些大事件。

- *为什么从一个 CBT 的视角来看，具体事件是重要的*。认知行为治疗（CBT）采取一个结构化的行为改变方法，这个方法尝试确认导致功能不良状态的行为、认知和情绪的序列，然后寻找一种干预方法打破这种序列，取而代之允许个体构建新的应对模式（Westbrook et al., 2007）。从认知行为治疗视角来看，粗略的关于"经常发生什么"的描述是没什么价值的。为了使用 CBT 方法来帮助来访者改变，必要的是引起在具体情境中对个体是怎么想的和感受的细致的描述。因此，来访者对具体问题性反应的描述是为了让 CBT 技术使用成为可能的必需的信息，如果来访者相信 CBT 技术对他们来说是有价值的。

综上所述，这些理论观点强调了咨询中具体化（concreteness）的重要性——具体化是一种让来访者根植于在他们生活中实际发生的事情具体细节上的一种技术。在这种情况下，问题性反应事件是特别相关的，因为它们代表了来访者感觉值得讲述的事情的具体例子。

专栏 10.1：尊重好奇心的重要性

　　成功地使来访者能理解问题性反应就像是创造一个结构或脚手架，在其中来访者能描述他们的经历，反思它可能有的意义，并得出结论。尽管在这个任务上有一些有力的理论和方法，但是对咨询师来说，使用这些观点让他们对可能性变得敏感，而不是成为他们必须遵循的固定条例，这是很重要的。一种对好奇心尊重的态度是这种工作的一个良好基础(Morgan，2001)。毕竟，来访者要谈论一些对他们来说很难开口的事情。如果这些事情不难开口，他们自己可能就能解决它们了。

处理问题性反应的咨询方法

　　在与个体就理解问题性经历，如对一个情景的令人困惑的反应的任务工作时，咨询师有很多方法可以使用。就和任何心理咨询任务一样，"只是谈话"是很有帮助的。来访者谈论已发生的事情的时间越长，越有机会去反思他们的行为和反应的意义，并在这个特定事件和讲述过程中出现在脑海的其他事件之间建立联系。因此，使用基本的心理咨询技术来促进对问题性反应的讨论是十分有帮助的，使用个体为中心的咨询原则，追随来访者，信任来访者有能力找到他们自己问题的解决方法。这种过程可以通过邀请来访者创造一个所发生事件的图表或图像，或通过角色扮演把事件复演出来得到增强。作为一种允许来访者将他们的感受外化的方式，这些技术对一些来访者可能有用。

　　格林伯格等人(1993)提出了一种针对这种类型的任务特别有效的处理方式。他们认为最好的方式是，邀请来访者用一种能够突出与那个事件相关感受和情绪的方式来谈论他们所困惑的或问题性的行为，包括与事件有关的情绪与情感。这种方法本质上包括三个阶段。首先，邀请个体以第一人称的方式详细叙述一个某次问题性反应发生的例子。通过用第一人称"我"（我做了这件事，觉得……）来详细叙述某个特定事件，个体能够时时刻刻鲜活地重新体验到底发生了什么。这种谈话方式能够丰富地描述个体在每时每刻的想法与感受，并特别突出了个体的意图，使得能够确认正在上演的相互冲突的意图（"我想逃走，但同时我告诉自己必须要面对挑战"）。以灵敏的方式使用心理咨询技术促进故事的讲述是非常有帮助的，例如，通过总结和非言语信号的注意。一旦来访者完成了他们对问题性事件的描述，提供一个概括性的叙事总结是非常有价值的，这个总结包括了你对什么导致了事件发生，事件本身的展开，以及那个经历后果的理解。关于这种冗长总结或检查的一系列有用的观念可以在欧曼（1997）的文献中找到。咨询师对来访者故事讲述反应的一个重要方面是它在来访者经历事件中的感受和情绪主题上捕捉和反馈的程度。

任务的第二个阶段涉及用这些冲突意图，或者部分自我来理解事件，并找到一个方法在它们间架起*意义的桥梁*，以此，这些不同、对立的个人冲动或信仰可以一起工作并进行对话，而非产生冲突。格林伯格等人（1993）提倡使用双椅工作（见 pp. 251 - 5①）来促进这一过程。然而，可以使用更传统的对话方式实现任务的这一部分，或者邀请来访者对在他们所处情境中激发冲突的自我部分进行描绘。

这个过程的最后阶段涉及对来访者在之前阶段中学到东西的含义进行检查。理想情况下，来访者应该发展出一种"是的，这个事情就是那样发生的"的意识，并处于一个讨论这种意识对于将来自己如何处理这类情境的意义的立场。

❧ 案 例 ❧

使用格林伯格等人（1993）的方法去*理解问题性反应*任务可以在

---

① 此为原版书页码，后同。

下面的例子中看到。

　　一个商人卡马吉特（Kamaljit）向梅利莎，一个商务咨询师咨询，卡马吉特就自己的制造公司转交给他儿子肯尼管理的过程向梅利莎寻求咨询。在咨询的某个时刻，当梅利莎和卡马吉特在回顾关于转交公司的时间表时，卡马吉特提到他对于最近自己常常会因为一些"真正琐碎的小事"对儿子"火冒三丈"的趋势感到很担忧。他陈述说："我就是不明白发生了什么事。我们在一起工作配合得很好。在生意上他懂得比我多。为什么我会突然像这样情绪失控？你认为我是否应该参加一个愤怒管理的课程？"梅利莎想知道这段陈述是否标志着某个潜在的问题，可能对生意计划的成功制定起着关键作用，她认为花些时间深层次探讨这个话题可能会有所帮助。她询问卡马吉特是否愿意花几分钟关注一下"脾气失控"的这些情境，目的在于"找出此时到底发生了什么"。他同意了。然后梅利莎请他选一个他"大发雷霆"的事件，并详细描述给她发生的一切，就像发生在现在一样。虽然有一些难度，在频繁地留在"当下"的提醒下，他开始重新进入几天前生气的那一幕。

179

卡马吉特：我坐在我的办公桌前。肯尼带着一份他最近一直在忙
　　　　　的与新供应商的合同副本进来，交给我签字。我通读
　　　　　了一遍。仅仅只是几页。做得很好。我抬起头。他在
　　　　　他的手机上确认邮件。我突然朝他发起火来，告诉他
　　　　　应该更加注意，这在商务会议上是不允许的。

梅 利 莎：他对此如何反应？

卡马吉特：他道了歉，并把手机收了起来。

梅 利 莎：我想知道在你生气的那个时刻发生了什么？你当时正
　　　　　在想什么，感受到了什么？

卡马吉特：哦，很平常。我不再重要了，他们不需要我了。

然后梅利莎请卡马吉特探索在他生命的这个阶段"他们不需要我"的感觉对于他的含义。很快，他就能确认自己继续被人需要，或在退休后能发挥更大用处的方法，除了他所失去的工作角色。通过对他核心自我或身份意识张力的两方面表达（例如，"我是有用的人，我照顾家里的每个人"与"我老了，他们不需要我了"），他达到了更好的理解，这不仅有助于他更好的理解他和儿子之间的这些特定的事情，也帮助他更好地理解他对自己整体生活中正在发生的巨大改变的感受。

在这个案例中，梅利莎有足够的咨询技巧意识到卡马吉特对他儿子"大发雷霆"的陈述可能是他生活的某个方面需要进一步探究的一个标识。卡马吉特提及他与儿子之间发生事情的方式显示，这些发生的事情令他感到困惑，不像是他的性格（例如，不是一个通常的行为模式或特质的结果），而且是不恰当的（例如，也不是对即时情境的理性反应）。因此，这个事件很难和他是谁，他是怎么生活的常规故事相协调或整合。言下之意是，他对儿子的应对方式意味着一些重要的东西，而这种意义是值得被了解的。在梅利莎对卡马吉特的反应中，她需要确认的是他承认自己对待儿子的方式是有问题的，同时他愿意在这个时刻和她进一步探讨这个话题。毕竟，就他们在那个阶段的关系，他可能还没有感到足够安全到与梅利莎讨论到那么深入。当他确认愿意进一步深入探讨这个事件时，她试探性地建议了一个他可能做得到的方法（详细讲述一个真实的问题性反应事件的故事）。

当个体对自己是如何让情景变成一个问题达到一个新的或更丰富的理解时，这项特别的咨询任务就有效地结束了。在卡马吉特的案例中，通过理解他的问题性愤怒反应背后的原因，他能很容易改变他对儿子肯尼的行为反应方式——只是简单地提醒他自己，和请儿子提醒他，这些情境对他的含义。如果他在不理解他的问题性行为的前提下，就尝试发展方法来管理和控制自己的脾气（例如，直接计划改变行为方式），他很可能会继续压抑他"不再有用"的痛苦感受。在这种情况下，很有可能他感到受伤和不被听到的那部分自我会削弱他改变的努力，结果是任何的愤怒管理项目都将是没有用的。

　　这个举例也阐明了其他理论视角的相关，通过请他重新叙述"大发雷霆"的具体例子的故事，梅利莎能更接近卡马吉特真实的生活经历，就像叙事理论所预测的那样，以一种允许她更好理解卡马吉特和更加促进改变可能的方式。卡马吉特所引出的详细的描述为行为改变提供了一个平台，即使在心理咨询的这一刻认知行为疗法并没有被使用。卡马吉特的故事与他的自传体记忆存储的一个重要方面有联系——作为一个提供者和处于控制地位的影响——可以延伸回童年。

181

专栏 10. 2：注意到未被讲述的东西

　　当来访者在讲述一个问题性反应的故事时，倾听他正在说的东西显然是很重要的。在他描述的间隙注意到那些未被讲述的东西也同样重要。精神分析研究者，李斯特·鲁伯斯基（Luborsky），提出在个人故事中，就情绪和理性内容而言，存在三个关键元素：成为主人公的意愿、主角或故事讲述者想要的其他人的反应、和他们自己对他人回馈的反应（Luborsky et al.，1992，1994）。如果一个故事中，任何一个元素缺失了，从听者／咨询师角度来看，结果就是这个叙述丧失了不完整的感觉。在这种情况下，咨询师以一种温和的方式去询问缺失的元素是很有用的，通过说这样的话语"那真是一个有影响力的经历，但我有点好奇——当你妈妈那样对你反应的时候，你对她的反应是什么？"对可能缺失的东西的进一步的观点来自与朱迪·维格里姆（Jodie Wigrem，1994）的一篇论文，在她的临床实践中，她观察到在描述一个情绪上痛苦或威胁性事件的来访者倾向于跳过故事中很难讲述的一些片段。像鲁伯斯基一样，她发现尝试性地对缺失的东西感到好奇，并邀请来访者填补这些空白是很有帮助的。对很多来访者来说，只有当他们能讲述整个故事的时候，问题性反应才能开始变得有意义。

182

🖐 小 结 🖐

以具体的、特定的方式讲述问题性事件和真实经历是在所有有效咨询中都能追踪到的线索。如果来访者和咨询师之间存在良好的关系，来访者就能在自己问题的普遍性描述和具体的详细例子之间来回往返。如果来访者不能引出具体的例子，肯定出了什么问题——要么他们感到和咨询师在一起不够安全到能让他们接触正在经历的现实，或者现实太过于痛苦或可耻以至于不能向任何人描述。这一任务领域的不寻常之处在于存在一种基于研究的方法，是由莱斯·格林伯格和他的同事们提出的，可以作为指南来用。然而，应用他们的模型时要有敏感性，如果这对来访者看起来没有帮助，愿意追随来访者引导的方向很重要。

🖐 扩展阅读建议 🖐

关于如何完成这类咨询任务的指南的关键来源：

Greenberg, L. S., Rice, L. N. and Elliott, R. (1993) *Facilitating Emotional Change*：*The Moment-by-moment Process*. New York：Guilford Press. (Chapter 8.)

第 11 章

解决困难的情绪和情感

没错,你是对的

就像是我的祖父

在我被爱我的人包围的同时,我很孤独。

有时这让我难以承受。

抱歉。

这就像一种特别的如影随形的痛苦。

一些确实不好的情绪。

就在这里。

这和癌症带来的痛苦不一样。

有时我几乎

想要

逃离和哭喊

抱歉。

简　介

当某人想要和咨询师交谈时,在某种层面上是因为对有些事情"感觉糟糕"。无论咨询过程多么集中在认知和理性地决策与计划行动方面,咨询工作中总是有一个情感的纬度。因此,对于进行不间断咨询的大多数来访者而言,总有一种在某个点去看看情绪和情感的需要,带着解决它们、改变它们或理解它们的目标。本章为心理咨询中处理情绪的话题提供了一个导入性的指南。本章提供了一些理论视角作为一种发展对情感重要性理解的手段,也描述了一些已经提出的针对情绪导向工作的咨询策略或方法。

184

> **练习 11.1:你个人情绪的概述**
>
> 对于表达自己的情绪你感到舒适自在吗? 是否有一些情绪是让你感到相对舒适的,而另一些情绪让你难以表达或倾听? 你个人情绪的概述对你作为心理咨询师的工作有什么意义?

🖐 理解情感 🖐

总的来说,我们生活在一个重视和强调理性胜于情感的世界里。这其中有许多原因。情感是对一个情境直接的身体反应,赋予行为直接和清晰的含义。比如说,恐惧引发逃跑行为。我们中的大多数人生存在复杂、拥挤的都市环境中,在其中我们不断地面对着多种相互矛盾的刺激和规则,而经过深思熟虑的周全反应往往是最有效的。在这样的环境下,一个自发的情感反应有可能会导致麻烦。因此,我们在早期就学会了为了与他人相处而压抑自己的情感。过去,个体倾向于通过面对面的接触了解人和人际关系,如听他人讲述一个故事,或者观看一场在舞台上演出的戏剧。在这些情境下,一个人身上的情感能够直接地传达给他人。与此相反,处于当代社会之中,我们主要通过看电视或阅读小说来了解人和人际关系。这两者都是"冰冷"无情和空洞的媒介。当看电视节目的时候,我们被置于一个非常冷漠的观察者身份中,很少能与任何个别演员或角色的主观身体情感和情绪联系起来。我们也处于能够随时关掉电源,使电视中角色消失的位置上。

尽管那些情感的不安和矛盾已经渗透进入我们多数的文化中,但承认情绪和情感是生活的基本要素还是必要的。咨询关系最重要的作用之一是它提供一个允许感受和表达情感的空间。将情绪情感视为意义的来源，或信号系统也许有所用处。作为人类来说，感知、思维与推理、用概念和想法指导行为的能力与生俱来的。对比认知信息加工和决策系统，存在着一个直接作用于各种人体机能诸如心率和呼吸的基于情感的控制系统。当认知加工根据成千上万个能用语言描述的概念和类别进行信息分类时，情感系统可以根据一组更小的通过生物进化根植于身体的类别来进行信息分类：愤怒、恐惧、快乐、悲伤、愉快和厌恶。因此，从心理咨询的观点来看，情绪情感总是有一些意义，这些意义与个人生活空间或个人领域中所发生的经历有关。情绪和情感是个人对于事件、他人或情境的基本态度或行为趋向信息的身体信号。举个例子，特定的情感反应是基本的生物"战或逃"(fight-flight)反应的一部分，它们表明在环境中存在一些具有威胁性，会引起愤怒（消灭威胁或使之驱散）或是恐惧（逃避威胁）的事物。人们易于想要在咨询中探索的情感反应是那些个体不清楚情感的意义所在的情感反应，要么因为情感状态是短暂而模糊的，由情绪痛苦的一般感觉组成，或者因为是混乱或者令人困惑的（为什么我会一直感到生气还发脾气？）。当一个人真的了解并接受他对某些事物的感觉时，那么他往往不会寻求心理咨询了。

185

　　情绪情感经常模糊不清和令人困惑的原因是在人们可能成长的家庭或是更宽泛的文化环境中，在其中特定的情感是不能被接受的。例如，很多男人学会如果感到忧伤和失落，甚至害怕是没有"男子气概"的。很多女人被教导相信对她们来说生气是不适当的。因此，男人对于任何个人感受或表达悲伤的可能性感到害怕或羞耻。女人对于任何感受或表达生气的可能性感到恐惧和自我厌恶。男人可以生气，但不可以悲伤；女人可以焦虑或害怕，但不可以愤怒。虽然这些是十分宽泛的概括，无法简单化地适用于个人生活，但它们的确阐明了一个关于情感的基本事实，那就是*一个人所展示的情绪和情感也许掩饰或保护着其他更难以承认的情绪情感*。讲到情绪情感，考虑*真实性*(authenticity)的概念是有帮助的。当一个人表达真实的情感时，他们所说的话有一种真实感，并能够对任何与他接触的人产生直接的情绪影响。例如,即使是收听一个关于悲痛的灾难受害者的电台访问,一个从未见过面,在千里之外,说着另一种语言的人,也会有一段深刻感人的经历。相比之下,参加一个伴随着亲人哭泣的家庭葬礼,能唤起人分离的感受。当一个人表达真实诚恳的情绪情感时,会有一种安慰或释放的身体感受和一种关于与这种情感相联系的事件或问题解决的感觉。这些是情绪或情感是否为原始的,或是掩盖一个更基础情绪的次级情绪的有效指标。挑战一个正在表达错误或假装的情感的求助者是很难有所帮助的。在当时,他正在表达的情感对她自身来说是足够真实的,并且值得思考和尊重。而对于咨询师而言,这里的观点就在于乐意倾听来访者本能的感觉,也许会有*更多的情绪涌现*。

加拿大心理学家莱斯·格林伯格,对理解心理咨询中情绪和情感的作用做出了重要的贡献(Greenberg et al.,1993;Greenberg,2001)。他使用"情绪加工"这个术语传递了这样一个观点,就是咨询师应该努力去做的是与求助者合作,让情感的意义一点一点地展现开来。通过保持这种情感和全方位地观察它的各个不同方面,大体上可以达到这种效果。任何一种针对情感的咨询方法尝试要做的仅是如此——帮助个体反思情感的内容,在何时何地发生的,它将会带来什么,以及它有什么含义。

在心理咨询中对*情绪*和*情感*进行区分是有必要的。两者都是以同样的物化、内部感知的方式来回应世界的一部分。两者都是意义和信息的来源。然而,情绪可以被视作始终存在的内部感知,在任何时候都能涉及。情绪通常是多层面的——在同一个情境中,人们的情绪有很多方面,或者人们可能意识到的情绪有很多种。对比而言,情感,是更加明确的。它掌管着身体,并通常可以被确定为一样东西;比如说,愤怒。在心理咨询中,情绪总是方程式的一部分。对于咨询师来说,理解一个人在说什么,很大程度上受到个体传达的情绪和咨询师在倾听时自己的感受的影响。在心理咨询中,强烈的情感极少发生。然而当它确实发生时,则需要注意了。有效的心理咨询技巧需要勇气,去乐意和表达强烈情绪的另一个人在一起,同样地,还有能够进入个体日常情感世界的敏感度。

186

> **练习 11.2：单位文化的影响**
>
> 你工作地点的情感侧写是什么样的？哪些情绪是被允许的，以及在什么情况下被允许？哪些情绪是被压抑的？对那些在你的办公室或诊所表达禁忌情感的人来说会发生什么？对作为从业者的你，和对那些使用你服务的人来说，你咨询的情感侧写有什么意义？

🖐 心理咨询中情感任务的类型 🖐

这里有三大类关于处理情绪和情感的咨询任务。它们是：

1. *探索难以捉摸的、模糊的或隐藏的情绪。*当个体可能对他们关于一个问题的感受有一种模糊的感知，但却无法用言语来表达，或者长时间保持这种感受以了解什么与之相关时，这个任务的标记就出现了。有时候，一个人也许会声称他什么都没有感受到。这里的咨询任务是把被充分感受到的部分带入意识中，使之成为对求助者有用的意义和信息的来源。举个例子，吉娜（Gina），一个医学实验室的主管，与她的人力资源（HR）经理商议如何最好地处理一个一直上班迟到的技术员。跟着吉娜对这个问题的描述，这个 HR 经理问她"我明白这个事实是相当直接的。但是似乎还有些别的事。也许这并不相关，但当你在说的时候，我发现自己想知道你对这个人的感觉如何"。这个问题使吉娜失去了平衡。她回答说她没意识到对这个同事有任何特别的感觉。HR 经理询问她是否愿意停下来一两秒，仔细考虑她在刚才那个时刻意识到的任何情绪。在短暂的沉默之后，吉娜笑了，并说，是的，她认识到她非常喜欢这个技术员："她使我想起自己的女儿，她非常的热心和富有感情，对这个团队也有很大的影响——她是所有其他人在需要谈论什么事时都会求助的一个人。"在更深一层的情况讨论中，吉娜开始能认识到她不情愿承认她对她同事的喜爱导致了她采用过于正规和严

187

格的方式对待迟到问题,转而阻碍了她与这个同事保持"友好"交谈这种也许能创造性解决问题的方式。对吉娜来说,更清楚地意识到她的感受是解决她的困境至关重要的线索。

2. *表达出被抑制的情感。* 如果一种强烈的情感被一件事所激发,似乎人类的一个基本需求就是以某种方式表达这种情感。如果情感没有被表达或释放,个体会有种不完整感,或是能够影响正常机能的"未尽事宜"。情感需要表达,抑制情感会造成心理和身体损害的理念,可以追溯到古希腊的*宣泄理论*。这类任务的标识可能简单的就是人们自己认识到,有些情绪就要出来了:"我只是需要好好地哭一场"或是"我内心觉得非常生气,但我却不能为此做任何事"。咨询任务包括为安全的情感释放创造条件,或促进情绪的安全释放。阿里(Ali)是一个和他的家人一起逃离压迫政权统治的难民。安全地待在伦敦,并等待他工作许可的落定。阿里却开始因为一连串的小病每隔两周就去见他的全科医生——背痛,胃痉挛,头痛。在其中一次见面中,这个全科医生询问阿里他是否认为预定一次比较久的咨询,给他们更多的时间讨论阿里的情况和这些不同的病是否在某些方面存在联系会有所帮助。阿里欣然同意,并在他走出房间的路上开玩笑说:"你最好当心点医生。在我们下次见面的时候准备好一些纸巾。一旦我开始说话,我有五年的眼泪等着流出来呢。"在他们下次咨询的一开始,他的全科医生邀请阿里诉说在离开他的国家和来到英国的过程中曾经在他身上发生的全部故事。在片刻之间,阿里随着他所描述的恐惧、折磨和失落的场景,泪流满面。医生将椅子移到阿里的旁边,把手覆在阿里的手上。他鼓励阿里接着讲下去,继续说完他的故事,不时地安慰他"你现在没事了,你在这里很安全呢"。在一个星期之后的随访咨询中,阿里报告说"这是我这几年第一次感到舒服。我一直忙于志愿工作和照顾孩子,一点也没想到头痛和背痛。"

3. *限制或掌控被体验为失去控制的情感表达。* 上面描述的情感聚焦任务的共同目的是学习怎样把埋藏或抑制的情绪带入意识状态,并接受它们可能对个人生活参与的贡献。相比较而言,在咨询中另一种类型的情感中心任务包括努力控制被人们视为不受欢迎的,或者不是自身一部分的情感体验、表达和表演。阿利斯泰尔(Alistair)是一个从事高速公路巡逻工作好几年的警察,目睹重大道路交通事故是他日常工作的家常便饭。同事们和他的妻子注意到他看上去"一触即发",很可能对最轻微的挑衅表示口头上,甚至偶尔身体的愤怒。被说服去咨询警察职业健康医师时,阿利斯泰尔不能被说服接受转介到心理学家那里:"我不是个精神病,我只是需要理清它。"这个职业健康医生决定邀请阿利斯泰尔回来进行一次比较久的咨询,以更深入地探索这个问题。在这次会面中,他询问阿利斯泰尔愿不愿意考虑一下他愤怒的发作是否存在一种模式。阿利斯泰尔同意了,在描述完最近三起他"冲昏了头脑"的事故之后,他开始认为自己需要进一步的帮助,来恢复他在工作情境中的自我控制。他说:"有时我需要指挥人们,并用清楚响亮的声音说话,为他们自身的安全指引方向,但是我现在知道我做得太过了。"会谈中其余的时间用来讨论他期望能够从一个临床心理学家身上获得什么以及转介的过程。

这三种"情感工作"的形式在一些实例中是咨询的关注要点,或者作为其他任务的辅助。例如,帮助一个人处理人际关系问题也许经常包括对一个麻烦的"重要他人"的愤怒或失落的情绪。上面描述的第三种情绪处理任务——限制被体验为失控的情感的表达——可以有效地看作行为改变任务的一种类型(见第 12 章)。本章其余部分讨论了当个人寻求帮助来理解模糊的、难以捉摸的,或是被抑制的情绪和情感时,在咨询中可以运用的一些方法。

189

练习 11. 3: 觉察日常生活中的情绪

在一整段方便的时间里(一个小时,一天),记录他人和你的对话中使用的情感情绪术语(还有你和他人的对话中使用的)。你能发现是否有什么模式? 例如,男人和女人,来自不同种族和社会阶层的人是否以不同的方式讲述情绪? 特别地倾听情绪情感,对你有什么影响,对你和他人的互动有什么影响?

✌ 心理咨询中处理情感的方法 ✌

　　可以被用来促进情绪情感的觉知和表达的方法多种多样，以及对其含义的探索。接下来的章节简单地描述了其中一些对这种工作有所帮助的策略。

形成对情绪情感的敏感度

　　有些咨询师似乎工作起来好像与他们试图去帮助的个体的情感生活不相干。这些咨询师的反应主要是引导个体朝着谈论他们的*做法*和*想法*的方向，而不是他们的*感受*。咨询师没有注意情感线索，或是邀请个体探索情绪情感。这是一种非常局限的咨询方式，会遗漏有关于个人生活事件意义的重要信息。另一些咨询师似乎工作起来仿佛情感的表达和宣泄是他们的主要目标。作为一般规则，这同样不是有效的。调查研究和实践经验都启示我们，情绪往往与情境、关系和事件相联系，并且有帮助的不仅是表达"真情实感"，还包括更多的了解情感的意义，关于正在谈论的情境、关系和事件情感又讲述了些什么。可能存在某些时刻，一个人需要的只是表达和"释放"一种被隐埋的强烈的情感，但这在心理咨询中是相对罕见的事情。通常，更有帮助的是使个体运用他们的情感作为行为的指导。在某种意义上，很多心理咨询是关于丹尼尔·戈尔曼（Daniel Goleman, 2005）所称为的"情商"（emotional intelligence）的发展，涉及让个人能更清楚地意识到他们的情感以及情感的意义。为了给求助者提供这种帮助，任何担任咨询角色的人都需要对他们与来访者关系中情绪情感的涌动保持意识和敏感度。

　　咨询师对情绪情感的觉知能力是建立在一段咨询经历期间愿意一直*倾听感受*（listen for feeling）的基础之上的。倾听感受主要是指对个体使用的情绪词汇比较敏感，并将这些词汇编入谈话之中。然而，这也包含着对情绪词汇的*缺乏*保持警觉的意思。有些人在处理生活问题方面有困难是由于他们不能够提及自己的情绪或是有意识地承认自身的感受。一个经典的例子是一个人也许非常依恋他生命中存在的那些人,却从不告诉他们自己有多爱他们,多在意他们,或者喜欢他们的陪伴。缺少情绪词汇的状态被冠以"述情障碍"(alexithymia)的标签,有心身疾病的人往往是有述情障碍的。一个敏感的咨询师会发现一个人的身体语言、音调甚至是他们正在描述的事件,都暗示着一种他似乎不能付诸言语的感觉。在这些情况下,咨询师尝试为个人提供情绪词汇来"试穿一下"是有所帮助的。

在与一个人维持一段长期关系的咨询情境中,作为咨询师你可能发现这个人持续反复地回到相同的情绪状态。他们会一直变得生气、感到厌倦、觉得抑郁,等等,无论他们处于什么触发情境。在情境中显得不那么适当的复发情绪往往可能是存在被隐埋情绪的一个迹象。看起来似乎发生的事是,一个人会"专攻"他们所熟悉的情感状态,而不是进入其他也许会使他们提心吊胆和失去控制的情感状态。在这些时候,作为咨询师,对可能隐藏的情绪状态的出现尽可能地保持敏感是很有用的,例如,通过捕捉生气的瞬间发现伴随着重复性悲伤的表达。

专栏 11. 1: 理解情绪的复发模式:"球拍"的概念

交互分析疗法(TA)是描述在生活中困扰人们的心理和人际过程方法的很好来源。在 TA 理论中,过着多产和健康生活的人们可以利用和适当地表达各种不同的情感——愤怒、恐惧、悲伤、快乐——来响应他们遇到的不同情境。然而,我们当中的许多人倾向于返回同样的情绪状态,无论我们处于什么样的情境。在 TA 的语言里,像这样情绪的复发模式被描述为*球拍情绪*(racket feeling),其定义是"一种熟悉的情感,在童年期被习得和鼓励,在许多不同的压力情景下体验过,作为成人的一种适应不良的问题解决方式"(Stewart & Joines,1987:209)。这种现象可以根据橡皮筋的活动过程来解释——假设是,当处于压力之下时,一个人会迅速并无意识地弹射回他小时候学会做的事情,作为一种处理可怕情况的方式。

191

然后浮现的情感状态是有功能性的，就像一个孩子，为了获得父母亲的支持和关心。球拍理论的另一个方面，作为一种理解显然不恰当的或是自我挫败的情感反应的手段，是同样也值得注意的"邮票"(stamps)理念。"心理交易邮票"的概念现在有点过时了。它指的是20世纪60年代超市的一个做法，即通过分发给顾客粘贴在册子上的邮票并让他们迟些日子兑换成现金来鼓励交易。（现在通过积分卡来实现。）邮票的要点在于它们需要贮存并迟些时日被抵价购物。在情感生活中的应用是有些人会体验球拍情绪，但在当时没有表达出来，而是将它们储存起来用以将来的情感倾泻。那些作为最终情感兑现容器的人们通常会诧异于可能被释放的情绪的强度——他们没有认识到在他们亲眼目睹的情感事件背后患者收集了多少。这些TA理论中的理念当然不是关于情绪情感的复发模式的最终定语。但是他们是有激发作用和令人深思的，并展示了普通的语言是怎样被生动地运用，以一种能够和许多正在寻求这些问题帮助的人们进行沟通的方式，来诠释情绪动力学的相当复杂的概念。

最后，对任何咨询师来说，在咨询会话中提高他们对情绪情感的觉知能力最好的办法之一是*倾听自己的感受*。咨询者自身的感受由在咨询关系中正在发生的重要信息的来源所组成的途径至少有三条。首先，一个倾听自己感受的咨询师可以意识到他正在感受的是由自身带入咨询会话的情绪组成的，而和求助者所谈论的内容无关。举个例子，一个担当嵌入式咨询角色的人可能会因为一些工作上的麻烦事觉得挫败和愤怒。这些情绪会有阻碍求助者并进入求助者情感世界的危险。为一场咨询会话所做的部分合理准备包括将个人的情感历程放在一旁以便能够集中注意力在别人的感受上。其次，当和求助者一起时，咨询师的感受通常表现为情感*共鸣*的形式：咨询师就像一只音叉，对其他人发散出来的情绪产生共鸣。因此，在咨询中的许多时候，你的感受可能是那时求助者感受的一条很好的线索（尽管这往往需要检验）。第三，咨询师对一个人的感觉反应可能就是*其他人*对这个人的感觉。举例来说,如果你对你提供咨询的这个人感到愤怒或气恼,也许其他的人(他的朋友、家人、同事)有时也会有同感。这种觉知可以被小心地用来探索诸如此类的问题:这个人做了什么事让我觉得愤怒? 我和其他人的反应是一样的么?(哪些其他人,在什么情况下?)这种反应会对此人与其他人之间的各种关系有什么影响?

在心理咨询中情绪敏感度是一件掌控双重注意力的事情:倾听自己的同时倾听求助者。这就是在咨询的训练中如此强调有时称之为"个人成长"工作的原因。这种个人成长很大一部分包括了解自己的情感生活,作为能够更好地调整进入他人情感世界的一种手段。

创造一个有助于情感表达的环境

如果一个人使用心理咨询处理一段情感或情绪,有可能是因为他们对承认或是表达情感生活的这个区域感到某种程度的尴尬、羞愧或抑制。如果这个人既不尴尬也不羞愧,很有可能是他们能够公开地在日常生活情境中表达这种情感。因此,确保这个人感到足够安全去表达情感是有帮助的。例如,个体被告知咨询师对于情绪表达比较舒适,或者他们可以按照自己的步调走,抑或是有充足的时间对待这个任务,他们会很放心。个体会担心在房间外的任何人是否会听到他们说的话,或者在他们离开的时候看到他们,又或者有些用来显出外部世界模样的设施(面巾纸,一个脸盆,镜子)。在一个温和的环境中表达情感可能会更容易些;比如,一把可以拍打和抚摩的有坐垫的扶手椅,而不是在一个配备着坚硬笔直的椅子的办公室里。咨询师也会在这些方面有所担忧——"如果我的同事听到从我办公室里传出来的大喊大叫声怎么办?""如果这个人崩溃了,我确定我也会开始哭,那么我怎么才能准备好面对我的下一位患者?"

利用个体的"情绪语言"

对个体谈论他们经历时所用语言的敏感能为促进情绪情感提供大量的可能性。人们避免接触自己情绪的其中一个方法是说得很快,或者频繁转换话题。人们有时这么做是因为他们在某些程度上意识到，说的慢了，或者停留在一个话题上，意味着与这个话题有联系的情绪或情感，或者在那个时刻被感受到的情绪和情感，也许会变得压倒一切。很多"标准"的咨询反应，如把个体所说的内容如实反应出来、允许沉默、用温和慎重的声音说话，具有把个体的速度放慢，并帮助个体与他们在那时的感受接触的作用。也许有些明确的单词、词组或是表象会对求助者有特定的唤起作用。通常，这些词组和表象会被嵌入求助者的讲话中，在他们谈到一个问题时产生。从咨询师的观点来看，这些词几乎可以跳出他们的会谈，显而易见地具有非常多的意义。咨询师可以将这些词或表象反映给个体，甚至可以邀请个体复述它们，并报告当他们尝试的时候发生了什么。

注意个体的身体所讲述的和所做的

由于情绪和情感是身体现象，有几种仔细注意在身体水平上发生情况的方法能够运用到情感工作中。当个体运用了一个情感词语，邀请他们指出这种感觉位于身体的什么部位，然后关注他们对身体那个部位的意识和他们对那里的感受是很有帮助的。身体动作是表达情感的一种重要途径——当开心时我们会跳舞，而在愤怒时我们会砸东西。当一个人谈及情绪和情感，或是看上去正在感受着一些东西时，将他的注意引向任何似乎伴随着感受的手势和动作，或者用言语表达出那个动作（"你握紧的拳头想要说什么呢？""如果这些抚摩着你另一只手臂的手指会发出声音，它们将会说些什么？"），或者大概重复和夸大那个动作（"再把拳头握紧点，然后坚持一会儿——当你这么做的时候觉得怎么样？"）是很有价值的。呼吸与情绪情感的表达是紧密联系的。控制或阻止情绪的一个非常有效的方法就是屏住一个人的呼吸或者尽可能地浅呼吸；与之相对，情绪的释放则是典型地伴随着长的深呼吸、叹气和打哈欠。有时一个咨询师能意识到个体正在屏住他们的呼吸，或是尽可能少呼吸。在这些时刻，向个体指出这一点，并邀请他们有规律地深呼吸，也许随着他们一起呼吸几秒钟，是很有用的。另一种情感的身体指示器是肚子的咕噜声。有些咨询者相信肚子的咕噜声,不存在明显的饥饿时,是一种被深度保留、埋藏的情绪挣扎着想被表达的信号。如果被问及,并且个体没有那么尴尬,他通常能够报告位于咕噜声背后的情绪或欲望。

使用扮演技术(using enactment)

当一个人希望去表达强烈的情绪,但发现很难"放开",也许使用*扮演*会有帮助。通常,一种强烈的被感受到的情绪是*有关于另一个人*的。例如,某人对一个同事感到愤怒,或者对双亲中的一方感到不知如何是好。在这些情况下,仅仅和咨询师谈话是难以完全进入情绪的——可能对个人来说存在一种谈论他们情绪的趋势,而不是直接进入这些情绪。一场面对面的咨询会话也是一个个体有可能在其中发挥一定程度的自我控制,并监督自己所说的话的情境,而不是允许自己沉浸其中或是被情绪主宰。邀请个体通过戏剧性地扮演和他们情绪客体的交互作用表现出自己的情绪,是促进情绪表达的有效策略。个体可以被要求去想象他们正在直接和另一个人对话:"你想和他们说什么——就好像他们在这里一样和他们说话吧。"这个方法有好几种变体,例如想象另一个人正坐在椅子上,允许这个他人回应,并鼓励关键表述的重复:"再说一遍——她没有在听你说。"(这种咨询策略经常被描述成双椅技术——Greenberg et al. ,1993.)在这样的扮演期间,如果咨询师坐在个体旁边,而不是对面,将是有帮助的。这么做有两个效果。第一,它强化了扮演,使个体和咨询师两者都与另一个人交谈成为可能。第二,它创造了一个情境,在其中个体不直接朝向咨询师表达强烈情绪——当个体知道他们愤怒的真正目标是其他人时,直接对咨询师表达愤怒会让个体很尴尬。扮演方法中的一种进一步的变式包括通过写一封给他人的信来表达情绪。这封信可能会被咨询师拿到后来的见面中使用,也可能保存起来,或者被仪式性的销毁,来代表超越信所携带的情绪的行为。人们会发现在连续的日子里写信是有用的,作为一种允许他们的所有情绪一点点浮现出来的途径。

经验聚焦

心理学家、哲学家和心理治疗师，尤金·简德林，提出了一种*经验聚焦*（experiential focusing）的方法，这种方法被广泛应用于一个人尽力理解，或是表达出情绪情感的情境中（Cornell，1996；Gendlin，2003；Purton，2005）。简德林认为个体涉及的任何情境、关系或事件的意义可以被个体能够提到的身体"体验到的感受"捕获。体验到的感受包括大量的*潜在含义*，这并不是个体在任何特定时刻都能明确知道或理解的。如果个体在一个情境中能够停留在（或*聚焦*在）他们体验到的感受上，那么身体呈现的意义层次可以开始被象征化并有意识地知晓。通常，象征化以语言的形式出现——个体发现单词和短语从体验到的感受中出现，而且能捕获它意义的线索。然而，象征也可以采取一个表象、图片、声音或者身体动作的形式。对于简德林来说，帮助来访者聚焦于一份未被清晰感受到的感觉的行为构成了一个基本的治疗过程，这个过程在几乎所有有效咨询的形式中都出现过。这是因为很多人生活中的一个主要问题是不允许自己在感受附近停留足够久的时间，从而允许自身生活中正在发生的事件的更宽泛的个人含义的浮现。简德林会认为，人们通过不停地说话，变得"忙碌"，或者不去注意身体情绪和感觉来避免聚焦在他们对问题所感觉到的感受上。一群使用这种方法的从业者已经建立起一套简单步骤来帮助人们进入他们所感受到的感觉，并利用他们在其间所获得的东西。他们鼓励在全世界的同辈自助群体中（Boukydis，1984），和那些经历了各种各样健康问题的来访者中，使用这些聚焦性指导。经验聚焦是一种已经被整合进发生在嵌入其他专业角色的咨询中的一种方法。简德林（2003）的书——《聚焦》，为怎样使用这种方法提供了清晰的指南。这些指南也可以在聚焦协会网站上获得：http：//www.focusing.org/。

个人和家庭仪式

仪式是一种被个人或群体赋予特殊意义的活动或惯例。人类总是

195

把仪式作为处理冲突和标记生活转变的方法。对于寻求解决情感难题的人们来说,仪式也许代表了在受到控制的环境下表达令人烦恼的情绪的一种有价值的方法。举例来说,一个被抑郁和绝望情绪困扰的人会通过以每天一整套象征着希望和更新的瑜伽操开始来抵消这些情绪。在塔尔曼(Talman,1990：ch. 3)的书中,讲了一个来访者玛丽(Mary)的故事。玛丽因为种种原因对她的父亲表示愤怒,希望把他排除在自己的生活之外。她和丈夫及咨询师一起,设计了一个仪式。在仪式中,玛丽用强有力的情感大声宣读一份来自她父亲的"分离法令",同时随着她丈夫演奏的音乐,咨询师焚烧了她父亲的一张照片。在咨询会话期间举行的这个仪式,对玛丽产生了巨大的影响。它标志着玛丽从一个被父亲统治的自我向一个自由的并准备进入人生不同阶段的新自我的转变。在心理咨询和心理治疗的文献中有很多仪式的例子,出于不同的治疗目的而被设计出来(Imber-Black and Roberts,1992；McMillan, 2006),并能够经过改编用于微咨询的情境。基本上,在咨询环境中,对个体最有意义的仪式是那些共同构建的,脱胎于咨询师和求助者一起努力提出的想法的,而不是"现成"的任何东西。

使用认知行为疗法(CBT)技术控制情感

如果一个人围绕着控制情感的目标寻求帮助,考虑使用认知行为疗法(CBT)或许会有价值。认知行为疗法包含一系列被设计或被改编,用来进行情感自我控制任务的方法。其中一些 CBT 技术可以在这种情境下应用,包括:

- 写下关于"情感事件"何时、怎样发生的日记——目的是确认由什么引起和阻止这些事件的因素。
- 详细地探索一段情感事件,然后一步步逆向操作事件之前的序列。这样可以引导咨询师和求助者共同努力找出打断引导情感序列的方法(比如,通过对自己说"保持冷静",或是通过想象一幅令人愉快的图像)。

196

- 寻找情感的替换物。例如:"如果你没有变得愤怒/突然流泪/害怕得四肢僵硬,你会做些其他的什么事?"

- 学会放松的技巧——在很多情境中,能够进入早先学会的放松状态或是有规律地呼吸可以给个体些许时刻暂停下来,反思他们的选择(例如,是否表达令人烦恼的情绪或者做些其他事)。

- 识别引起情绪的想法和"自我对话"的过程。例如,某些人会使自己生气,因为他们告诉自己别人看不起他们——这是一种会被咨询师挑战的非理性的或功能失调的想法。

CBT 技术的特别有效性在于它同时适用于两类人,一种是那些不是特别想理解自己的情绪,但只对控制情绪感兴趣的人;另一种是那些更喜欢有组织的,而不是探究性的咨询方法的人。在咨询师面前表达自己的情绪觉得害怕或是尴尬的人或许也更喜欢 CBT 的方法,它总的来说不要求任何性质的"此时此地"的情感表达。有很多提供基于 CBT 信息怎样控制诸如愤怒或害怕情绪的自助书籍和网站。由杰克·尼克尔森(Jack Nicholson)和亚当·桑德勒(Adam Sandler)主演的电影《愤怒管理》,从有点极端的观点描述了一些这样的技术是怎样在实践中发生作用的。

表达性艺术作为处理情绪情感的工具:舞蹈、动作、喜剧、画画和雕塑

情感问题常常围绕着一个事实,即情绪和情感是发生在现实中的一个过程,其大部分无法用言语来表示。一旦情感导向的咨询到达了个体可以谈到自己情绪的阶段,要么大部分的工作也已经完成,或者个体转入理性对待他们的情绪,而机会也已经丧失。表达性艺术是一种将情感经历能够强有力地转化为非言语形式来认识和交流的模式。举例来说,提供一块黏土或者类似的材料,能够给个体一个机会,允许他们用双手塑造一种形状来表达自身的情感。提供纸和蜡笔,能够使图像和颜色被利用起来。这些艺术工具很容易获得,而且对那些寻求咨

询的人来说是没有威胁的。在某些情境中,更复杂形式的表达性活动,如戏剧或是舞蹈,也是可以做的事。

文化资源

处理情绪和情感的任务可能单独发生在一场咨询会谈当中,也可能包括了个体决定在个人生活空间中的别处追求的行动。因此,就情绪和情感而言,咨询师的直接工作,在某些情况下可以被限定为计划和演习个体在哪里和怎样才会觉得足够安全去表达强烈的情感。存在一系列广泛的文化资源和环境能够对某些尽力去解决情感问题的人有促进作用。正如前面所说的,写信可以作为一种开导情绪的有力方式。其他形式的书写,像诗歌,也可以被利用起来。另一些人也许会选择通过在一场足球比赛中,或者在他们车里的私人空间里大声呼喊来表达狂怒和生气;抑或在坟墓边逗留,或花一些时间看着所爱的人的相片时任由眼泪流淌。对很多人来说,一个非常有价值的情感治愈资源是音乐——聆听,或者演奏能引起特定情感状态的一段音乐可以允许一个人在那个状态停留足够久的时间,让它的个人含义和重要性浮现并被解决。电影可以以录像和光盘的方式购买或租借,能够允许一个谋求向情感问题妥协的人在想象上进入也经历着同样问题的角色的世界中,并代替参与那个角色同样经历过的解决过程。小说可以提供类似的学习过程——这里的关键不是建议求助者应该复制电影或小说中的角色处理他们情感问题的方法,而是这个故事可以代表一种*可能*的应对方法。对于陷入一个情感僵局的人来说,存在各种可能性的想法是一种解脱。另一种重要的文化资源是自助和自我完善的书籍。围绕着像这样的主题,例如应对悲痛,变得更自信和更愿意表去达愤怒,或者应对恐惧。

专栏 11. 2: 情感表达的文化差异

在肯曼·肖艾博和詹妮弗·皮尔(Kamer Shoaib & Jennifer Peel,2003)的一个研究中,45 名居住在英国奥尔德姆的克什米尔女性

198   接受关于她们对心理咨询看法的访谈。这些女性中一些人曾使用过心理咨询或精神健康服务体系,而另一些则没有。访谈以更倾向参与者的语言进行。从研究中显露出来的一个中心主题是这些女性中的很多人在把自身情感生活的表述翻译成英文方面有困难。有些克什米尔的情感词汇没有任何相对应的有意义的英语语言。作者记录说"许多有关于情感的辛酸措词使用了头和心,举例来说……'心都空了','我脑子的重量减轻了',还有'我心里的疼痛将会减少'"(p.92)。这些发现证实了以亚洲人和其他非西方文化群体为成员的有关于情感表达的其他研究结果。在这些文化和语言中,情感不是用如"愤怒"或"焦虑"这样的心理学专有名词来表示的,而是很大程度上倾向于通过引用身体的部位如头部、心脏和胃来显示。此外,有些情绪的形式仿佛是文化特有的,从一个不同的文化立场出发可能很难以理解或领会。这些情感表达的差异结果意味着,在医疗保健体制中,来自西方主流文化群体的从业者占主导地位,"少数民族"的来访者会经常被提供不适当的干预。因此,当面对一个来自其他文化群体中的人时,对咨询师来说,保持对有关情绪和情感是如何被描述的好奇和开放是重要的。这也是学习思考情绪的新方式的机会。毕竟,如同肖艾博和皮尔(2003)提出的,"心都空了"是一个的确辛酸的习语,对许多非克什米尔人的人们来说,也是可以捕获有关于悲伤和丧失经历的极其重要的事实。

使用沉默

  一个"处理情绪"任务的终点正常来说将会是在一个人决定停止的时候。这也许会发生在没有更多的情绪出现,或是个体在那个场合已经做完了尽他们所能做的事时。追踪一个"情感事件",个体有可能将会从一个不同的角度审视世界,并对自己的问题有了一些新的洞察。然而,他们在那时也许不想说得太多——如果心理咨询发生在系列会面成为可能的情境下，那么最好是，咨询师将任何性质的围绕着任何情绪情感扩展的反思保留下来日后再用，强迫的反思和分析会干扰已经发生的情感学习。

🌿 使用督导 🌿

意识到致力于该领域工作的咨询师很有可能会被强烈的情感和痛苦的情绪所影响是很重要的。人类拥有一种与他人的情绪状态产生"共鸣"的能力。一个正在陪伴个体的咨询师在一项包含了情绪开放的咨询任务中不可避免地会被其过程影响，并需要准备好处理它，通过诸如咨询同事或督导进行咨询师自己的"说出来"的方法。对督导师来说，对描述咨询师与来访者相处时所表达出的情绪保持敏感是特别有用的。通常，咨询师带入督导咨询的情绪可以被理解成咨询师"携带"或"学会"的来访者的情绪。它需要另一个人，比如一个同事或者督导，来指出，使咨询师能够意识到发生了什么。

对于那些心理咨询被嵌入到另一个职业角色中的人来说，与一个围绕着以情绪为中心的目标和任务的人一起工作也许是他们的咨询角色中最困难的方面。这是因为大多数职业角色，像老师、护士或社会工作者，无论什么样的情况下都需要理性和控制的行为。大多数职业培训涉及社会化，这种社会化是大型的政府组织结构生活的典型特征（Hochschild，1983；Fineman，1993），即将可能变得过于"激昂"的来访者或同事"冷静"下来的精细（或者不这么精细）的方法。心理咨询中对愿意进入情绪和烦恼的"危险地带"的强调，能够代表其中一个最具有挑战性的领域，在其中心理咨询的价值和实践与那些存在于日常组织生活中的价值和实践相互连接的领域。对在这个交叉区域附近出现的问题来说，督导和督导咨询是解决这些问题的非常宝贵的方法。

练习 11.4：反思你已经学到的东西

贯穿这个章节中所接触到的不同的知识点，其中一个重要的有关情绪的心理学理论是，个体倾向于有"专有的"和经常感受或表达的情绪，但是这些"偏好"或熟悉的情绪隐藏了更深层的可能被体验为羞耻或威胁性的情绪。你认为这个理论对你个人或对那些你很了解的其他人而言，在多大程度上是真实的？如果这个理论是有效的，它对于你和向你寻求咨询的人们的工作有什么意义？

200

🖐 小 结 🖐

情感难题是很多甚至所有、个人会求助于心理咨询师或治疗师的心理问题的主要原因。抑郁可以被理解为一个悲伤/愤怒的问题。焦虑和恐惧有关。关系问题源自愤怒。低自尊感可以被理解为耻于分享个体真正的感受。乐意并能够超越诸如抑郁或焦虑的模糊的诊断类别，并接近真正烦扰到个人的事物，是一项主要的咨询能力。处理情感可以比作是走出来"谈论"生活中的问题，并走入这些问题被实际感觉到的危险地带。这一步也让个体和咨询师更贴近个体的生活空间或个人领域的活生生的现实。这是因为情感总是、最终会与那个领域之中与人、事、物相联系。对一个人的情绪和情感保持敏感容许咨询师越过诸如"我在很多时候觉得焦虑"普通的表述，到达更加明确的诸如"我害怕我的老板，他是个恶霸(恃强凌弱的人)"的表述。正是通过谈论这些细节，个体和咨询师才能够找到一些手段，找到有关于改变正在发生的事情的方法。

我们可能会看到，有很多策略可以在咨询情境中被采用，帮助一个正经历着承认或表达情绪情感困难的人。当求助者面对表达和探索情感的任务时，咨询的技巧在于乐意去交谈，创造一个在对话中能够允许说出情绪情感的空间：本章所描述的一系列方法只是促进这样一个会谈的途径。一如既往地,任何方法的潜在影响取决于咨询师和求助者之间的关系强度。

✌ 扩展阅读建议 ✌

Gendlin, E. T. (2003) *Focusing: How to Open up your Deeper Feelings and Intuition*. New York: Rider.

Greenberg, L. S. (2001) *Emotion-focused Therapy: Coaching Clients to Work through their Feelings*. Washington, DC: American Psychological Association.

Oatley, K. and Jenkins, J. M. (1996) *Understanding Emotions*. Oxford: Blackwell.　201

第 12 章

共同致力于改变行为

"我一直在想你说的——关于很孤单而同时被人们所包围。"

"我知道,那对我来说很重要。"

"我想知道——这些人知道事情发生后你的感受吗? 你告诉了谁? 你真正告诉了谁?"

"没有任何一个人,真的没有。我知道你在想什么——如果他们不知道我需要什么,怎么能给我提供帮助。这就是你一直对我说的:'有什么困难就说……照顾好自己……不要一直都做超人。'所有这些。"

"的确。花一点时间考虑一下你要如何开口告诉他们有用吗? 例如,是什么阻止了你,你能做些什么改变?"

简 介

　　贯穿本书一直被强调的是,咨询关系是建立在倾听、跟随、接纳和给予个体能开始发展出自己的问题解决方案空间的基础上的。牢记在咨询角色中"只是谈话"就能对一个人产生巨大影响是很有必要的。通常,满足求助者的首要咨询任务只是简单地谈话,把感觉、担忧和希望转化成词语。但是,咨询关系中也有一些时候,依困扰他们的习惯或行为模式而言,个体可能对自己想要致力于什么或者解决什么问题有一个非常具体的想法。这章着重介绍行为改变的咨询目标。行为改变的主题包括人们可能在咨询中提出的一系列广泛的问题,包括非常具

体的、独立的习惯如"更新我的文档"，到更深远的行为模式，如减肥或
戒烟，人际关系的改变（"我怎样才能不和同事争吵"），还有包含个人生
活的诸多方面的变化（"我配偶过世了，我现在该怎么活"）。我们生活
在一个节奏改变不断加快的社会里。的确，作为一门在 20 世纪里产生
的学科，心理学的诞生可以被视为是对普通人如何处理改变及适应新
的工作模式和社会规范的挑战所需要的文化反应。因此，心理咨询和
心理治疗的文献包括了一系列不断增长的关于如何促进改变的观点。
其中的一些观念会在本章中提到。本章强调了把改变过程转变为一系
列指向最终的可完成的目标阶段性任务的重要性。但是首先，我们要
考虑一个关键问题：为什么行为改变如此困难？

202

练习 12. 1：你个人关于行为改变的经验

确定一个场合，在这个场合里你试图以某种方式改变你自己的
行为。你用了什么策略？ 对你而言，哪些方法有用，哪些没用？
从这个经验中你学会了哪些可以运用到你和来访者的工作中的
方法？

✿　为什么行为改变难以实现　✿

被作为一种有技巧和有意活动的心理咨询，和那种发生在家人或
朋友之间的日常帮助之间的一个重要区别在于，对于行为改变的理解
方式。从常识角度来看，如果一个人有了问题，最常见的反应是建议这
个个体应该做些改变。这种建议通常会被类似于"当那事发生在我身
上时，我做的是……"的个人经验所支持。从咨询的观点上来看，这种
建议几乎总是被视为纯粹浪费时间。为什么行为建议常常无效，原因
在于，就像任何一个处于助人角色中的从业者能证实的那样，对大多数
人而言，改变一个已经形成好几年的行为模式是一件非常难以实现的

事情。

从心理咨询的视角来看，尽管有关行为改变的简单建议能够表明听者对抱怨者足够关心到去找到一个解决抱怨者问题的方法，并尽其最大的努力提供帮助，但它很少能对个体的实际行为产生重大或持久的转变。但是为什么会这样，为什么行为改变如此之难呢？

203

行为改变难以实现的原因至少有三个：第一，个体的行为倾向于与他们的社会环境发展出一种平衡。换句话说，个体生活中的重要人物会期待个体采用某种行为方式，同时在人际互动中，微妙的"奖赏系统"（以赞同、肯定和避免批评的形式）持续维持或强化已经建立的行为模式。我们的行为在很大程度上是由我们所在的环境所塑造而成的，同时自发的改变（像一个人对另一个人说，"我希望能多参加锻炼"）通常还会触及到各种情境因素，例如参加健身俱乐部的开销、时间及投入的努力等。第二，对行为改变的助人需求难以做出有效回应的原因是*如他们很容易改变的话，那么他们早已改变了*。例如，总的来说，人们觉得没必要与他人谈论他想换浴室里用的肥皂的事。那是因为你很容易在超市里选择另一个牌子的肥皂，试用，并决定你是否喜欢它。相比之下，一个学生寻求帮助来改变他们的学习技巧，就是一个明显不同的情况了。在这里，求助者可能是被对失败的害怕所驱使（或者是真正的失败），而且通常已经尝试各种新方法来设置一个学习计划，但都没有成功。因此，就行为改变的问题来寻求专业人士的咨询帮助之前，通常都有一段尝试改变却不成功的经历——个体已经尝试了所有显而易见的解决方案。行为难以改变的第三个原因是个体可能也会有对维持他们原有状态的某种个人投入。不管个体怎么说他们真的有多想改变，多多少少总有部分的他们是谁的自我意识肯定他们目前的行为模式。做一些完全不同的事是很吓人的——这是跨入未知领域的一步。所以，不管一个学生可能有多想更好地组织学习并取得好成绩，如果对自己有"及格万岁和是人群中的一员"的想法，那么得 A 并被导师注意可能是非常危险的。

专栏 12. 1：提供有用的建议作为一种行为改变方法的局限价值

交互分析理论(TA)包括一个对提供建议作为一种促进行为改变策略的局限性的简略分析。伯恩(1964)提出，人们之间一系列明显的自我挫败的人际互动可以被看作是心理"游戏"。在他的理论模型里，"游戏"是指一系列两人或多人之间的互动，这些互动能导致以挫败的经历或其他负性情绪为形式表现出来的可定义和预测的结果。伯恩把游戏看作是个体之间真正连接的一种替代品。他认为，尽管人们往往害怕与他人诚实亲密的互动，我们仍然有社会接触的基本需要——游戏则提供了一个这样的没有太多亲密接触风险的途径。在他的《人们玩的游戏》这本书中，伯恩确定了许多心理游戏，从包含所有的长期的生活游戏("酒鬼""现在抓到你了，你这个混蛋")到一些更加温和或简短的互动序列，如"这不是很糟糕吗"。经常发生在咨询情境中的一个游戏是"为什么你不——是的，但是"(Why Don't You — Yes But — YDYB)。在这个游戏中，个体请求帮助或建议，而另一个游戏者提供建议。例如：

个体：我的生活是如此的紧张，我一直觉得很累，我的社交生活简直是折磨。我能做点什么呢？

咨询师：为什么你不记日记，然后看看你能减去多少的工作量？

个体：我已经尝试过了——我无法再改变什么了。

咨询师：那跳槽怎么样呢？

个体：我不能少拿薪水，所以那是不现实的。

咨询师：尝试听一些放松的磁带或者冥想，怎么样呢？

个体：这些我也已经试过了——找到时间去尝试它们只会让我更紧张。

这种互动作为咨询的一个步骤显然是徒劳的。但是什么使这种给予的建议如此无用呢？伯恩(1994)指出，求助者提出的明显理智的、看似成人对成人间的要求实际上隐藏了另一种不同的交换——

204

即一个有需求的孩子与一个无意中扮演无所不知的家长角色的人（即咨询师）之间的交换。发起游戏的人得到的回报是施助者被证实永远是不够格的（他们的建议没有一个值得实行），这强化了发起者的一种无法被帮助的基本感觉。换句话说，这个游戏使个体得以在不用探索自己生活中真实现状的情况下与他人维持表面的联系——在这个案例中是对他们生活的深层无助与绝望。

在这个案例中，显而易见，几乎任何的咨询反应——移情投射，开放和好奇的提问，鼓励说更多的东西——都比提供建议有用的多。不管建议是有多么的通情达理和有效——因为它们并不产生于基于相互理解的问题解决的共享过程，它们几乎肯定会得到一个礼貌而感激性的回应"是的，但是……"。

需要强调的是，尽管行为改变是许多寻求心理咨询人的一个重要目标，但是这种改变一定是来访者想从咨询中得到帮助的假设是错误的。除了改变，咨询目标还包括接纳、理解和创造意义。事实上，在许多案例中，没有这些不那么实际的结果，行为改变是不可能的。

本章提供了帮助个体改变一个令人不安或自我挫败的行为模式为主要咨询目标的任务和方法的概述。本章的目标是为使人们超越只是考虑改变，达到让改变成为现实的工具和策略。

做一些改变：阶段性进展

把行为改变的过程看作是一次旅程，提醒我们这个活动必然包括几个步骤。给予建议的一个主要缺点是它给求助者提供了一个一步到位的解决方案。事实上，建议只是告诉个体说"只要*这样*做，然后你就会没事的"。相比之下，咨询的方式是基于对变化复杂性的认识。作为一个咨询师的能力涉及到能认识到只有通过完成一系列的子任务才能达到行为改变的目的。这个视角的含义之一在于，它能够使我们更看

205

清微咨询会谈所起的作用,微咨询会谈是咨询嵌入在另一个从业者角色中,而咨询时间可能比较短的咨询。有时候,一个从业者——咨询师可能看不到一个行为改变目标的实现,但仍能协助个体完成一个或多个作为整个目标序列必要元素的任务。因为行为改变通常是困难的,个体可以选择通过一次尝试一步或一个任务来完成它。

　　加文(Gavin)的经历便能说明循序渐进进行行为改变的必要性。加文曾经心脏衰竭,他被告知,他未来的生存依赖于他从根本上改变生活方式的能力,如停止吸烟、酗酒和吃高脂肪的食物,并引入节食计划。在医院里,加文从他病房的护士、物理治疗师和营养师那里得到医疗建议,看起来也非常积极地把他的新计划付诸行动。然而,在去他的全科医生那儿第一次检查中,很显然他没有坚持所建议的饮食和锻炼计划。他同意与实习护士有一个每两周一次的简短会面,以支持他实现这些重要的、性命攸关的行为改变。护士要求他记饮食和锻炼日记,每次会面时带过来讨论。不过,她也检查了加文生活中存在的行为改变的阻碍。终于发现,他把自己看成是一个"行动者","努力工作并努力地玩"。护士问他这有什么实际含义,他承认这意味着他在办公室工作时间很长,然后周五周六与朋友在酒吧喝酒。护士请加文谈谈他对此的感受。他谈到被自己的两面给"困住"了——一边想保持健康,另一边认为自己"怎样都能生存下来"。护士又问他如果停止饮酒与吸烟的话他的朋友会如何反应。他回答说:"好吧,他们可能会欺负我一段时间,但最终他们会接受的——他们中的一人也曾经历过类似的事——他现在被称为'司机'。"然后他们讨论了他该如何克服这些障碍,护士强调在接下来的每次会面中都会问他这些问题。只有这样,他们才能处理改变加文饮食这项困难而艰巨的任务——放弃他喜欢的食物,同时通过试误法,用对他健康的食品以取代之,还要逐渐建立他的锻炼计划。这花费了他六个月的时间。在之后的咨询中,他的医生对他的进步表示祝贺,并问他什么造成了这种不同。他回答道:"是护士的原因,我不能让她失望。"

　　正如加文的例子一样,有意义的行为改变是一项艰苦的工作——

206

没有魔杖,挥一下就可以立刻让一切都不同。下一章节中所描述的咨询任务提出了把一个总的行为改变的目标分成一系列子任务的各种方法。实际上,所有的这些子任务都可以被看作是减缓行为改变过程的方法,这样个体最终可以在考虑到尽可能多的因素下得到解决自身问题的方法,而不是轻率的"做一些改变",这常常会导致失落感和挫败感。尽管以下描述的任务是有"逻辑"顺序的,从明确改变的障碍开始,到实施改变以及最后保持改变,但是认定个体一定能按这样的逻辑顺序完成这些步骤是没用的。有些人只需要在其中的一项或两项任务上的帮助——其余的他们自己可以完成;其他人则会在任务间反复来回,直到他们慢慢地找到自己前进的路。

问题行为是如何像现在 这样融入你的生活的?

另一个帮助个体理解他们想要改变的行为模式的方法是请他们撇开对问题的敌对面,思考问题的出现对他们有什么用。这里潜在的假设是人们做的任何事在他们的生活中肯定有某些用处。为了实行这样一个会谈,使用问题*外化*(externalization)的语言(Morgan,2001)可能会有帮助。例如,回到个体希望控制他的愤怒的案例中,问他当"生气"时,生气是如何影响他的生活和与他人的人际关系,可能会有些帮助的。他可能回答生气的影响是"让我的同事固守本职"。另一种谈论这个过程的方法是请个体思考在一段时间后问题行为给他们带来了什么或者对他们来说收益是什么。有意识地发展一种问题行为模式以求回报或奖励对任何人来说都是极少见的,求助者很可能拒绝咨询师任何这样的建议。因此,在参与这类会谈时保持敏感性是很重要的。这里的理念是,不应用指责的语气审问个体,而是温和地开启一个话题以供反思和思考。

这种咨询任务作为成功行为改变的一个重要步骤是有几个原因的。首先,它允许个体开始描绘通过改变在某些情境中的行为,他们可能会失去什么。这可以成为使来访者开始思考用其他的方式来满足这些需求的催化剂。其次,如果个体能清楚而诚实地看到问题行为给他们带来了什么,可能会很惊讶——他们之前没有想过这些收益。这些发现可能对促进希望是有帮助的,因为个体可能被这样的观念所激励,他们现在正在做一些不同的事情,而不仅仅重复之前尝试改变时发生的事情。最后,"问题行为如何影响你?"的问题为相反的问题"你是如何影响问题的?"准备了基础。这种会谈的语句,会在本章后面有更详细的讨论,它把注意点转到个体在特定的情境下能做一些改变的积极能力上,而不是总是被"问题"所主导,也能代表一种使个体接受可能他们实际上真有能力做一些改变的手段。

想象事情如何可以变得不同

　　当个体寻求帮助去改变他们的行为时,一个重要的咨询任务是探索个体真正想要达到的是什么。在寻求帮助的那个时刻,个体可能正被一个存在于生活中的烦人的行为模式困扰以至于他们所能想到的——就是——要摆脱这个行为。他们想改变的方法被一种他们不想要做什么的感觉所主导——不想吃太多,不想做一个受气包,不想生气,等等。任何一个基于"不想怎样做"的行为改变计划都注定是失败的,因为只有个体能用新的行为模式取代了不想要的行为,改变才会真的发生,这是真实改变发生的唯一方式。最终的诀窍总是要获得、练习和掌握新的行为,而非仅仅压制旧的行为模式。用训练一项运动来思考的话可能是有用的。如果一个人试着要更擅长打网球,他们可能要经历一个被一系列不能做的规则控制的时期——不能把球打在网上,不能把球打出界限,等等。这种学习策略达到的成功是有限的。个体只有通过对他们所想要达到的有一个积极的影像,才能成为一个合格的网球选手。这种积极的影像可以来自观看顶级选手的比赛,如罗杰·费德勒(Roger Federer),或者,更好的通过训练让个体对成功有一种感觉,对他们来说,是体验打好球的感觉。关键是个体对于自己要努力争取的东西有一个画面,并能针对最终的目标评估自己的表现,然后调整行为以更接近理想目标。对大部分网球运动员来说,把罗杰·费德勒作为榜样对最终能取得什么会有所限制,因为他的击球能力对普通人来说在体力上是不可能的——对大多数人来说,一个不那么完美的"理想榜样"会更有效一些。

因此,在咨询的情境中,如果个体已经确定他想要改变行为的个人目标了,那么找个机会倾听——请个体谈谈他们真正想要的是什么是很有用的。这个任务可以通过问如"你想要变成什么样"或"如果你改变了这种行为模式,你的生活会是什么样子或你会做一些什么样的改变"来开始。杰勒德·伊根(2004)提出的*熟练助人者*咨询技巧模型中包括了一个非常有价值的与求助者一起工作确定他们"渴望的场景"的过程分析。以解决问题为中心的治疗方法(O'Connell, 1998)对这一目标采用"奇迹问题"的方式。来访者被要求想象一夜之间发生了奇迹,他们的问题得到根本地解决。然后被邀请描述他们生活的样子(在采用奇迹问题之前,学习很重要,或者最好能接受以解决问题为中心的治疗师应用这种方法的培训——它是一种强有力的治疗方法,但需要在正确的时间和以正确的方法来使用,否则来访者可能会对所建议的东西产生困惑)。另一种能使个体确认他们喜欢的行为的方法是,询问他们是否有以什么人作为榜样("你想成为谁那样?"),或者在他们的人生中有没有什么时候他们做出过某些行为是他们现在想获得的(或再获得的)。

有几种在咨询中谈论有关新的或者修改过的行为模式具体说明的方式是有帮助的。它让个体清楚地知道自己想要得到什么,同时将这个展望和他们的咨询师分享。通常,这会导致对偏好行为的更具体的描述,取代一个笼统的描述,突出了能在一段时间内完成的具体的小改变。它能给个体灌注希望,并激发他对他人描述自己*真正*想要的是什么,并认真的对待这种渴求。最后,这种对话方式开创了用一种创造性的积极的方式进行想象的可能性。个体可以顽皮地想象好的结果与更好的生活,而非想象可能会发生的可怕的事("我将会永远像这样被困住")。

你准备好了吗?

许多心理咨询和心理治疗的研究及临床经验已经表明,在任何行为改变的工作中,改变的意愿(readiness)是一个核心要素。因此,对个体行为改变意愿的探究是咨询的一大重要任务。许多从业者发现,使用詹姆斯·普罗查斯卡(James Prochaska)和卡洛·克莱门特(Carlo DiClemente)提出的行为*改变阶段*理论模型很有用。从他们在健康领域的工作经验来看,很多患者不愿意改变诱发疾病的行为,如吸烟、酗酒,这些心理学家认为人们在行为改变的意愿上有很大的差异。根据这些差异,他们提出了行为改变过程的五阶段理论模型。同时,因为这个理论模型有意地将很多不同治疗流派的观念整合到一个包罗万象的框架中,因此又被称为"跨理论"理论。普罗查斯卡和克莱门特(2005)观察到的行为改变阶段有:

1. *前意图阶段*(precontemplation)。个体并没有即时的意图去改变已成为问题的行为。例如,抽烟抽得很厉害的人可能已经意识到他们的行为有害健康,但仍不愿意面对戒烟的可能性。

2. *意图阶段*(contemplation)。在这个阶段,个体决定改变他们的行为,但是是在将来的某个时间;比如说在接下来的六个月之内。

3. *准备阶段*。个体在行为改变上已经采取了一些初步的措施。比如,寻求戒烟的人已经收集了一些关于戒烟诊所、尼古丁贴片等可获得性的信息。

4. *行动阶段*。个体对他们问题行为的改变少于六个月,仍处于巩固新的行为模式,和避免诱惑的阶段。

5. *保持阶段*。要在一个较长的时间段内避免复发或应对复发。

随着时间的流逝,之前的问题行为或习惯被打败,此时个体可以被看做是进入了最终的*终止*阶段——问题行为不再与他们有关,他们也不需要再关注它。

行为改变阶段模型的价值在于,就一起工作以改变行为而言,这意味着在改变过程的不同阶段可能需要有不同的咨询任务。例如,在前意图阶段,个体的任务可能包括意识提升;通过收集信息,确认和接纳个体的观念和意图状态(而不是建立一个批判的或强制的关系)。意图阶段的咨询任务可能包括决策,和探索个体内心矛盾的含义。

　　大卫(David)是一个退休的工程师,在一个为高风险的性罪犯重返社会设立的支持和问责系统里做志愿者。在两年多的时间里,大卫一直是一个来自社会各行各业的志愿者小组中的一员,他们每周一次与一个曾两次因对年轻男孩性犯罪被判入狱的 30 岁男子西蒙会面。大卫在他参加的培训课上学到了行为改变阶段模型,并发现行为改变阶段模型能帮助他理解发生在西蒙和他的组员之间的他称之为"学习曲线"的东西:"刚开始,重要的是讨论他所做事情的后果,和确保他明白我们会在社区附近检查他是否符合他的缓刑条款。随着时间的推移,我们谈论的话题开始发生了显著的改变。有好几次当他深入探讨自己时,有许多真正的情感迸发。最近,主要是给他所说的他的'新生活'提供支持。"

　　行为改变阶段模型的进一步信息,和它在咨询中的应用可以在普罗查斯卡和克莱门特(2005)的文献中找到。这些作者在基于这个模型原则的基础上又出版了一本自助指南,《为了善而改变》(*Changing for Good*, Prochaska *et al*., 1994)。对于咨询嵌入在其他工作角色中的从业者而言,行为改变阶段模型最有用的方面可能在于它能被用来理解来访者积极承诺改变他们的行为,和他们可能模糊地意识到有改变的需要,但是又没有准备好承诺自己改变的前一阶段之间的差异。在健康和社会护理机构中有很多微咨询的情境,其中从业者日常性地和处于"前意图状态"的人们工作;例如,戒烟、减肥、家庭暴力、酗酒或药物滥用。在这些机构里面执业的从业者可能会发现咨询*动机性访谈*(motivational interviewing)的文献是有帮助的(Miller and Rollnick,2002),这些文献提供了一系列的策略和方法来意图促使/激发个体越过前意图和意图阶段,参与到准备行为改变的任务中去,然后行动。关于动机性访谈进一步的信息可以在第13章中找到。

你得到了正确的支持吗?

　　仅仅通过个人自己的规划和"意志力",进行重大的行为改变是困难的。缺乏他人的支持会对改变构成一个重要的障碍，对很多就行为改变目标寻求帮助的人来说，确保有充足的社会支持是一个重要的咨询任务。咨询师在这项任务中的作用就在于检查个体可获得的社会支持的数量及得到这些支持的方法。在有些案例中演练或者排练获得支持的策略是有价值的。这项任务的一部分涉及讨论咨询师可以提供支持的方式。在某些咨询情境中，有可能会与关键的支持者碰面，探索他们对能如何提供帮助的认知。支持可能来自个体社交网络上已有的人，如家人、朋友、同事；亦或是包括一些新的人，如自助小组的成员。支持既可以分散在一群人之间，也可以集中在一个主要的"同盟"中。支持可以通过面对面提供，也可以通过电话或电子邮件进行。如果求助者对确定潜在的支持者有困难，那么请他们想一下"听到你成功改变行为的消息后，谁最不会感到惊讶"可能是有用的。在确认支持的咨询任务上，没有特别的咨询方法——这是一个依赖于个体和咨询师愿意花一些时间，汇集他们想法的任务。

实现改变

当个体开始在生活中进行改变时，重要的是，确保已经尽了一切可能来保证成功。对咨询师来说，通过演练一些可能发生的典型的情境来作为一种改进个体改变策略的方式，以及作为检查个体的期望是现实的方法是一个很好的主意（例如，如果第一次就错了并不是"完全的灾难"），包括他们获得支持的计划（庆祝成功，或探讨如果他们不成功会怎么样）。个体和咨询师一起扮演可能发生的情景，或者至少是谈论它们作为一种排练的形式，这是有用的。对于个体而言，写下他们的计划或清单，也是有用的。咨询师可以用这样一个问题发起这个谈话，"演练一下当你明天……时，发生的事会是有用的吗？"重要的是，咨询师要始终把重点放在具体的行为上（个体实际上会做什么），而不是把会谈方向转移到对动机、意志和意图的陈述上（"我这次真的准备好了"；"我知道我准备好了"）。

预测和预防复发

本章之前介绍的普罗查斯卡和克莱门特（2005）提出的行为*改变阶段模型*认为，复发几乎是大多数行为改变尝试中不可避免的结果——持续做出改变而从未滑回到原路确实是非常困难的。因此，一个重要的咨询任务就是当个体在实现改变时，考虑复发的问题。解释这个概念，和坦率地对待在某些点可能会复发通常是有帮助的。需要讨论的问题包括有：如果旧的行为复发了你会如何知道？可能导致你复发的因素有哪些？如果复发了，你会做些什么？在这些时候，你要怎样利用社会支持？从复发中，你对自己的改变策略学到了什么？与复发有关的最大的危险之一是个体将"灾难化"这个情况，跳到一个极端的结论，如"我就是不好"或"这是在浪费时间，这完全没用"，而放弃他们到这个阶段为止所做的所有努力。咨询师越是能向个体说明复发是正常的、常规的、可预测的和可克服的，个体就越不会将所发生的做出灾难化的解释。重要到需要一直牢记的是，认为他们的行为改变足够重大到需要咨询师帮助参与的个体，在他们开始尝试做事情的新方式时，会很可能处在一个高度情感脆弱的状态中，也因此会将复发感知为一个重大的倒退。

计划的后继追踪阶段是可能的复发事件会被探索的阶段，如果咨询师能在一段时间内给个体提供持续的接触，那么后续追踪阶段也可以成为个体一项有价值的支持来源。

前面章节的目的是介绍一些以行为改变为目标的咨询中最常用的咨询任务。这部分潜在的寓意是，咨询师与个体建立的关系是以愿意与个体在行为改变旅程的每一个步骤中亲近它们为特征的，并对这个过程的每个方面充满好奇和疑问。下一章节要查看一些已为大家所广泛接受的行为改变方法。

❁ 促进行为改变的心理咨询方法 ❁

当求助者清楚地意识到他们的目标是改变行为的一个方面，并且确定达成目标的一些必要的阶段性任务成分时,邀请个体思考对自己来说,*怎样*的方式是实现目标的最好方式是很有益的。咨询师可以用四种主要的策略来促进行为改变:*瓦解改变的阻碍;计划并设定目标;激活资源和建立项目*。这些策略会在下面的章节进行讨论。

探索和瓦解改变的障碍

很多心理咨询师和心理治疗师所主张的能带来改变的一种方法,是基于这种思想,如果一个人有足够的洞察力并且理解了驱使或引起自己表现出的行为举止功能失调的东西,那么他就能自由地以更提高生活和富有成效的方式行动。这种方法与历史悠久的心理咨询、心理治疗方法有关,如心理动力学治疗和来访者中心的疗法。关键点不是关注问题行为,而关注行为的实施者。例如,酒精滥用者可能有受到情感忽略和虐待的历史,且可能伴有低自尊。从这个角度来看,酗酒可以看作是个体一种缓和情绪痛苦,和迎合他人认为他们是"不好的"的方法,对个体来说是有情感上和人际间的需要的。在这种方法中,集中于鼓励"酒精替代"项目的咨询是没有抓住本质的:个体需要改变的是他们是谁的一种感觉。毫无疑问,这种方法是有效的。然而,这需要一段很长的时间,并且需要与咨询师建立一个强有力,且持久的咨询关系。因此,在很多可能有极大的时间压力和其他专业任务要完成的嵌入式咨询机构中,这可能并不是一个现实的选择。尽管如此,在这些机构中,瓦解改变的障碍仍旧是子任务(本章前部分所描述的)中的重要方法,如*理解问题行为*和*想象如何改变*。

213

认知行为疗法:设定目标并完成项目

被许多专业心理咨询师和心理治疗师所认同的能最有效促进行为改变的,且有大量研究资料证实的行为改变的一套方法,是*认知行为疗法*(CBT)。这种方法的吸引力在于,对许多从业者和来访者来说,它是务实性和现实的。CBT 的关键思想是,根据 A - B - C 公式来分析个体的行为模式(问题行为和新的偏好行为):*诱发性事件、行为、结*

果。个人的任何例行行为都可以看作是由一个刺激或情境(诱发性事件)所引起或触发的,且被它的结果所强化或奖励。这个公式是简单却有效的行为改变方法的基础。第一步是要在一段时间里收集有关个体所展示问题行为的精确、具体的信息,行为发生的情境,和接下来的结果。第二步是要设计一个逐渐消除问题行为同时又能引进需要的行为的计划。第三步是要确保新行为能在一段时间内在不同的情境中都能维持住,而不是当情况恶化时就被抛弃了。

214

A-B-C公式最初鼓励求助者和他们的咨询师把注意力集中于两个领域:诱发性事件和结果。这些都是与问题行为有关的影响因素的关键点。例如:

> 特鲁迪(Trudy)是一名学校的支持工作者,帮助安迪(Andy)及其家人解决安迪的上学问题。特鲁迪花了很长的时间倾听这个家庭,要求他们详细描述上学期间发生的具体事件,并且对他们所说的每一件事表现出非评判性的好奇心。在这个阶段的最后,她拿出一张挂板纸和一些笔,开始描绘出她认为发生的事,并且邀请这些家庭成员添加细节或作出更正。她在纸的中间列出当安迪不去上学时一天中他所进行的所有活动——他不想去上学的原因,与父母亲的争吵,父母亲去工作,安迪一人在家,看电视,等等。她在纸的左侧用不同颜色的笔列出触发这些事件的所有可能性。例如,当安迪没做完作业,或有测验,他不去学校的情况更有可能发生,如果父母亲双方需要比平时更早上班时悬而未决的争吵更易发生。特鲁迪在纸的右侧用第三种颜色的笔列出了一些安迪行为的结果——学业落后而感到恐慌,沉迷于白天的电视,接受老师的冷言冷语,下载大量音乐,不吃中饭,不与朋友一起玩,等等。当她这样做时,所有的家庭成员都开始建立联系,想象可替代的选择。例如,父亲或母亲在家待两天以确保安迪晚上在家做作业,且帮助他完成作业,同时这降低了安迪对留在家里的吸引力,因为他不能看电视和从电脑上下载音乐。这也明显的表现了安迪学校生活紧

张性、高要求和富有挑战的一面,体现了确保安迪认识到通过努力
获得常规奖励的重要性。在这次会谈的最后阶段,所有的家庭成
员同意开始新的行为方式,并把它贴在厨房的通告栏中。特鲁迪
同意两周之后再来与他们会谈,检查他们的计划实施情况。

CBT 的文献包含了许多的行为改变技术的想法,也包含可以被咨
询师和来访者用以具体行为改变问题的练习册。然而,CBT 在核心上
来说仍是一种依赖于简单而强大的思想,以系统的方式进行应用的常
识性方法。与任何其他方法一样,当咨访双方建立了良好的咨询关系
时它能更好的发挥作用——注意特鲁迪在易于被带入偏袒与谴责安迪
的"懒惰"与不足的咨询情境中是如何尊重与接纳求助者的。

215

激活资源

进行行为改变的另一种完全不同的方法是注意问题行为不出现
的情境,而不是注意行为*出现*时的情况,或关注个体顺利处理问题行
为的时刻,而不是关注他们不能处理时的情境。这个策略背后潜在的
假设是激活个体现有的资源与优势,而非聚焦于他们的不足上。这个
方法来源于聚焦于问题解决的疗法(O'Connell, 1998)和叙事治疗
(Morgan, 2001)。这个方法的关键思想是总会有个体能够实际上表现
出不同的时候[叙事治疗流派的治疗师把这些事件称为"独特的结果"
(unique outcomes)或"闪光时刻"(glittering moments)],且人类有普
遍的倾向会由于过分关注问题(以及事情是多么的糟糕)而掩盖这些成
就。因此,咨询师的工作就是,协助个体找出那些成功解决问题行为的
时刻,并且协助他们建立起隐藏在"闪光的成就"背后的个人资源。如
果求助者完全被他们的问题所控制,他们就不能(或不会)允许好时刻
的发生,甚至最小的发生的可能,那么这个方法可能难以实施。另一方
面,这个方法有很好的激励和释放作用,因为(a) 形成的解决方案是完
全由个体自己产生,而非咨询师建议或"设定"的;且(b) 它完全忽略个
体的失败和不足而关注他们的成就。

如何激活来访者的个人优势和资源的进一步观念可以在富卢克吉等人(Flückiger et al,2010)的文献中找到。

作为一个项目的行为改变

很多时候,人们挣扎着改变他们的行为,是因为他们想要改变的东西已经在很长的时间里变成了根深蒂固的习惯,成为了"第二本性"——人们难以意识到眼下的所作所为是自己希望改变或从生活中消除的行为。一种组织行为改变所需要的系列任务的方法是把整个计划看成一个项目。把改变过程看作一个项目能够帮助个体在他们的努力没有立马见效时从失败的不良感觉中解脱出来。把任务当作项目来讨论还可以帮助个体与咨询师一起合作——双方都对努力提出建议。一个项目的影像,也给心里带来建立新形象的隐喻,这可能涉及拆除先前的结构、制定计划、审查进展情况、庆贺自己的成就,等等。使用"项目"这一语言具有将问题外化的效果,并且给个体的创造力和想象力提供一个途径。

216

专栏 12.2: 家庭作业在行为改变中的作用

如果个体在他们的日常生活中不做任何的改变,那么在咨询过程中再怎么好好讨论该怎样和如何改变,以及该怎么改变问题行为都是徒劳无功的。在咨询室与现实生活之间的间隙搭建桥梁的一个有用的策略是对家庭作业任务达成一致的做法。咨询中的家庭作业可以由咨询师或个体提出,形式也可多种多样,从高度结构化的或正式的任务,如写日志或完成工作表;到非正式或灵活的任务,如"多倾听他人","练习慢而深的呼吸以降低我的焦虑"或"去祖母的坟墓看看"。有关咨询中同意家庭作业任务的过程的研究有很多(Mahrer et al,1994;Scheel et al,1999,2004)。尽管家庭作业通常被认为是认知行为治疗师主要采用的一种方法,仍有充分的证据证明很多不同流派的咨询师在他们一半以上的案例中都会采用家庭作业的方法(Ronen and Kazantzis,2006)。基于一篇对研究证据的综述,谢尔等人(Scheel et al,2004)提出了一些在咨询中使用家庭作业有用的指导方针,这些方针包括:基于咨询师和来访者双方的合作而布置家庭作业;详细描述作业任务;提供作业对个体有利的理论说明;作业要与个体的能力相匹配;把作业写下来;询问个体对完成任务的信心,和如果有必要相应地修改任务;在咨询过程中先试验一下任务;在下一次咨询会谈中询问个体任务进行的怎么样;祝贺或表扬个体在任务作业中的成绩。在一些咨询情境中,提醒也可使任务得到最大程度的执行。例如,很多戒烟项目会在咨询间隔期中打电话给患者检查他们的进展情况。同样,将使用电子邮件作为面对面接触辅助的咨询师,也可以很容易在会面间隔期中发一封简短的邮件提醒信息。

217

✋ 行为改变的叙事视角 ✋

作为一个咨询师,变得太过于专注于行为改变的任务而忘记或者忽略更基础的任务,即给个体一个机会讲述他们的故事并听到,是一个错误。有很多可以把行为改变理解为一种特别形式的讲故事的方法。叙事疗法的创始者,迈克尔·怀特(Michael White)和大卫·爱普生(David Epston)(1990)总是用*再创作*(re-authoring)的过程来讲述行为改变。对他们来说,个体的身份或自我意识是通过个体讲述的关于自己的故事,或其他人讲述的关于他们的故事来构成的。从这种观点来看,当寻求他们的行为改变时,所发生的是个体要发展出一个新的故事来讲述他们是谁(例如,之前的故事是"我是一个挣扎着要通过考试的人",而新故事可能围绕着这样的叙述"我是一个学会如何管理考试压力的人")。一旦个体可能通过和咨询师的合作,创造出新故事,下一步就是把它在听众中讲出来。毕竟,其他人需要知道的是"我考得很好"——如果他们仍在讲是这个人考试不及格的老故事,那么这将会破坏个体想要做一些改变的努力。

咨询中采用"再创作"视角的含义在于,对咨询师来说,仔细听个体讲述关于他们自己的故事变得很重要。这些是成功还是失败的故事?如果它们是失败的故事,可以引入什么新材料到故事中让个体可以把它作为一个成功的事故来讲述?叙事导向的咨询师用来帮助人们构建成功或解决方案故事的首要方法就是鼓励人们确定他们自己的优势和资源。例如,咨询师可能询问有考试问题的个体是否有他们在考试时做得很好的情况,或者甚至是成功应对焦虑促发情境的情况。个体对这些问题的回答是资源和优势的线索,然后可以成为新故事的构成材料。然而,即使是认知行为疗法(CBT)的方法也可以用叙事的术语来理解。对问题行为的仔细分析,围绕行为目标的协议,如何实现这些目标的计划,所有这些都是被设计来让个体产生一种成功体验。然后这种体验被编织进他们是谁和他们能做什么的故事中——这是通过另一条途径的再创作。

再创作概念还有另一个重要的维度。这是一个具有政治面的概念。在很多案例中,人们所有的问题,和他们想要改变的行为,是*其他人*讲述关于他们的故事的结果。通常来说,这些其他人都是权威人士,如父母、老师、社会工作者和精神科医生。这些故事可能通过用官僚化或医学的语言来表达,用大量的案件档案来记录被强化。例如,一个有考试问题的人可能发现他们作为学习者的自我故事是基于这样的事实,"我爸爸告诉我我很笨——他也这么告诉老师,他们都相信他"。对于这样的人而言,到达一个点,能用这样的语句如"我很聪明,我是一个有能力的学习者"讲诉他们的故事,是一个自己创作自己故事的事情,而不是由其他人创作的故事。个体成为他们自己生活的*权威*。

218

练习 12. 2：回顾你在你的工作中使用的行为改变策略

你作为从业者工作的人们中出现的行为改变问题是什么类型的？在促进这些个体的行为改变方面,你发现最有效和最无效的方法是什么？基于你在本章中阅读到的内容的基础上,其他的什么方法可能是有价值的？

219

✖️ 小　结 ✖️

　　在这样篇幅长度的一章中完全讲清促进行为改变的大话题是不可能的。本章的目的在于提供一个可能被用于嵌入式咨询关系中的一些理念和方法的概述。本章中强调的主题有：

- 行为改变是难以实现的，要达到这样的目标有许多障碍。

- 有效和持久的改变需要一个循序渐进的方法，将行为改变的最终目标分解成一系列的子任务。

- 没有一个促进改变的唯一的"正确"方法——人们在对他们有意义的改变过程上相差很大。一个好的起点通常是询问个体在他们过去的生活中做了什么来激发或实施改变。

- 仅仅试着消除或消灭不想要的习惯是收效甚微的——更有效的方式是使用替代性的活动来取代这些行为。

- 专业的心理学家和心理治疗师所写的每一种改变方法都可以最终被简化为一系列常识性策略，可以很容易地被咨询角色嵌入在其他工作功能中的从业者所应用。

- 咨询师为寻求行为改变的任何人可以做的唯一的最重要的事情就是在他们改变的旅途中作为一个支持者和同盟——关系的质量在帮助个体坚持他们的改变目标上至关重要。

　　丧亲之痛的例子（见第 18 章）可以用来作为理解行为改变过程的一个框架。在丧亲之痛中，与所有形式的行为改变一样，基本上都有三件事需要做。首先，必须放下过去。这可能包括理解发生了什么事，为逝去的人而哀悼。其次是处理现在正在发生的事情，可能由于丢失一块基石而一团乱的生活。第三，有必要为未来做打算，建立一个新的行为和关系表。出于很多原因，丧亲之痛的例子尤为重要和引人共鸣。它唤起人们哀伤的画面是很不同的——人们应对死亡的方式存在很大的个体和文化差异。它唤起了对文化、社会、家庭和人际网络的意义、关系、信念和仪式的肯定,这些东西帮助人们在丧亲之后对他们的生活做必要的改变。应对丧失既是集体行为,也是个人行为。丧亲之痛的意义,和应对它的潜在途径,都取决于个体过日子的个人领域。所有这些方面对于任何形式的行为改变都是适用的。

220

✋ 扩展阅读建议 ✋

Egan, G. (2004) *The Skilled Helper: A Problem Management and Opportunity Development Approach to Helping*. Belmont, CA: Wadsworth.

Grant, A. Mills, J. Mulhern, R. and Short, N. (2004) *Cognitive Behavioural Therapy in Mental Health Care*. London: Sage Publication.

Morgan, A. (2001) *What is Narrative Therapy? An Easy-to-read Introduction*. Adelaide: Dulwich Centre.

Westbrook, D., Kennerley, H. and Kirk, J. (2007) An Introduction to Cognitive Behavior Therapy: Skill and Applications. London: Sage Publication.

221

第 13 章

问题解决、计划和决策

我得决定我是否能去参加孙子的毕业典礼。开车去伦敦太远了。我不知道我是否能处理好坐飞机的压力。坐火车去我也有点儿担忧，因为实在不知道如果我在火车上生病的话会发生什么。我的妻子认为我俩该去。我一直回避谈论这件事。我就是不知道该怎么办。

简 介

一系列重要的咨询任务集中在做*选择*的过程。存在很多这样的情景，人们寻求帮助，想要通过和他们当下情景无关的人谈论把事情理顺，因为他们不能决定该做什么。基于这种情况，来访者会用各种不同的角度来看待这项任务：选择、解决问题、重新审视选项、制定计划或决策。所有这些任务都包括收集，评估，组织和分析信息的过程，导致个体作出情感上和行为上承诺的结果。本章的目的是探索促进来访者完成问题解决、计划和决策任务的方法。

心理咨询中问题解决和决策任务的例子

在某些涉及到心理咨询因素的职业角色中，问题解决和决策问题可能会定期出现。在其他的咨询角色中，这样的任务可能出现地不那么频繁。这些任务的例子包括：

- 在 HIV 测定、基因筛检、妊娠测验领域工作的医疗专业人士惯常性地围绕着是否进行测试,是否生个孩子,和是否结束妊娠参与和来访者的对话。这些对话包含着计划和问题解决维度;例如,围绕怎样告诉家庭成员已经做好的决定。
- 与老年来访者工作的社会工作者发现他们的来访者及其家庭成员,期望与他们围绕诸如对持续性治疗计划,发展策略减少来访者家中的事故风险,和决定家庭护理或短期临时护理什么时候需要或是否需要的问题展开讨论。
- 老师和导师与他们的学生探索职业和教育的选择,为了帮助学生决定继续去学习哪门学科,或是否继续学习还是去求职。

这些只是心理咨询的过程聚焦在这类任务上的一些例子。通常,决策伴随着另一些可能也需要被处理的咨询任务发生。例如,一个竭力去赡养患有阿尔茨海默症的父亲或母亲的家庭可能需要做一些决定,但是同时可能会存在关系问题、人生转折主题、以及需要关注的痛苦情感的问题。

练习 13. 1 : 反思你决策的个人经历

你最近所作的重大生活决策是什么? 你做这个决定经历的过程是什么? 这个过程有明确的阶段吗? 谁或什么帮助你达成这个决定? 什么是无用的? 你从这个个人经历中获得了什么可以应用到帮助你的咨询来访者作决定吗? 在团体中进行这个练习很有用,在其中每个人的决策故事会被分享,可以作为一种发展对存在的不同的决策风格和策略意识的手段。

❦ 问题解决和决策的技巧与策略 ❦

有许多被心理咨询师、精神治疗师、心理学家、咨询管理顾问以及其他人发展出来的，用以促进和支持问题解决、计划和决策过程的方法。可以被应用到的决策的最简单有用的方法或许"就是谈谈"。让个体从全面的视角看待一个选择，并且探索他们对所有选择的感受，在倾听者没有先入为主的关于哪个做法是对的或错的情境中，这是极其有用的。然而，也会有当事人围绕着一个问题或决定无止境的打转，却没有得出任何结论的时候。因此，为来访者提供某种他们可以组织决策活动的结构也是有价值的。探索性讨论的初始阶段是非常有用的，即使咨询师确定某些结构策略迟早需要被引入。

223

　　存在许多常识性的文化资源可以被应用到建构围绕决策和问题解决的对话中。有些人发现建构某种"平衡表"是非常有用的——在一张纸上列出支持和反对每个选择的因素，然后权衡哪个更重要。一种稍微复杂的平衡表是力场分析表，在这种方法中不同方向上的力可以被描绘在一张纸上。这种技术对于确认不同来源的力是很有帮助的（"是我的妈妈想让我选择 A 选项，而我的男朋友想让我选择 B 选项"）。在某些情景中；例如，当个体在思考一个职业选择时，SWOT（长处、弱点、机会、威胁）分析可能是有价值的。任何这种"描图"技术价值的一个重要部分是它们放慢了决策的进程，因此有了更多的思考时间。它们也使当事人对其中的因素形成一种全面的分析。这种绘图使任务"外化"了，使当事人与咨询师能一起工作，想出主意并将它们搬到纸上来。

　　另一种与决策有关的有用策略是引入*内涵*（implications）的概念。采用头脑风暴法（"让我们仅仅想象下——不要审查任何出现的主意——如果你决定去……可能会发生什么"）或者绘图技术，当事人被鼓励摆脱对决定直接后果的局限，而去思考长远的后果。相对的，一旦某些想象的灾难性长远后果（"如果我放弃这份工作，我再也找不到其他工作了"）被公开地与咨询师讨论，那么它们并不会被认为太糟糕。另一个广泛使用的策略是对问题不同方面的优先次序排序；例如，每个已经形成的对问题的可能解决方案的满意度是怎样的？

问题解决和决策的系统化方法

大多数时候,前面章节中所概述的这种日常技术足以让来访者和咨询师共同完成问题解决或决策任务。有一些情景;例如,如果咨询师有很高比例的呈现问题解决或决策任务的来访者,那么早点考虑使用在这个领域已经被发展出来的更正式的咨询服务协议是很好的。有两个极其相关的心理咨询模型:问题解决治疗和动机性访谈。

问题解决治疗

问题解决治疗是由美国的亚瑟和克里斯汀·尼祖(Christine Nezu)以及托马斯·德组里拉(Thomas D'Zurilla),英国的丹尼斯·盖斯(Dennis Gath)等人发明的。这种方法的基本假设是贫乏的问题解决技巧会导致士气低落、缺乏希望、焦虑以及抑郁。因此,心理咨询有两个平行的目标:帮助当事人解决具体的现存问题,以及发展他们一般问题解决能力的技巧和自信。问题解决过程包括以下七个步骤:

1. 澄清及界定问题
2. 设置一个现实可行的目标
3. 形成多样的解决方案
4. 评价和比较解决方案
5. 选择一个可行的解决方案
6. 实施解决方案
7. 评估结果

在完成问题解决的这些步骤之前,咨询师要对来访者解释这个模型,并且确保他们理解了实行方案的基本原理。在整个心理咨询过程中,这种理解会通过规律性地对进程的回顾及讲义、工作表的使用被加强。如果来访者不止有一个问题,决定先处理哪个问题,并且在转移到下个问题前完成与这个问题有关的一系列事情,是很重要的。咨询过

程也包括确定当事人在成功地完成了每个问题解决任务后可获得的
回报。

关于问题解决治疗的文献为咨询师呈现了一份宝贵的资源,因为
它包含着大量的理论及研究的讨论,还有许多丰富的涉及不同来访者
问题的问题解决的实际例子(D'Zurilla、Nezu,1982;Nezu et al.,
1989,1998)。一份关于在实践中问题解决治疗是如何应用的有用的总
结可以在迈纳斯沃利斯(Mynors-Wallis,2001)的文献中可以找到。把
问题解决治疗整合到由全科医生实施的日常卫生保健实践中的讨论在
皮尔斯和甘恩(2007)的文献中有讨论到。

动机性访谈

动机性访谈是一种促进决策的方法,是由斯蒂芬·罗尼克
(Stephen Rollnick)和威廉.R.米勒(William R. Miller)在 20 世纪 80
年代开发的(Miller 和 Rollnick,2002)。动机性访谈应用的主要领域
是在成瘾问题领域,与有药物或酒精成瘾问题的人就改变他们的行为
的决策或承诺一起工作。然而,动机性访谈的原则可以在任何一个个
体努力去做重大生活决策的情景中应用。

动机性访谈的理论根源是罗氏理论或来访者中心疗法/以人为中
心疗法。然而,在经典的来访者中心疗法中,咨询师严格地采用非指导
性的立场,就来访者想要探索的任何话题追随来访者的"脚步"。相比
之下,在动机性访谈中,咨询师会与来访者协商他们会明确地集中于来
访者需要做的决定上。

在实践中,动机性访谈依赖于四个基本原则:

1. *共情*:咨询师试图从来访者的角度框架中看问题。

2. *发展差异性*:咨询师与来访者探讨来访者想要他们的生活如
何(理想的)和他们的目前行为(实际的)间的差距。

3. *接纳或"化解阻抗"*:咨询师并不尝试迫使来访者做出决定,而
是接纳不想改变是正常的,以及邀请来访者探索这种阻抗。

4. *来访者自主权*:咨询师把来访者当成是有能力在目前的情境

下做出对自己来说正确决定的人。

当这些原则都被实行时，一个咨询空间就被建立了，在这个空间中，来访者感到他们处在可以诚实地讨论一个决定方方面面的关系中，并因此能够最终做出一个对一系列行为的真实承诺，这一系列新行为是建立在对问题的所有可能方面的综合性探索基础上的。

👋 实践中动机性访谈的例子 👋

埃莉诺(Eleanor)是年轻的单身母亲，有一个两岁的儿子。她多年来就一系列的问题一直和社会工作者有接触。她目前的困境是否要将她儿子(斯蒂芬〈Stephen〉)送到托儿所，这样她就可以重新开始自己的事业。埃莉诺的母亲坚信埃莉诺应该要利用好开办的托儿所，并不要听取其他意见。另一方面，埃莉诺的邻居坚信托儿所教育会对小孩造成情感伤害。在对这个问题做决策的过程

226

中，埃莉诺决定和她的社工谈谈：

埃莉诺：我真的很绝望。到下个星期前，我必须决定是否送儿子去托儿所，我不知道该怎么办。

社工：这对你来说是个重大抉择。我感觉到你承受了很大的压力，而且这个压力并没有帮助你达到一个你感到舒适的最好的处理方法(一个反映了对来访者情景的理解，并不试着去说服她做什么的共情反应)。

埃莉诺：真的——我感觉实在是山穷水尽，毫无办法了。

社工：从你之前对我说的关于这个问题的话，我的理解是，理想地来说，你认为斯蒂夫多与其他孩子接触是好的，并且对你来说，在工作环境中接触人并赚更多的钱也是好的，但你不确定他是否做好了上托儿所的准备(承认差异)。对你来说是这样的吗，或者说还存在其他重要方面？(承认来访者是"专家"——强化来访者自主权)。

埃莉诺：是，这是主要的。

社工：就是说也存在其他方面……？（肯定来访者自主权）

埃莉诺：是的，可能吧。我只是不知道我能否处理他不安时的情况，你知道的，像是假如他哭了或发脾气时把他留在那里。

社工：因为这可能会使你不安……也可能使你担心他是否会受到创伤？（同理心）

埃莉诺：就是这样。

社工：我可以说一下我怎么看吗？（个人反馈）我在想这个问题是否存在两个方面。从某一层面来说，你知道托儿所对你和斯蒂夫都是好的。但从另一个层面来说，去考虑现实层面上的事是非常令人害怕的，比如"我能处理他不安的情况吗"？（重新组织）

埃莉诺：你说的很对：我不知道内心深处想要什么了。（"承诺性谈话"的例子）

　　动机性访谈的一个优点是它已经形成了大量的支持性材料和行为，以书本，网站和培训课程的形式。大量的研究证据显示，动机性访谈对一系列不同的来访者群体是有效的。动机性访谈是心理咨询服务协议的一个好例子，它包含了一整套基本的咨询技巧，为了能完成某种特定类型的治疗任务，这些技巧以一种独特的方法被整理在一起。当使用动机性访谈时，在心中记住两件事是很重要的。第一是动机性访谈在引导和说服方面达到一个微妙的平衡。在有些动机性访谈的文献中，好像是咨询师引导来访者朝向不言而喻的"正确"答案（例如，减肥、戒酒等），因为那些选项与主流社会价值观一致。然而，动机性访谈的影响力是建立在咨询师对当时在来访者的生活中任何对其有利的东西的开放程度，以及对来访者选择权利真诚的接受上。埃莉诺的例子阐述了这样的观点：埃莉诺和她的儿子待在家里本可以是不错的选择，同样地，她利用提供的托儿所也是一个不错的选择；她的社工偏好某种选择多过另一种很可能会导致抉择僵局的持续。动机性访谈的第二个重要方面是严格地来说，这是一个对决定做出承诺的方法，而不是一个

227

通用的心理咨询方法。例如,埃莉诺可能会最终做出确切的要送她儿子去托儿所的决定,但可能仍然需要在处理她关于"抛弃"她儿子的强烈情绪上,或与托儿所员工确定她想要他们如何对待她儿子的问题上得到社会工作者的进一步支持。

专栏 13.1：使用支持性挑战来促进问题解决

在制定决策或问题解决任务的过程中,当事人能很好地从咨询师那里领会的一个反应是某种程度的*支持性挑战*。当大多数人面对决策时,将会认清"诤友"或"损友"的价值。当然,咨询师的首要任务是与来访者保持支持性和协作性的关系,所以确保挑战没有变得过度对抗以致可能会对这种关系造成破坏或威胁是十分重要的。最有效的挑战是建立在温和地指出来访者叙述中潜在的不一致或矛盾的能力上的("据你现在所说的来看,主要的因素似乎是 X……但是在我看来,从你几分钟前你所说的话中,主要因素是 Y——我不确定对你来说这些因素是怎么串在一起的")。另一种促进性的挑战是当当事人可能逃避决策的某些方面时要指出来("你已经在平衡表上写下了所有'支持'和'反对'的陈述——我意识到我们讨论了所有这些因素,你用红色的笔写在角落的这些除外")。

228

👐 当决策和问题解决陷入困境时 👐

在某些咨询情景中,关于决策的对话可能会持续很长一段时间却没有达成任何明确的决定或行动计划。如果这种情况发生了,总的来说,考虑现有的决定是否反映出一个当事人生活中更基本的冲突或矛盾是十分有价值的,或者是否存在其他促进有效决策过程的方法。存在许多与决策和问题解决困难有关的个人特质。例如,有完美主义倾向的人可能会发现对任何不"理想"的问题解决方案表示满意是困难的,他们会"对每个箱子做标记":妥协是不可能的,而且不确定性是威胁性的。

✌ 问题解决出错的例子 ✌

斯蒂夫是一名社区住房保障工作者,他花了大量的时间做加雷斯的工作。加雷斯是一位退休的单身男子,他一直反映邻居很吵还不为他人考虑。通常来说,加雷斯会试着忽略他邻居不敏感的行为,或最多给他们写个温馨提示(但他们忽略了)。斯蒂夫鼓励加雷斯向邻居表达他的愤怒与厌烦,作为一种让对方知道他真实感受的方法。加雷斯认为这个方法有道理,并答应斯蒂夫会去试试,却从来没有坚持下去。当被问到为什么时,他回答说,"我知道对他们生气是一个传递信息的好方法。每次我与斯蒂夫谈论后,我都觉得自己决定要这么做。但我就是做不到。我接受的教育告诉自己,生气是浪费时间,甚至是有害的"。发生在加雷斯身上的可以以他对自己是谁的终生矛盾被理解:是目前要去感受和表达情感的意图和表示友好不制造麻烦的禁令之间的矛盾。他与邻居问题如此麻烦的原因是他们的行为营造出了一种情景,在其中他被引导需要做出一种行为选择,这种行为会挑战他的核心自我。这个例子是一种提醒,达成一个决定不仅仅是一件有条理地对现在最好做什么的实际内涵作分析——有时候决策需要回顾个体在核心生活问题上的定位(安全 vs. 自由;自主 vs. 关联;信任 vs. 怀疑)。在咨询与其他专业任务和专业角色一起出现的关系中,可能没有足够的时间或空间解决这些更深层次的问题。斯蒂夫和加雷斯达成一个共识,直接地表达加雷斯对他邻居的失望对加雷斯来说是一个不切实际的选择,所以他们继续思考其他可能的解决方法。

在关于问题解决和决策是如何发生在日常生活的讨论中,劳伦斯·布拉姆(Lawrence Brammer, 1990)指出,假设这些行为是必须或

229　　完全地建立在逻辑的、认知的分析上是有误导性的。实际上,关于成人问题解决的研究已经发现,很多人在采取一种*直觉性*的方法,在这种方法中他们注重模糊不清的感觉,将它作为方向的源泉,并且试图说明这些"直觉"作为一种寻找解决方案过程的手段。这种类型的问题解决的有效性并不会通过追随问题解决疗法中列出的逻辑步骤而被加强(见上),但是却会通过使用放松与冥想技巧、想象与体验式聚焦了解难以捉摸的情绪和情感状态而增强。布拉姆(1990)所采取的观点与洛维斯汀等人(Loewenstein et al,2001)的研究发现是一致的。他们的研究发现情绪更容易被个人感知为是风险性的个人决策所唤起,尤其是和每天或例行的问题解决和决策相比,后者中理性认知过程更占主导。假设人们能更好地靠自己去处理低风险的决定,而当面临高风险、高情感性的决定时会寻找咨询师的帮助就讲得通了。关于非理性决策进一步更有价值的视角可以在怀特和特透伊(White & Taytroe,2003)的研究中找到,他们发现在睡觉前思考一个问题,有助于在做梦的过程找到问题的解决方案。这里的含义是,存在一些场合,问题解决的常识性、理性的方法可能是不足够的,那么去思考一系列创造性的或非线性的方法是有价值的。

专栏 13. 2：决策风格的重要性

　　对于人们解决问题和决策的方式,已经进行了大量的心理学研究。这些研究中考察的问题之一是关于个人所展现出的不同的决策风格。在一项研究中,司考特和布鲁斯(1995)界定了五种类型的决策风格：

- 理性型：对所有相关信息的逻辑性和系统性的评价。
- 直觉型：被"正确感觉"所引导。
- 依赖型：询问他人并遵循他们的建议。
- 回避型：把事情拖到最后一刻。
- 冲动型：一时冲动做出决定。

　　在某些案例中,来访者决策和解决问题时遇到的困难可能与过分依赖个体的决策风格有关,并在情景中缺乏灵活性。在有些情景下,其他决策风格可能更合适。例如,当作一个重大的财务决策时,理性的决策风格会更可取,但当朋友打电话约你去酒吧时,这种风格可能就没多大帮助。

230

练习 13.2: 回顾你所有促进来访者问题解决与决策任务的方法技能

把一张纸分成两栏。在一栏中,列出你已经掌握的方法或策略,当来访者确定一个问题解决或决策任务时,你可以利用这种策略。在另一栏中,列出你在这章中读到的或其他地方了解到的,并你想要进一步学习的问题解决和决策的方法或策略。

231

👣 小 结 👣

本章对一些与问题解决和决策领域咨询任务相关的问题和策略作了一个概述。正如其他的心理咨询任务一样,显然大多数的咨询师和来访者可以通过他们的日常生活经验得到大量的关于如何处理这类工作的主意。除了对基本心理咨询技术的常识性应用之外,还存在不少已经在这个领域发展出来的特殊的治疗方法。在与来访者就问题解决和决策一起工作时,对来访者认为自己解决问题需要做的东西保持敏感,并就将被遵循的路径或过程参与元交流(核对)达成共识,这是很重要的。咨询师积极地参与这个过程也是非常有价值的;比如,写下建议,对提议的想法进行支持性挑战,并回顾进步。最后,留心关注广泛的个人问题是明智的。比如,为什么当事人需要在我的帮助下做这个决定,而不是自行解决,或通过和配偶谈论决定?为什么我们已经极详细地分析了所有的可能选项,却至今没有出现可接受的方案或决定?

✋ 扩展阅读建议 ✋

一种强调决策和问题解决的过程,并已经在一系列职业设置中被从业者广泛采纳的心理咨询技巧方法是*熟练助人者模型*:

Egan, G. (2004) *The Skilled Helper: A Problem Management and Opportunity Development Approach to Helping*, 8th edn. Belmont, CA: Wadsworth.

Wosket, V. (2006) *Egan's Skilled Help Model*. London: Routledge.

232

第 14 章

发现信息、分析信息和根据信息行动

看看这个,这是我今天去看医生时从他那里拿的。享受津贴,如何改变我的饮食及生活方式,如何在有心脏病的情况下无忧无虑并有好的性生活,在紧急状态下要怎么办,一张加入本地心脏病幸存者俱乐部的表格。很多材料。这里还有一个DVD。有了所有这些,我会期待做什么呢?至少他给了我一个精美的文件夹来放这些东西。

简　介

　　心理咨询可以被视为由一系列任务的完成或者使来访者一步一步朝着他们目标(无论他们想从咨询中获得什么)的子目标组成。这个观点开始关注咨询中一些经常会在主流的治疗理论中被忽视的方面。本章的目标是去检查咨询师与来访者共同实施一些任务的方式,而这些任务在之前的文献中并没有给予足够的重视——这些方法是发现信息、分析信息及根据信息行动。在过去,提供信息被许多咨询师认为是老师和健康教育者才会做的事,而不是心理治疗师和心理咨询师做的事情。为什么信息近年来在心理咨询中受到的关注会增多,原因可能有两个。首先,如果认为来访者积极参与处理自己生活中的问题,很明显,他们会做的事情之一就是去寻找信息,从任何他们可以找到信息的地方找到可以帮助他们理解当前遇到问题的信息。其次,对比心理治疗的先驱者如罗杰斯发明他们方法的时代,我们现在生活在信息时代,在互联网和电视上，以及在有广泛分布的、人们负担得起的及容易获得的杂志和书本上，充满着大量的资源。

本章探讨了一些将使用信息作为一种特殊咨询任务的咨询情景，以及咨询师可以使用的一些帮助来访者有效地使用信息的方法和策略。本章也回顾了自助阅读材料作为来访者的有价值的信息来源的作用。

233

🖐 在嵌入式心理咨询中收集 和使用信息的例子 🖐

莎拉(Sarah)知道她母亲和外婆都遭遇了基因遗传的状况。在全科医生的建议下，莎拉和她的伴侣麦克，参加了基因遗传咨询，在咨询中，他们了解到如果他们要有孩子，这个孩子可能会有遗传病，尽管这种几率很小，但值得注意。他们向咨询师要求了更多的时间去面对这个信息对他们生活蕴含的意义。

舒拉米特(Shulamit)正在接受丈夫在交通事故中死亡的这件事，并且与一个在医院的重症监护室工作，在他丈夫生命的最后几天照顾他的社区护士有几次交谈。很显然，为了弄明白发生了什么，舒拉米特想要了解这个事故是如何和为何发生的尽可能多的信息，而为了这么做，她将不得不安排去读警察的事故报告。她知道她想要这么做，但对自己将可能知道的很害怕。

斯坦药物和酒精滥用已经很长时间了。负责监控斯坦孩子的安全及幸福感的社会工作人员也试着找时间去鼓励斯坦靠自己的努力戒掉成瘾问题。斯坦了解到一个宗教团体为成瘾的人运行一个高密度住宅项目，并且编制了一叠这个项目提供什么的文章和网站的册子。他请求他的社会工作者是否可以一同讨论这个信息来协助决定这个项目是否和他有关，以及他如何能靠这个项目得到个住处。

亚历克(Alec)在工作中有一次严重的事故,他被压在一些很重的机器下几分钟,几乎丧失了他的性命。事后,他感觉自己好像要"破成碎片了"——他无法安睡,在许多情景中会感到恐惧。他咨询了他的全科医生,他的医生告诉他,他表现出的是创伤后应激障碍(PTSD)的症状并给他提供了关于这种状况进一步的信息。在咨询的最后,亚历克还是感觉很脆弱,"不是他自己"似的,但也安心了,他的问题有一个名称,并可以被治疗。

234

> **练习 14. 1：在问题上你收集和使用信息的经历**
>
> 确认一个最近你收集信息来帮助自己解决私人问题时的情境。例子可能有：理解某种疾病、伤残或压力的来源；找到帮助你有特定问题的家人的方法；促进你自己的个人成长,如变得更果断或做事更有条理。你做了什么来收集信息和分析信息？在这个过程中,什么帮助或阻碍了你？其他人充当怎样的角色;比如,在什么时候你告诉别人你在做什么？最终,你如何利用收集到的信息去完成背后的目标？最后——你从这个经历中学到了什么可能与你如何去帮助来访者收集、分析及使用信息相联系？

🖐 当咨询师—从业者是信息来源时 🖐

存在某些情境,当一个从业者;比如,一个医疗保健专业人员,处在给来访者提供信息的立场,并在来访者理解信息的涵义和信息的情感意义时给予支持。这种情景的例子包括坏消息,比如,严重疾病的诊断,或在糖尿病的情况下解释治疗措施。对这种问题的优质论述包括这种类型的信息使用场景可以在尼克尔斯(Nichols)的书中(2003：ch. 4)找到。

👣 在心理咨询中有效使用信息的方法 👣

与来访者一起利用信息的过程取决于来访者的咨询目标以及涉及的信息类型。信息可以代表及时的可利用的实用知识来源。比如如何练习呼吸操练的介绍，或者可以包括背景沟通；比如了解性虐待或性创伤如何影响人。在咨询中，一个信息"插曲"可以以短对话的形式出现或者包含长达数月的咨询过程。领会信息的动力既可以来自来访者也可以来自咨询师。这些因素的复杂性使在咨询中从解决信息使用任务的角度看成为不可能。灵活地使用心理咨询的基本技术和来访者一起工作是很重要的，这样他们才能以对他们有用的方式来使用信息。这里有一些相关的基本原则：

235

- *尊重来访者想更好地知情的愿望*。对信息的查询反映了来访者希望运用多方面资源的帮助来解决生活中问题的意愿。作为一个咨询师，你花了很多的努力了解充足的信息——你的来访者会被同样的意向所驱使。

- *将信息整合到咨询过程和咨访关系中*。如果来访者浏览互联网和图书馆的目录去获得信息，但是这些材料没有在咨询中被了解或讨论，那么来访者可能会觉得咨询师对他的这些努力不感兴趣，甚至可能产生咨询师认为这种工作是愚蠢的或错误的感觉。这些危机可以通过安排咨询时间来回顾信息来源的价值得到解决。

- *与来访者正在收集的信息直接接触*。如果来访者正在与咨询师不熟悉的信息来源接触，那么进行一个关于如何使用资料的有意义的讨论是很难的。有时候咨询师需要从来访者那里借一本书，或者访问一个网站，来了解一下来访者在学的东西。有必要让来访者清楚咨询师可能只能在有限的基础上做这些事，因为时间不多。

- *乐意去质疑来访者对信息的解释*。人们会被自己所发现的信息误导的方式有很多种。这类情况尤其可能出现在信息使用者处于情感危机的时候,并因此会被能减轻痛苦情感的信息吸引,会避免可能加剧这些情感的信息。来访者可能会拒绝有价值的但与他们的书写风格不一致的信息;他们会对某个来源的信息挑剔,或他们也可能会误解一些主意。在这些情景中质疑来访者时,对任何咨询师来说,表现出任何与来访者记忆中被挑剔的父母或老师责备或纠正的相似的任何东西都是适得其反的。任何信息的最终价值都有赖于信息对来访者的意义。如果来访者解释信息的方式与咨询师的解释很不同,这并不是说一方是对的而另一方是错的,而是思考双方的视角可能会导致对资料的更好地理解。

- *总的来说,对信息在来访者生活中的作用给予一定的关注*。相对于没什么学问但是善于交际的人来说,阅读自助书籍的意义会与那些偏学术但孤僻的人很不同。在咨询中各种各样信息使用的形式代表着当事人已使用的应对技术的延续,或承担风险、尝试新事物的意愿。当围绕信息使用的基本机制思考来访者可能需要多少支持时,这些是可能需要被考虑的因素。

- *关注任何被收集的信息的实际成果*。在咨访关系中,收集信息、分析信息的最终目的是促进来访者目标的完成。邀请来访者讲讲他们是如何利用收集的任何信息,回顾信息的涵义,并制定计划执行这些涵义是十分重要的。

236

这些原则为思考在心理咨询中如何创造性地使用这些信息提供了一个框架,并为就这个任务领域发展咨询师的个人风格提供了基础。

专栏 14.1：有害的信息

并非所有的信息都是有益的。有一些网站会积极地提倡自杀、暴力行为或理想化的厌食症患者体型。存在许多色情网站会破坏尊重和充满爱的性关系。除了这些显然是情绪化和个人毁灭性的信息源的例子外,也有一些其他的呈现对问题片面或带有偏见理解的网站和书籍。

将信息收集定义为"个人研究项目"

　　一个帮助来访者思考如何有效地收集信息和使用信息的良好方式是利用文化资源中"研究"的概念。大多数人有在中学或大学里执行研究项目的经历,并理解"研究项目"包括明确研究目标或假设、确定适合研究目标的信息类型、系统地收集信息并将其分类、评估数据的有效性、得出结论,然后写出某种类型的报告并发表。研究项目中的每个阶段都与咨询中的信息收集和使用方法有关。个人研究项目的概念不仅为信息任务提供了一个总体的框架,也让来访者思考全部过程可能需要的时间。这也将咨询师定位为研究过程的咨询者,或研究的监督者,也可能是研究的观众。

　　在一个案例研究中,马迪根(Madigan)在他的工作中接触到汤姆(Tom),汤姆从退休之后开始严重抑郁,他感到自己毫无价值,并且已经接受了很多不同类型的精神治疗,但这些治疗只是让他更糟糕。马迪根(1999)描述了他是如何建议汤姆和他的妻子进行一个"研究项目",在其中,他们写信给认识的人,并让这些人"描述一个你曾和汤姆一起的既不无聊又有成就感的共同经历,也指出你想要与汤姆共同享受怎样的未来。"(Madigan,1999:148)。这封信是由汤姆、他的妻子和咨询师共同完成的。他们收到了 41 封的回复,然后他们就汤姆生活中的可能性进行分析,并把结果给咨询师看,咨询师帮助他们决定如何能将这些可能的事付诸行动。之后,他们举行了一个派对来庆祝这个项目的成功完成。汤姆的案例是信息收集如何可以被有用的定义为研究项目的一个例子。虽然这个概念中可以被利用的精确方法对每个来访者来说不尽相同,但这总体的概念是可以被广泛应用的。本质上来说,这是一种协作的方法,提出并承认来访者的优点与机智。

专栏 14.2：来访者的信息需要可能与咨询师组织信息的方式不同

遗传咨询是信息在咨询中作用研究的一个特别富有成果的领域，因为它相当强调信息的提供，以及信息提供与来访者最终决定之间的联系。在一项研究中，希洛等人（Shiloh et al.，2006）在来访者第一次开始遗传咨询之前，对来访者关于自己想问咨询师的问题进行了采访。他们也观察了在咨询期间发生的事情。这个研究的重要发现是来访者表现出独特的信息偏好。他们想要以特殊的、能反映个人情况的顺序来问问题。他们想要不同行动方案效果的信息。他们想要确切的信息而不是在概率上可能的信息。相比之下，咨询师更喜欢倾听预先确定顺序的问题，尽量提供关于当事人问题的大体背景的信息，而不是集中在效果上，并喜欢用概率来描述效果。这个研究阐述了有效地使用信息的程度不仅仅是定位专家知识源的事情：知识需要以信息寻求者的需求相一致的形式被传递。

🐾 使用自助文献 🐾

对于心理问题来说，使用自助阅读（有时被描述为"阅读疗法"）近年来变得十分流行。这种自助模式的发展存在很多理由。很多人喜欢便利、私下、高效地自己解决问题，而不是咨询心理咨询师或心理治疗师。全球很多医疗体系使用自助阅读作为帮助形式的"前线"，回应了精神卫生服务的高需求和经费有限的这样一个组合。这反过来导致了对"自助阅读的有效性"进行了大量的研究。总体来说，这种研究指出，对某些来访者来说，使用自助书籍，指南或网站可以产生与面对面治疗相同的健康结果（Bower et al.，2001）。最后，商业出版社积极推销自助书籍的优点，公立图书馆收藏了它们，因此使这些资源很容易得到。

伴随着自助书籍的使用，出现的问题之一是对被提供信息质量和可靠性的质疑。概括来说，专业从业者倾向于推荐基于被证实的治疗

238

模型的自助书籍，感觉这样更稳当。诺克罗斯（Norcross）等人（2003）和雷丁（Redding）等人（2008）已经编辑了关于畅销自助书籍的质量的综述。新的自助书籍的综述会例行发表在专业的杂志上，如英国的今日治疗（Therapy Today）。

有几种不同特色风格的自助书籍。例如：《理智胜过情感：通过改变你的思考方式来改变你的感受》（Greenberger and Padesky，1995）是通过让读者填写的几个活动和工作表的实用手册的方式组织的。相比较而言，《抑郁：挣脱自己枷锁的方法》（Rowe，2003）是从一个讨论和概述关于抑郁的研究和观点的方式来编写的。最后，《没有焦虑的生活：不用药物和治疗从惊恐发作和社会焦虑中脱离出来》（Pavilanis，2010）是以第一人称自传体的角度写的，讲述了一个人克服惊恐和社会焦虑的故事。这里的任何一本书都包括相似的、科学告知的信息，但在每个例子中信息是以非常不同的方式包装的。这里有瓦利等人（Varley et al.，2011）的一些研究证据，以"如果—那么"格式呈现的信息，要求读者去思考他们如何可以将所学到的东西应用到生活中的特定情境中，相对于没有以这种方式联系到实际生活情景的信息，会更有效。在另一方面，瓦利等人的研究是对自己运用自助资料而没有额外的从咨询师那里得到帮助的人进行的。可以预期，如果有咨询师参与的话，他们会鼓励来访者去进行"如果—那么"的连接。痊愈的自我负责的优点是，例如潘弗兰尼斯（Pavilanis，2010）的书，读者很容易地认同被告知的故事，从作者取得的成功中获得希望。更闲散性的书的优点是，如罗（Rowe，2003），它们以严格的方式挑战来访者去思考问题，而不提供某种特定的解决方案——读者被准许得出自己的结论与联系。这里的观点是存在三种自助方式都很流行并有效的证据——关键是帮助每个来访者找到适合他们的书籍类型。

已有的大量关于自助阅读效果的研究中，综述最全面的是登·波尔等人（Den Boer et al.，2005）和曼克拉等人（Menchola et al.，2007）的研究，研究发现了令人信服的证据，显示当当事人同时利用了与咨询师面对面的交流，和当事人积极地选择利用阅读资料而不是被从业者

"开出"自助处方时(Mead et al.，2006；salkovskis et al.，2006)，自助阅
读是特别有效的。来访者能控制何时及如何利用自助材料的情景似乎
总是和更好的结果相联系。相反地，当来访者感到自己是被急促地推
销去阅读指南而不是和咨询师交谈时，较差的结果就会发生。

　　关于使用自助信息来源的更进一步的考虑是这些材料往往会按照
精神病学分类进行组织和打包，像抑郁、焦虑和进食障碍。这种实践中
会出现两种困难。第一，一些来访者并不希望诊断出自己有"精神疾
病"，因此会抵抗甚至去想这些书可能是和他们相关的，即使这些书的实
际内容可能是不带有指责并给予力量的。第二，很多人经历的真正的生
活问题是涉及精神病范畴的。例如，一个人很可能抑郁并焦虑，并困在
自我毁灭性的暴饮暴食的循环中。在这些情景中，特定的自助书籍和网
站可能太局限了，想想要看三本或以上的自助手册就会让人避而远之。

　　总的来说，存在来自自助书籍和网站的信息对处在情感问题、行为
问题和人际关系问题中的人十分有帮助的证据。咨询师有很多方法可
以将这些信息来源整合到他们和来访者的工作中。

练习 14.2：你可以推荐给来访者的自助资源

　　在你所做的咨询中，来访者哪种问题出现的最频繁？ 对来访
者的这些问题最有帮助的特定的自助书籍或网站是哪些？ 经过一
段时间，以你的方式充分理解这些书籍或网站，并明确一系列你认
为对自己的咨询风格有补充作用，并且被你的来访者认为是可行且
相关的资源来源。 确认一下，是否可能让你的来访者能通过借用
你单位购买的副本，或者当地的图书馆是否愿意收藏这些书，来确
定来访者能否接触到这些书。

专栏 14.3："阶梯护理"的观点

　　自助资料在英国国民保健服务(NHS)和其他卫生保健系统使
用的增加，反映了对"阶梯护理"的采纳：如果个体有心理上的问题，

那么他们先会被提供最少打扰及最低密度的治疗(自助资源),只有当第一"步骤"不起效的时候,才会被提供更高强度的,昂贵的干预(比如心理咨询或认知行为治疗〈CBT〉)。虽然这种政策对卫生服务管理人员和管理局是很好理解的,但对咨询师和来访者来说,满意度是很低的。很多人把寻找帮助作为最后一个手段,当进入保健系统的时候,他们知道自己需要并想要的是有技能的从业者的照护性参与。从心理咨询的角度看,证据似乎表明,自助是作为面对面心理咨询的辅助物,或是作为来访者问题更广方法中的一个任务或思路,而不是独立的治疗方法时,才特别有效。

小　结

　　一起就与来访者问题相关的信息进行收集和分析工作是非常有价值但也是富有挑战的。有大量可用的信息提供了不一致的指导,或很难去解释。把信息来源中学到东西整合到个人生活中去的过程需要对复杂的资料进行筛选,并对权威人物的声明保留怀疑态度。因此,对来访者来说,在这段旅行中有一个人扮演伙伴是很有帮助的。这对咨询师并不是一个直接必须的角色。心理咨询技巧培训往往集中在咨询师和来访者之间每时每刻的互动中发生的事情,而理解信息主要是来访者在咨询之外做的事。促使来访者去收集、分析和利用信息的技术包括在咨询中创造一个空间来谈论与信息相关的问题和行动。通过读书或浏览网站去改变一个人的生活是不寻常的。然而,在与一个从业者有关系的背景下阅读,从业者对所读的东西和有效行为之间的联系是感兴趣且支持的,这种阅读是有改变生活能力的。促进这个过程看起来很重要的是,邀请来访者将它作为一个个人研究项目来面对,并以积极地、有目的的方式来处理相关的信息来源。

🐾　扩展阅读建议　🐾

自助信息在心理咨询中的使用在两篇重要的论文中有更详细的讨论：

Norcross，J. C.（2006）Integrating self-help into psychotherapy：16 practical suggestions，*Professional Psychology: Research and Practice*，37：683 - 93.

Zuckerman，E.（2003）Finding，evaluating，and incorporating internet self-help resources into psychotherapy practice，*Journal of clinical psychology*，59：217 - 25.

确保来访者对提供给他们的信息得到有效的理解这一问题的一个有价值的指导可以在以下文章中找到：

Nichols，K.（2003）*Psychological Care for Ill and Injured people: A Clinical Guide*. Maidenhead：Open University Press（ch. 4）.

第 15 章

消除自我批评,增强自我照顾

"这周过得如何?"

"嗯,周二过得很糟。"

"发生什么了?"

"我试着给后卧上油漆,但是胸口非常疼痛。真是太蠢了,我感到很悲哀,我本应该能做这种事的。"

简　介

几乎所有心理咨询最基本的主题之一就是*自我照顾*问题,与之对立的,自我照顾的另一面是它的缺乏,通常被称作*自我批评*或者自我贬低,甚至在更极端的例子中会出现自我摧残行为,例如冒险、自我忽视、自我伤害和自杀。自我批评和缺乏自我照顾能力常见于寻求帮助的人群,他们因为在社交场合中感到焦虑,由于他们的脑海里有个声音告诉自己说,他们远没有在场的其他人有趣;并常见于通过酗酒、嗑药、嗜赌成瘾或沉迷色情小说等形式摧毁自我和家庭的人群。我们生活在一种排外和社会排斥、刻板印象和社交严厉批评为常态的文化氛围中。人们来咨询时提到的问题中最主要的内容就是对处罚态度、信息和命令的个体意识的内化,和对处罚态度、信息和命令作为个人核心意识的同化。

本章的目的是强化咨询过程中明确消除自我批评和增强自我照顾这一重要内容或是任务的作用。在介绍能为此领域带来改变的方法之前,本章先讨论理解自我批评经历的方法。

本章所讨论的问题超越了所有的咨询理论,在很多理论中,对基本上类似的同一组特征,不同作者采用了很多不同的术语来描述。在本章中,使用的术语主要有两个。*自我批评*是一个看起来似乎有用的术语,因为很多人这么做。它涉及言辞、想法、主张和说话的语气。类似可选择性的术语包含了自动思维、非理性信念、消极的自我对话和负性图式等概念。*自我照顾*指的是人们的行为,尤其是人们通过自己的行为自我摧毁的方式。除以上概念之外,一些咨询师还提到例如*自我接纳*和*自尊*,或有一种*在意*的感觉、充满*羞耻感*,或*自我攻击、自我贬低*或*自我糟践*。最近,一些治疗师开始引入*自我同情*和*自我安抚*的概念。每一种概念分别引入略有不同的论述和一系列的假设。在与来访者工作的过程中,重要的是找到适合他们的词语。

243

练习 15.1:描述自我批评对你生活的影响

花一些时间列举出你能成为"对自己最严厉的评论家"的方式。在什么方面你怀疑过自己的能力,或者低估了在各种风险下成功的机会。回顾你的生活,在哪些程度和方面你曾经有能力可以改善这种趋势? 什么人或者因素曾经帮助你减少过自我批评? 这种个人学习能以什么方式为你作为想法、方法的和例子的源泉,让你可以应用于正寻求更好自我照顾的当事人?

✋ 自我批评和缺乏自我照顾的例子 ✋

蒂娜(Tina)已婚,有两个青春期的孩子,他们占用了她大部分的时间和精力——开车送他们去各种运动、戏剧和业余活动的场地。她也是父亲的主要照料者,她的父亲患了老年痴呆症和她们一家同住。蒂娜联系了一家为老年痴呆的患者提供临时看护的志愿者机构,一个社会工作者上门拜访了她。在讨论的最初十分钟里,社会工作者跟蒂娜说:"我知道我们刚见面不久,但是给我的感觉是你已经忙得分身乏术了,如果再长此下去你自己的健康状况将不容乐观。确实,我们能够提供每个月一次的临时看护。但我觉得你实际需要的帮助远不止这些。你能否讲讲事情是怎么发展到这个地步的? 对你而言寻求帮助是不是有困难,还是有什么别的原因?"

244 克里斯(Chris)是一所繁忙的综合性中学里的小提琴老师。他的一个学生,贾斯敏(Jasmine)是位优秀的小提琴手,也是他漫长的教学生涯带过的最出色的小提琴手之一。但是,她在音乐考试和单独演奏上的表现却极其糟糕。这个情况令他们两人都非常受挫。在一场灾难性的考试之后,她大哭着对老师说:"我真的好没用,我再也不能当众表演了,我就是个彻头彻尾的失败者。"

吉米(Jimmy)长期被卷入刑事司法系统,因毒品交易被判一年有期徒刑,刚刚刑满获释出狱。在他第一次和被分派到负责他罪犯改造项目的警官见面时,吉米就曾被问及对进一步的培训,或可以不再犯罪的职业道路有什么想法。"是的,当然,肯定的,"他回答道,"他们都问我这个——我所遇到的所有的社会工作者和缓刑监督官。我都是一样的回复。我很乐意在户外工作,从事庭院园艺或类似之类的工作。但是没人让我参加培训,也没人会给我提供工作——他们只看到我的出身背景,我有过的前科,然后他们会说——'不可能'。"

丽莎(Lisa)结过三次婚,有四个孩子。再次怀孕后,社区助产士带着她之前的怀孕史和身体状况史上门拜访了她。在交谈过程中,助产士问丽莎目前的社会支持度如何,比如说,在她去上班时是否有人照看其他孩子。在回复中,丽莎叙述说,她现任伴侣已经离开,就像她的前几任一样在她怀孕期间离开了她。

练习 15.2：倾听自我批评

在咨询对话中，对来访者谈话方式中能揭示其可能受陷于某种模式的毁灭性的自我批评或自我限制的自我批评保持敏感，这是很重要的。有很多线索或者"标记"可以被观察到。比如说，当来访者用消极的言辞或轻蔑的语气来描述她自己，或者消极地拿自己和别人比较时。对这些过程提高敏感性的一种方法就是倾听一段咨询对话或者心理治疗的录音，全神贯注于当事人所说的话。最好能用真正心理治疗的录音，而不是由演员来扮演来访者所进行的模拟对话。如果很难得到一份录音，那么阅读心理治疗的笔录也是可行的。你会发现苦恼的人们总有很多自我批评。你可能需要不止一次地听或者阅读治疗材料，以期能捕捉微妙的自我批评的迹象。如果你有时间，一旦你倾听完当事人的叙述，把注意力转向咨询师，看看咨询师是如何处理的：咨询师多久了解或处理当事人的自我批评行为一次？

245

✋　理解自我批评：理论的视角　✋

很多时候，寻求心理咨询的人可能没有意识到他们通过自我批评和自我摧毁的生活选择贬低了自己。有些当事人可能意识到他们身陷这种活动中，但是感到对现状无能为力。无论是哪种情况，可能有必要与来访者共同致力于找到一种方式来理解为什么花时间在*消除自我批评*的任务上是很有用的，以及形成对使用不同策略解决该问题的理解。

文化观点

对于某些来访者来说，把批评、敌意和拒绝描述为现代文化的普遍元素，它们塑造了我们每个人认识自己和生活的方式，这种描述是很有意义的。现代文化延续这样态度的方式有很多，其中有*种族主义*和*殖*

民主义（一些人生来就被认定低其他人一等）；社会等级的划分（一些人为统治而生，而另一些人注定被统治）；军国主义（通过武力解决冲突）；*性别歧视、同性恋恐惧症*和对残疾人的排斥等等态度。诸如此类的每一种社会结构都围绕着一个信念，即人就是分三六九等的。介于这些文化现实和个体生命之间的纽带是一种内化的过程——如果我们长期受这种观念影响，那么我们很有可能潜移默化地"吸收"，或者"接受"了它们。在心理咨询中唤起文化视角的价值在于它使这个问题规范化或普及化了。实际上，咨询师所说的是，"这是我们每个人在自己生命的某个阶段都需要去处理的事情。"文化观点还让来访者思考关于自我批评陈述最终的起源。

专栏 15.1：完美主义的流行

完美主义是一种思考方式，在现代社会似乎变成一个普遍的问题。我们生活在一个消费型的社会，经济增长的需求就意味着一系列不断增长的完美的表象以广告和在常规电视节目、杂志文章中的产品得以展现（完美的身材、完美的家庭、完美的婚姻）。同时我们还生活在一个全天候都接触得到这些媒体的社会。在这些因素影响下，教育体系（例如考优质大学的压力）和就业市场中年轻人们的期待标准不断提高。这种流行以基于完美主义为外在标准的自我批评的形式渗透到了个体中。完美主义最吓人的一种表现形式就是进食障碍，患上神经性厌食症的人（"我永远都不够瘦"）会活活把自己饿死。一篇特别有价值的关于组合性治疗方式、自助和社会行为如何被运用于与完美主义者无止境地追求纤细作斗争的报告可以在梅塞尔等人（Maisel et al.，2004）的研究中找到。一本有益的关于抵抗完美主义的认知行为疗法（CBT）导向的自助手册叫做《克服完美主义：运用认知行为技术自助手册》（Shafran et al.，2010）。

压力与应对理论

"压力"这一概念指的是由外在需求、压力和日常琐事积累的经验。

应激源可以被理解为是不能被立即处理的挑战或要求,但是随时间积累变成忧虑——最终成为一种负担。从压力理论的视角来看,人们处理压力的方式是通过*应对策略*。无压力状态意味着个人的应对策略没有受到考验。相反的,高水平的压力迫使个体的应对能力达到临界点。压力与应对的概念已被现代社会广泛接受,也成为了大量研究的课题。因此,对于很多来访者来说,将他们的困境归因为高水平的外部诱导压力是可以理解的。那么,在心理咨询中,可以邀请来访者比较建设性的和适应不良的应对策略之间的区别。前者源于个人的优势和与他人的连接,包含诸如计划、学习、情绪表达和寻求他人帮助等策略。相比之下,适应不良的应对策略则包含各种明显的自我毁灭性的行为,如暴饮暴食、拖延症和疏离他人。

以人为中心理论

以人为中心的心理咨询和心理治疗理论是由卡尔·罗杰斯和其他人创立的(Rogers,1961;Mearns and Thorne, 2007),这个理论将缺乏自我接纳定位为个人问题的根源。从以人为中心的视角来看,我们生来就有表达自身情绪情感,与他人发展亲密关系,和富有创造性与聪明的潜质。然而,在孩提时代,我们被暴露在*有条件的价值观*中:我们的父母只接纳我们作为个体的能力的某些方面而排斥了其他方面。例如,父母或者其他权威人士可能会说:"别耍小聪明(压制你的智慧)";或者 "男子汉不哭"(压制你的脆弱感和疼痛)。结果,我们形成了对自我的界定,或自我概念,只允许自己表达部分自我而非其他的自我。个体这些被拒绝的部分一旦被揭露,就会被认为是有威胁性的或被自我批评的("我又这样了,自以为很聪明";"每次发生这样的事情我就只想哭,真是可悲!")。久而久之,一个人努力抑制自己表达真实的所感所想被称作*失调*(incongruence)。以人为中心的咨询理论提出,暴露在咨询师真诚并共情的,接纳氛围的咨询关系中,随着时间,会让当事人接纳他们自身迄今为止被否定或压抑的自我部分。以人为中心的视角提供了一个解释性框架,让人们能很好理解他们是如何和为什么会卷

247

入自我否定和自我批评的。它也为理解个体需要做什么才能克服自我批评提供了一个方式：学会接纳自己。

自我多样性理论

对很多人来说一个有意义的重要理论观点就是自我，或者个体，是一个由多个不同部分组成的，各部分之间可能相互冲突的动态体系。人格或者同一性其实并不需要完完全全作为一个不可分割的整体去体验，在自我中存在分裂的部分，这种观点反映出西方文化中的有力主题。1886 年出版的由罗伯特·路易斯·斯蒂文森（Robert Lonis Stevenson）写的短篇小说《吉基尔博士和海德先生》（*Dr Jeckyll and Mr Hyde*），充当了承认"分裂自我"体验的文化象征。自我多样性这一概念已被大量的作者整合到心理咨询和心理治疗的理论和实践中（详见，例如，Mair，1977；Mearns and Thorne，2007；Rowan and Cooper，1998）。最容易理解的关于这种思考自我和关系方式的版本可以在交互分析（TA）理论的文献中找到（Stewart and Joines，1987）。在这里，自我批评的起源被认为是*批判式父母*的自我状态，它由批判式的指令和标签组成，并且通常深植于一个人的脑海中，形成对权威人物实质叙述的记忆。与批判式父母相对应的概念是内在*抚育的父母*，它是鼓励和自我安慰作用的源泉。批判式父母和抚育式父母的观念很多人都能直观地理解。它们同样为咨询师打开了一个潜在的提问切入点。当一位来访者作出一个消极的自我陈述（例如"我再也不会好了"），咨询师问一句"谁跟你那样说的？"将会是很有用的。能够回顾确认消极的自我对话的源泉，*那么就*可以创造一个空间让当事人来判断，这些消极的想法或许早已不适用于*现在*。进一步看自我多样性，它与交互分析理论和其他心理模型是一致的，都根据*语音*来思考（Penn and Frankfurt，1994；Stiles，1999）。用"语音"这一观念来指代部分自我有两个优势。首先，它没有做出任何关于人格结构或自我组织的假设；其次，它可以即时地关注正发生的现实情况：人们在讲话时转换着语气。例如，一个人可能这一秒还在用温柔支吾的语气表达一段他们压抑并脆弱的经历,下一秒就用大声刻薄的语气贬低驳斥刚刚他们所说的内容。

248

这些是一部分可以起到理解来访者在生活中的自我批评机制,以及达到更满意水平的自我照顾这一目标的作用的理论观点。所有这些理论观点共同的一个关键前提是惩罚式的自我批评普遍存在于寻求心理咨询的人群中。当然,这确实存在,其他的模式——个体看起来能力不足或者没有能力以社会可接受方式严格地规范自己的行为,以及表现出不寻常高自尊的人群。这些人,有时被贴上冲动型的、心理变态的或者自恋的标签,可能同样会导致混乱的生活,但是他们相对来说不太可能寻求一线的心理咨询——他们认为问题是由他人造成的,而不是能自我改变的什么东西。他们最后可能是被转介到二级医疗系统的心理治疗或心理健康服务中心。关于这些理论更进一步的假设就是在个体存在的方式中,肯定不提倡完全消除自我批评。能观察自我并为自己的行为设置恰当的标准肯定是非常有价值的。心理咨询的目标是使个体达到一个介于肯定个人成就和质疑成就能力之间良好的平衡。

专栏 15. 2:心理咨询和给予建议之间的区别

自我照顾概念强化了心理咨询和给予建议两者之间的区别。在给予建议中,问题是得以"解决"或"妥善安排"——找到一个解决方案问题也就处理好了。相比之下,心理咨询,既以人为中心也以问题为中心。在心理咨询中,目标不仅仅是解决眼前的一个具体问题,而是要使人触类旁通,能够在未来的生活中处理类似的问题。因此,有效的咨询包含了重视自我照顾策略的全部技能,并找到支持和拓展它们的方法。

消除自我批评和增强自我照顾的方法

因为自我批评在心理咨询中是一个相当普遍的问题,已开发出来很多方法用以解决它。在其他章节有很多也与促进*消除自我批评*任务相关的观点。在这一部分，将介绍与此特别相关的三个具体的技巧：*认知重构*、*识别和净化部分自我*，以及*使用优势的观点*。

认知重构

249   咨询和心理治疗的改革与 20 世纪 60 年代出现的认知治疗有关，它是基于帮助人们用不同方式*思考*自身问题的方法的发展。认知治疗的核心概念是存在于个人意识边缘的"自动化"负性思维或自我陈述，当人们处于他们所认为的冒险的，威胁的或者困难的情境，这些就被激活了。这些思维会引导个体走入两个方向中的任意一个。个体可能会尝试着逃脱或避开困难的情境；或者他们可能变得更害怕，甚至到了陷入恐慌的程度。如果个体陷入用长时间内在复述的形式默想着自身的不足，那么这两个模式中任意一种情绪的重要性都会被强化。有很多策略可以用来减轻这些认知模式的冲击力：

- 用日记的形式来系统地记录这些想法：发生的地点和时间以及它们引起了怎样的情绪状态。
- 苏格拉底式的对话：质疑或温和地挑战基于夸大的或非理性的信念所做出的假设。例如，如果来访者说："我没有其他任何一个人那么好"，咨询师或许可以用询问回复"你是说世界上*任何一个人*吗……那么希特勒呢，你难道没他好吗？"这种技巧的目标是协助来访者打破既定的思维。
- 停止思考：让来访者练习在默想的时候大声说出"停止"，然后做一些其他事情。
- 复述积极地自我对话，诸如"我知道对我来说这是一个可怕的情境，但是我有几种应对这种情况的方法，并且我知道最后我会没事的"。
- 通过行为实验直接检验假设（在一个小组中，一个自认为"没有人会觉得我有趣"的人可以去询问其他小组组员，他们是否赞成这种自我评估）。

● 重新构造：用积极的词语界定一个困难的情境(例如,"提交一
　　篇研讨会论文是一个向班级其他成员展示我辛苦成果的机会,
　　以及检验我们正在讨论的话题中我新理论的机会")。

关于如何使用认知方法更详细的讨论和描述可以参见格林伯格和
帕德斯基(Padesky,1995)以及莱希(Leahy,2003)的书,以及很多其他
资源。关于行为测验引人入胜的解释收录在班尼特-莱维 等人
(Bennett-Levy et al. ,2004)的著作中。

识别和净化部分自我

自我多样性这一概念与大量的咨询技术相联系。运用这一方法的
第一步是请来访者描述和命名不同的自体部分,要么使用已存的理论
框架,例如交互分析中的概念,要么使用自己的专有名词。在这个过程
中借助可视化技术将十分有用。例如,由来访者或咨询师制作一张不
同的自我部分如何组合在一起的图表。要使当事人表达和澄清不同的
自我部分,画一张画或者做一个雕塑或许会比单纯的谈话来得更加有
效。对这些本质的命名或可视化描绘的意义在于它使得当事人和咨询
师双方彼此可以就影响个体生活的方式谈论这些自我部分或声音的意
义。一个与寻求此类讨论相关的有用概念是交互分析中*净化*的概念
(Stewart and Joines,1987),它指的是一个人的自我部分受另一部分
自我控制或抑制的意义或功能的方式。例如,一个人或许潜在地意
识到自身存在一个顽皮而富有创造力的自体部分,但是一旦有批评
的声音说"别傻了",这些潜能便受到抑制,石沉大海销声匿迹了。这
两个重要的自体(一个顽皮的自体和一个谨慎的自体)重叠的部分抑
制了个体享受自我的能力,因此是功能不良的。让一个人既玩得开
心,又有安全保障肯定要比牺牲其中一个而成全另一个更来得让人
满意。双椅对话是一个很有用的特定技术,它首先先让不同的声音
或自体分开,然后找到一个方法把两者建设性地连结起来。从专栏
15.3 展示的双椅对话简单实例中,不难看出一个严厉的内在批评是如
何变得个体化和缓和的,在两个声音或自体之间围绕"关怀"建立一个

250

切入点或一座"意义桥梁",一种双方都能达成共识的价值观。有些当事人认为双椅对话令人尴尬并且太过于暴露,但是在一个正常的咨访对话中或者通过艺术制作也可以实现同样的过程;双椅对话的优势在于它重点突出对话并使之富有戏剧化。虽然双椅对话首先是由格式塔治疗的创办人弗里茨·皮尔斯发明的,但是关于这个方法当前最佳的描述可以参见莱斯·格林伯格和他的同事们的著作(Greenberg et al.,1993;Greenberg,2001)。

专栏 15.3:双椅对话的一个实例

咨询师:一边是非常渴望玩耍和跳舞的你,一边是严厉要求你"正经点"的加尔文派(基督教主要宗派之一)的声音,我们不断回到介于这两者之间的张力中。

当事人:是的,就是这样,只有约翰·诺克斯(John Knox,宗教改革领袖,清教主义创始人)喝醉的时候我才能随心所欲的跳舞,但那不是我想要的。

咨询师:我在想,你能否和这些感受待几分钟。我想在这之间建立一场对话。你愿意尝试一下吗?

当事人:像和这两把椅子?

咨询师:是的。你为什么不做就是想跳舞的那个你,然后把那把椅子当作约翰·诺克斯呢?你想对他说什么?

当事人(看着另一把椅子):我爱跳舞。爱跳舞没有错。我讨厌你让我踌躇不前、拒绝加入的做法。(转向另一条椅子)

当事人(看着第一把椅子):我只是想保护你。如果你当众出丑你会陷入一大堆麻烦。(回到第一把椅子)

当事人(看着另一把椅子):你在说些什么?我想当众出丑!

咨询师:另一把椅子上坐的是谁?

当事人:(大笑)是我的祖母。我能听见她那样说。学生时代当我外出泡夜店时她会超级担心我。她很担心男人们给我灌酒,或者殴打我之类的。

咨询师:因为她在乎?

当事人:对,没错(*流泪*)。

使用优势观点

在历史上,心理咨询和心理治疗的理论和实践大多关注在当事人遇到的问题和困难上,而很少关注到当事人的资源和优势。近年来对于优势和资源在使得人们能够应对自己生活中挑战性或是威胁性的经历方面具有重要作用的认可,已使这种不平衡有所转变。优势观点基于心理咨询和心理治疗中,例如叙事治疗和焦点解决治疗等重要的现代方法,并已在社会工作实践中产生深远影响(Saleebey,2002)。在本书其他章节展开讨论的所有叙事治疗理论和实践的实例可作为优势取向心理咨询的实例阅读。基于优势方法可以服务于*消除自我批评*任务有两大主要步骤。首先是围绕着来访者可以利用的优势、智能、天赋、能力和资源采取好奇和感兴趣的态度。在迈出这一步时,要牢记很重要的一点,那就是很多优势可能是内隐的或者尚未被利用多久的。来访者可能会享受回忆过去他们已经克服的困难,或者完成有价值的目标,并也愉悦地确认当前的优势。可以用来推动此类探索的一些问题在表 15.1 中列出。第二个步骤是邀请当事人激活这些优势和资源用以应对当前的困难。这一阶段通常涉及要和过去具有支持性的和有益的人们打交道———一种被叙事治疗学家称作回忆的过程(Morgan,2001)。在这种情况下,咨询师不是努力发展一种深入的人与人之间的关系,而是试图充当一种让一个人摆脱自身的不足感而转向为资源丰富感的催化剂。一旦迈出这一步,当事人就步入了正轨———能够用他们自己的资源找到他们所需要的,而不是一味地从咨询师那里获取持续性支持。在社会工作情境中如何同具有严重自毁倾向的当事人运用优势视角方法的实例可以详见叶(2005,2006)。从这些例子中我们可以明显看到相当简单的优势视角的干预措施能够对人们的生活产生重大的影响。

252

表 15.1　引发当事人对他自身优势了解和讨论的问题

- 面对你曾经苦于应对的所有挑战,到目前为止,你是如何从中幸存(或者成功)的?
- 你从自己的奋斗过程中了解到关于自身或个人世界的哪些内容?
- 这些困难中的哪些部分给予了你特别的优势、领悟或者技巧?
- 有什么品质你值得依赖?
- 哪些人给予过你特别的理解、支持或者引导?
- 当生活顺风顺水的时候,什么东西是不一样的?
- 你现在想要怎样的生活?
- 你有什么期望、愿景和抱负?
- 你离实现这些愿望还有多远?
- 当人们夸奖你的时候,他们通常都说些什么?
- 你的生活、你自己和你所获得的成就中给予你真正自豪感的是什么?

来源:萨利贝(2002)

练习 15.3:专注于个人的优势、天赋和财富

确认一个与你有咨访关系的来访者。如果你目前的工作不接待当事人,就找一个你培训课程或工作单位里的人。用一个放松的姿势静静地坐上十分钟,然后回想一下你对这个人了解多少,你认为他有哪些个人优势、天赋和财富。等你思考临近结束的时候,列一张表记录这些正面的品质特点,然后花点时间想一想如何让人们更充分地利用这些品质以期引领他们过上更满意、更高效的生活。

253

🖐 小　结 🖐

本章试图说明消除自我批评和增强自我照顾任务贯穿在人们带入咨询中各种问题的程度,以及完成这种任务的很多不同方法。本章介绍的消除自我批评的方法重点强调了那些能够把新的观点和可能性引入到来访者的生活中去的理念和策略。无论如何,与任何一种咨询方式类似,这种方法最终的成功都取决于咨询师和来访者之间所建立关系的质量。为了与严苛的自我批评作斗争,来访者想要的和需要的是和一个能够肯定和鼓励其有潜力去实现自身目标并且成为自己想要成为的那个人的咨询师在一起共事。虽然有时候对咨询师来说,就当事人没有照顾好自己这个问题,挑战或面质当事人是有帮助的,但这个策略只有在当事人始终相信咨询师是坚定地站在他们立场时才行得通。

✺　扩展阅读建议　✺

阿尔伯特·艾利斯是认知疗法的创始人之一。他的理论观点以理性情绪行为疗法(REBT)的形式至今仍在广泛使用,而且也是很多一线心理咨询师多元或整合实践模式中的部分技能。在艾利斯出版过的众多图书中最具影响力的,引入"非理性信念"概念的是:

Ellis, A. (1962) *Reason and Emotion in Psychotherapy*. New York: Lyle Stuart.

一本被广泛使用的从认知观点讲自我批评的自助手册:

Fennell, M. (1999) *Overcoming Low Self-esteem: A Self-help Guide Using Cognitive-behavioural Techniques*. London: Constable & Robinson.

几十年以来,保罗·吉尔伯特的著作为所有那些寻求消除在生活和人际关系中自我限制的思考所引起伤害的人们提供了一个非常宝贵的资源。有关于他的新近理论的精彩介绍可以参见:

Gilbert, P. and Irons, C. (2005) Focused therapies and compassionate mind training for shame and self-attacking. In P. Gilbert(ed.) *Compassion: Conceptualisations, Research and Use in*

Psychotherapy. London：Routledge.

贝瑞·邓肯和斯科. D. 米勒的著作，尤其是他们"英勇当事人"的概念，在试图为心理咨询创设一种发现、肯定和应用当事人优势的思维模式中显得极为宝贵：

254

Duncan，B. L.，Miller，S. D. and Sparks，J.（2004）The Heroic Client：A Revolutionary Way to Improve Effectiveness through Client-directed，Outcome-Informed Therapy，2nd edn. San Francisco，CA：Jossey-Bass.

一本包含了大量关于如何创造性地与自体部分工作观点的自助手册：

Stone，H. and Stone，S.（1993）Embracing Your Inner Critic：Turning Self-criticism into a Creative Asset. New York：Harper.

255

第 16 章

顺利完成人生转型

今天那个护士跟我说,她认为可能我必须要面对自己已经进入人生的另一个不同阶段这一现实了。我再也不是那个每天工作加班,和伙计一起泡吧,周末还下厨房的那个超人了。她说:"你现在处于一个新的阶段,该有这阶段应有的乐趣。"会有这么一天的——59 岁开始走下坡路了。可我不这么认为。

简　介

前一章讨论了一系列相当具体和明确的个体决定改变的行为案例,如减肥、多做运动和变得更善于交际。然而,还有另一些不同层面上的行为改变问题。在人们的生活中,会有相对没什么变化的阶段,也会有巨大戏剧化转变的阶段——从某种地位或生活方式转到另一种地位或生活方式,个人世界极大明显地被搅乱的时候。转型一词在心理咨询中是个很有用的概念,因为它提供了一种思考大规模个人转变事件的方式。转型可能是意外的和计划外的,或者是相对可预测的。突然的转型的例子有:

- 失业
- 中彩票
- 生病
- 离婚

- 爱人的离世

- 流产

- 搬家或移民

256　　此外,还有些生命历程中可预测的或者说"标准的"转型会无可避免地影响到我们每个人(或大部分人),比如:

- 离家

- 为人父母

- 工作退休

对任何处于咨询角色中的人来说,理解转型过程是非常有价值的。因为正是在这些转型的时刻,人们感到需要与他们当前处境之外的人(例如一位咨询师或是助人者)交流,以期帮助他们就正发生的现状获得一些启示。顺利度过艰难的人生转型代表着一项重要的咨询任务。虽然有很多专业咨询机构为经受特定转型期的人们提供帮助,如分居和离婚,或丧亲,但很少有人利用它们(相比较全部潜在的有心理咨询需要的个体)。同样还有很多未列在这些咨询机构所提供服务中的转型类型。出于这些原因,很多正经受转型的人们希望从任何可获得的专业资源中得到心理咨询帮助,如护士、医生或者其他员工。

本章探究了一些和当事人一起工作,使其能够顺利完成不同类型的人生转型的可能方法。本章着重于对转型过程的理解方式,和围绕转型问题如何促进有效的交流和行动的方法。

围绕转型问题的嵌入式心理咨询片段的实例

以下的实例阐明了与人生转型问题相关的心理咨询的目标、任务和方法:

玛格丽特(Margaret)和她的三个孩子住在加勒比海的一个小

岛上,这个小岛在一次火山爆发中被大面积摧毁了。随海军撤离后,他们最终在英国落脚了,由一个对难民提供住宿和其他援助的教会组织照顾。尽管玛格丽特和她的孩子们会说英语,但是她们很难听懂她们所住的社区中其他人的口音,也很难被他们听懂。这个国家看起来十分黑暗、潮湿和不友好。在两年的时间里,一个支持工作者的小团队通过对工作、健康和教育等实际问题的帮助,以及愿意花时间去倾听和交流,帮助玛格丽特和她的孩子重建生活。

朱迪思(Jadith)刚进高中几个礼拜。她喜欢以前的初中,在那里她认识每一个人,并与她的老师相处得很好。然而,到高中的转型变得很难。她感觉好像脱离了她的朋友,也不能结交新朋友,没有达到课程表和家庭作业的要求。负责支持和指导的老师注意到朱迪思的孤立与苦恼,问她是否愿意在午饭时间见面。当被邀请谈谈时,朱迪思泪如雨下,并描述了一长串的问题。得到朱迪思的许可后,老师把这些问题列了一张清单,并提议说或许她们可以试着一次解决一个问题。在接下来的三个星期里,他们想出了一套朱迪思可以使用的应对策略,并对它们可以如何被应用到朱迪思在学校遇到的不同困难情境中保持监控。到圣诞假期时,朱迪思已经适应了高中生活,在他们最后一次午餐会面时,她的老师带了一个特制的蛋糕来庆祝她的成就。

257

艾格尼丝和西蒙正在经历办理收养孩子申请的全过程。对他们进行评估的社会工作者说他俩具有成为优秀家长的潜力——他们的关系亲密稳固、经济有保障,并且双方家人也很支持他们的做法。她补充道:"但在与二位的几次会面以来,我心里始终有个问题:你们真的准备好在你们的生活中做出这个巨大的转变了吗?二位看起来真的很享受现在的生活。我有预感如果有个孩子搬进楼上空置的房间你们俩会感觉到你们失去所有现在的状态。这方面我们可以谈谈吗?"

安迪在一家为无家可归的青少年提供庇护的庇护所工作。他的主要工作是确保食物和寝具充足；以及他的来访者得到健康照顾两部分。只要他有空，他就会努力倾听孩子们的故事并且帮助他们理解生活的意义。当一个记者采访他的工作时，他这样说道："我们接收的孩子大部分是来自于父母是酗酒者或吸毒者，或者以某种方式虐待他们的家庭。当他们到了忍无可忍的阶段就出走了。这就跟我们每个人一样——你到了一个你必须离开家并自己谋生的节点。但是对他们来讲，这意味着没有任何支持、没有任何准备、没有任何可退的余地，什么都没有。所以他们崩溃了。"

这些简短的例子展示了转型问题是如何作为嵌入式心理咨询工作的中心焦点出现的。朱迪斯的老师运用了她自己同化的认知—行为疗法（CBT）的方法，以一场仪式（一起就餐）标志着个人身份的转变而成功告终。对于玛格丽特和她的家庭，支援工作者小组为他们建立了支持性的和资源丰富的关系。对于艾格尼丝和西蒙，一个社会工作者很有技巧地使用了支持性的挑战引发她的来访者就其情感和态度中的矛盾做更进一步的探索。

258

练习 16.1：反思你自己的转型经历

选择一个近期你自己生活中的重要的转型经历。回想一下那个过程是如何逐渐展现的，你能否根据你面对当时情景的情感态度和行为举止认清你所处的阶段？是什么帮助你顺利度过这次的生活转变？什么是阻碍或无益的？最后——你从自己的转型经历中能获得哪些个人经验可以用来帮你就类似的问题与当事人一起工作？

✋ 理解转型：理论的视角 ✋

一个咨询师能为经受转型问题的当事人做得最有用的事情之一就

是建议他把目前的经历当作进入某种人生转型期来理解。通常,当事人陷入应对当前压力和麻烦的困境中,并不需要考虑在更长远情景中的压力。将每天的困境当作个人生活阶段中的转型阶段来思考的邀请,能够立刻让来访者采取一个更宽广的视角。心理学家和其他社会科学家已经提出一些理论框架,可供当事人作为一种理解自身当前正经历的转型的方法。以下描述了其中的四个理论框架:*心理动力生命历程理论;转型曲线模型;叙事中断理论;生态学观点*。

心理动力生命历程理论

心理动力理论是从西格蒙德·弗洛伊德的精神分析观点发展而来的一种心理咨询和心理学的方法。心理动力思维的基石之一是个体的人格或自我同一性会随着生命历程进化和发展的假设。因此,从心理动力学观点来看,用*发展*的眼光思考当事人带来的问题是十分有用的:过去的发展进程发生了什么,影响了个人现在拥有的某些能力和问题? 个体当前面临的发展挑战又是什么? 由埃里克森提出的生命历程的心理动力学阶段模型被咨询师和其他从业者们广泛用于理解转型问题上(见表 16.1)。对这个模式内容的进一步解释可以参见麦克亚当斯(Mcadams,2000),舒格曼(Sugarman,2003,2009)和不计其数的心理学导论和发展心理学的教科书和网页。

表 16.1　埃里克森的心理社会阶段模型

心理社会问题/发展阶段	年　　龄
信任—不信任	出生—18 个月
自主—害羞	18 个月—3 岁
主动—内疚	3—5 岁
勤奋—自卑	6—12 岁
自我同一性—角色混乱	12—18 岁
亲密—孤独	18—35 岁
繁衍—自我专注	35—60 岁
完整—绝望	60 岁以上

259 　埃里克森模型的几个方面可以应用到心理咨询中与来访者进行讨论。在对来访者使用这些观点时，采用来访者能理解的语言当然很重要。

　　比如，"自主"这一概念对一些人来说可能是抽象和学术的——或许可用"能够为自己据理力争"作为谈论这个观点时的一种可选的和更被接纳的方式。一种在心理咨询中使用这个理论的方法就是建议人们必须要解决他们生活中不同时间点遇到的各种不同的个人和情感问题。比如说，青春期常常被认为是挣扎着定义"我是谁?"的阶段，反映在与父母价值观的对立反抗上，还有尝试不同的角色和生活方式上。然而，这个模型提出存在一个转变，在成年早期面临的新问题是："我如何能建立一段亲密的充满爱的关系?"而后成年期的问题是："我如何能为人父母并且能为下一代提供些东西?" 因此，埃里克森划分的这些阶段使得当事人能够在面对生活中某一特定时刻的众多情绪和人际议题中获得一些如何处理的启示。这对进入或离开某个新阶段的转折点来说是尤为有意义的。

　　埃里克森模型的另一方面是它提出顺利度过前一个阶段将会影响个体如何做好准备去处理即将进入的下一个阶段。例如，已经学会如何去信任他人，也具备了作为独立个体对自我自主性有均衡意识，就处于可以培养一段亲密关系的良好状态中。相反的，一个永远不能信任他人的人可能会觉得很难维系一段亲密关系。在心理咨询中，这一观点让个体开始将当前奋力抗争的问题和早年生活中得到的关爱与支持（或者缺乏）建立联系。

　　实际上对于这些问题，埃里克森的理论是满怀希望并且十分积极的。他提出每一个发展阶段都允许个体重访，以及重新学习那些在过去没有被充分发展的人际技巧。因此，比方说，一个在早年经历了矛盾或忽视养育方式的人可能通常来说会下意识地不信任他人和自己所处的世界，但是日后他仍然可以在学校、在青春期的同伴关系、在成年早期的伴侣关系等找到学习信任的新机会。

　　这个模型与心理咨询相关的最后一个方面是它提出大部分时间我

们并未意识到这些发展阶段的发生。如果确实意识到了这些问题,那么我们就可以做出相应处理——变得能学习和改变。一个与此高度相关的心理咨询技巧就是*创造意义*——咨询师能够用协作和开放的方式运用一些埃里克森的观点(或者类似理论学家的观点)为当事人提供一种可能性,帮助他们意识到自身正发生的事情,并理解所正经历的。

260

转型曲线模型

已有好几个有用的提出转型和危机的模型(参见 Hopson and Adams,1976; Hopson,1989; McAdams,2000; Sugarman,2004, 2009)。为寻求帮助的人们理解转型经历提供了有用的理论框架。所有这些模型均提到,处于转型的个体都将经历一系列重新适应的阶段,如:

1. 冲击——表现得激动("这很棒")或者麻木("这不是真的")。

2. 暂时性调整——"蜜月期"。

3. 自信心逐渐丧失。抑郁的增加("我无力应对")。

4. 危机点——绝望和无望感。

5. 重构/重建新生活:要么接受新的环境然后重塑自我/自我同一性(引导到比最初更高水平的自信/能力),要么退出和放弃。

在使用转型模型时,灵活运用是非常重要的——在任何一个个例中,一个阶段到另一个阶段的过程可能发生得很快,或很慢,有的个体可能直接"跳过"某个阶段,有的则可能重复某个阶段。

这种转型模型在咨询师的工作中会起到如下的作用:

● 关注转型会起伏波动的现实——这不是一帆风顺的过程。

● 揭示在"冲击"阶段尝试任何心理咨询都可能是毫无效果的——个体正在处理超负荷的新信息,并无法处理当前的局势——在这个阶段基本的安全与关心保障是至关重要的,与当事人建立良好的关系以便在后面的会面中来访者能使用心理咨询。

● 帮助一个人顺利完成转型意味着需要关注以下几点:(1) 抛开所有过去的态度、关系和行为方式;(2) 改变行为方式(如学习新技能、结交新朋友);(3) 认知重构(学会用一种新的眼光看自己)。

对于任何一个与正寻求帮助的特定当事人群体工作的咨询师来说,顺应这类人生活中转型周期的特定方式是很重要的。比如说,在丧亲之痛中,个体可能需要花上好几个月甚至好几年才能准备好去反思失去亲人对自己的意义,而对一个刚刚开始异国求学的学生来说,重新适应和处理转型经历的压力却是即时的。

转型的叙事中断理论

从叙事理论来看,我们是通过讲述自己的故事构建和维系个人的身份,并为他人所熟知的。以日复一日的关于我们做了什么的故事为基石,构成了一个基本的人生故事,一个总括了我们是谁的总的生活叙事或脚本。比如,或许人们沿着这样一条故事线生活"我要努力工作,照顾妻小,为社会做出贡献,然后在晚年的时候我将享受自己的劳动成果"。但是当一个人遭受严重疾病的时候,这个生命故事就破裂了——没法为外人道;这与日常水平上的现实生活已是大相径庭。又比如,一个因多发性硬化症或者冠心病导致残废的个体可能无法工作,并可能发现不是他在照顾别人,相反自己成了被照顾的对象。这类的叙事中断案例已被许多健康心理学家和社会学家所研究(Frank,1995,1998,2000;Williams,1984),他们提出很多患有慢性疾病的人们经历的情绪和婚姻问题,可以被理解为是由重塑和调整他们的人生故事而引起的挑战。这个过程最有影响力的一个模型之一是由美国社会学家,亚瑟·弗兰克(Arthur Frank,1995)提出发展的,他认为是健康危机引发了个人叙事混乱的阶段——他们再也不知道如何谈论自己是谁,他们生活中的其他人也类似的被束缚了。对于很多人而言,会有很强的吸引力想去发展一个复原叙事:"虽然现状不如意,但是我会竭尽所能恢复到我生病以前的状态。"另一些人则形成了*探索式*叙事:"我必须学会在我的生命里继续前进,然后用不同方式再次找回人与人之间的意义和联系。"意识到这些截然不同的谈论转型方式的重要性,对咨询师来说是很有潜在价值的。比如说,回顾个体理解自身情景的多样性的方式,以及这些故事对他们自己和对生活中其他人的启示。虽然这一领域的研究主要集中于经历健康危机和变故的人们的经验,但是显然这些观点也与生活其他领域有变故的人高度相关,比如就业、婚姻状况、住房,遭受自然灾害、成为犯罪的受害者等等。

转型的生态学观点

贯穿本书反复出现的一张画面是个体是作为社会和文化*生态*体系中的个体而存在的——在所生活的社会和文化世界里为自己创造一个空间、个人领域或者家。我们生活在非常复杂并且有着多种可能和选择的全球文化中。在遥远的过去,人类社会是围绕着相当小的、高度结构化的,与自然生活的很近的氏族或部落组织的。由于书面语言的缺乏,知识与信息以歌曲和故事的形式传递。很多早期生活方式的特征仍然伴随着我们。例如,大多数人看重的忠贞品质和口耳相传的强大力量。然而,书面语言的发展、机械化运输、建立在金钱和资本基础上的经济体系,以及信息技术改革都促进了城市文化的出现。在城市里,很多独立的、不同的文化世界可以在同一个地理区域里并存。

建立一个*个人领域*涉及到至少三种联系密切的活动。首先是通过维持个人关系网和他人建立联系的任务。这些关系通常包括家庭和亲属关系、亲密关系或合作伙伴关系、友情、工作同事和泛泛之交的混合。其次,个体生活在一系列讲诉自己的故事和被他人讲诉的故事中。这些故事反映和利用了文化中可获得的已有的故事。例如,神话、小说和电影。第三,个人领域包括物体、空间和对个人来说有意义的领地。举个例子,所玩的乐器、所吃的食物、卧室、花园、从一座特别的山顶望下去的视野。一个高度有意义的物体和空间绝对是个体的身体,和个体如何在身体里为自我创造一个家,以及通过身体表达自己的身份。

幸福感或对生活的满足感,取决于个人领域反映的个人生活故事和故事展开的关系与对象之间的一致性或整合的足够程度。例如,如果一个人围绕着"快乐地结婚了"的故事构建了他的个人世界,而伴侣

262

想要离开他,那么他就有问题了。如果个体围绕"成为一名学生"构建世界,并基于步入大学校园和参与学生活动构建个人领域,而后经历"作为一名公务员"的转型,或许需要创建一个新的个人领域。

生态学观点为与经历生活转型的个体工作的心理咨询师提供了一系列有用的理念。顺利完成人生转型的任务可以被视为建立一个新的个人领域。这包含了决定在这个领域内必须要有什么关系、空间和活动,以及如何识别和处理这些因素。这需要对旧的个人领域中保留哪些部分,必须舍弃哪些做出决定。这种思维模式突出了来访者的坚强意志、智慧和创造性。

263

专栏 16.1:不孕门诊护士所做的转型心理咨询

由海伦·艾伦实施的研究探索了在不孕症门诊接受不孕不育治疗顺利怀上小孩的女性的转型经历(Allan,2001,2007)。这项研究的特别之处在于它使用了深度访谈和参与观察对长时间高度紧张的(常常是不大成功的)转型进程进行记录。这个研究发现,前来门诊的大部分女性很少有表达她们的希望、害怕和失望的交流通道,但是由于缺乏训练、时间和组织支持,护士和医务人员也很难了解患者的所感所想。艾伦(Allan,2001:53)描述了护士是如何通过"徘徊"和"专注支持"向他们的患者传达"情绪觉察"的:

徘徊是指在医生—患者咨询会谈中护士的在场,在实施另一项操作的同时,她可能会倾听或专注在咨询上。她随时都有可能通过医生或患者的邀请,或自己主动介入参与到其中。专注支持是一项出于护理的公共性质和受其他工作人员在场的限制,通常在短时间内发生的一种需要或一个机会的操作。专注支持可以是一次接触、一个解释、一个问题、一个笑话,或基于患者的利益作为支持者质疑医生的指令。

然而,对接收不孕治疗处于情绪痛苦中的女性来说,即使这种最小程度的共情参与的形式也足以把门诊创建为一个某种意义上的支持性环境。

专栏 16.2：作为转型极端形式的创伤

近些年来，创伤后应激障碍（PTSD）已被确立为一种独特的精神状况，许多治疗方案被研发出用来解决这一问题（Meichenbaum，1994；Scott and Stradling，2006）。当个体暴露于高强度创伤性或威胁事件的时候，创伤后应激障碍（PTSD）就发生了。PTSD 最显著的特征是事件的闯入性记忆，如闪回，以及伴随回避思考发生事情的尝试。有时候回避只能通过酒精和药物的自我给药形式做到。遭受 PTSD 的人们倾向于体验到对外部世界信任的缺失，更倾向于把小挫折和压力视作为高度威胁。这一系列的症状会导致睡眠减少和疲劳、次级关系问题、工作困难和抑郁。虽然关于 PTSD 的文献资料中关于高创伤性的事件居多，例如参与战争，或成为恐怖袭击或自然灾害的受害者，事实上，生活中有着惊人数量的"日常"创伤性压力。如交通事故、家庭暴力、欺凌、性暴力、抢劫和分娩等事件都会导致 PSTD 反应。所以，碰到一些遭受尚未诊断的，或者轻微的创伤压力的人们并不稀奇。一个咨询师的前期准备包括知道为经受 PSTD 的人们提供服务的当地的专科机构。通常，在这种情况下临床心理学家会提供一些不错的专业知识的来源。然而，反思创伤应激障碍的意义，以及对其他更少创伤形式的转型问题来说，这些障碍能够告诉我们什么，也是很有价值的。创伤后应激障碍反应的核心在于对信息认知加工的需求，这些信息不能轻易地被同化到个人以往理解世界的方式中去。当碰到日常生活中的困难或刺激事件（车发动不了了），通常我们可以很容易理解（电池坏了）。相反的，当一些创伤性的和完全没有预料到的事情发生的时候（当我正在银行排队时一个蒙面男子持枪冲了进来），很难去理解所有这些意味着什么（我会死吗？我的孩子将会怎样？为什么是我？我本可以做哪些有所改观的事？）。当务之急是找到一些方式围绕发生的事情构造一个连贯的故事或叙事。这可以通过慢慢回忆和将事件拼凑到一起来达到，但是去释怀可能是很困难的，因为每一缕记忆都可能与害怕和恐惧联系在一起。

264

✌️ 与来访者工作顺利完成人生转型的方法 ✌️

在与人们就顺利完成他们自己人生转型的问题工作时，不存在已有的特定方法或治疗方案。通常，从事这项工作需要利用心理咨询技术帮助个体去讲述，理解他们当前的情境，思考当下他们能做些什么并且将之付诸行动。以下是一些可以被引入到这个过程中的一些心理咨询活动：

- *构建一个时间轴*：时间轴是由来访者自己制定的图表，通常是沿着页面的中央按时间（年或月）绘制横轴，然后在横轴上标注幸福或安全感或者其他一些受重视的状态，横轴上方表示积极的次数，下方表示消极的次数。人们可能会在图表上用图片或短语作注解，来为特定的事件做标记（例如，"我妈妈去世的时候"，"我遇到乔治的时候"）。制定一个时间轴是使当事人反思在一段时间内发生在自己生命中的过程的一种有效手段。通常，在一次咨询进程中绘制一个时间轴，然后基于此展开咨访双方的讨论。当事人可能在谈话过程中为图表增加一些元素来记录回忆或理解已经发生的事情。让当事人对时间轴保持所有权和控制权，而非咨询师在上面书写，这是很重要的。讨论接近尾声的时候，在某些状况下咨询师邀请当事人去思考一下未来是很有益处的："理想情况下，你希望接下来发生什么——把大约往后一年或其他的愿望写在图表上？"

- *写一本自传*：一本自传就相当于是一个时间轴的叙事版，横跨一个人的一生。很显然，写一本自传是相当费时的，并且也需要当事人有在咨询过程以外花时间投入的意愿。还需要咨询师愿意花时间阅读当事人的自传。这种写作要求很高，能为当事人提供一些指导是很有用的，例如由麦克亚当斯（1993）发展出来的，其中包含如开始确认个体人生的不同"章节"，并给每一章取

265

个标题的观点。另一个对写自传有用的策略是回想个人人生中的重要"场景"(好比写一个电影脚本)。一本自传的价值在于它使得人们能够识别生命进程中不同种类的过渡转折,也为作者提供了很多反思往事意义的机会。一旦完成,一本自传就成了一份能与他人分享的文档,一件代表着写作者自豪之源和满意感的作品。

- *选择地图*:重新架构紧张的人生转折的一种有效方法就是把它们当作全新选择人生方向的机会来审视。*选择地图*技术是由卢彻尼和朱布罗德(Lewchanin & Zurbrod,2001;同见 Mcleod,2009)提出的,它代表了让当事人标绘出自己以前生活中转折点上所做出的选择,并在过去做出的令人满意或是自我否定的决定背景下审视当前选择点的强有力的可见式的工具。

- *利用相片*:有些人积累相册来记录家庭事件。邀请来访者把能够反映他们人生阶段或主题的相片带过来也是一种有用的方法。相片的功用就是当事人和咨询师都能讨论的外部实物。相片容易唤起人的情感,仔细检查每张照片通常都会唤起一段关系中的细枝末节和情绪状态。更进一步利用相片的方法是邀请来访者给自己当前的个人领域拍个照,与不久之前的个人领域相比,来作为一种围绕在个体生命中什么是重要的,什么又是可以忽略的开放式讨论和思考的方式。

- *探讨转型的文化意义*:存在一种共识,就是所有的主流世界文化都是围绕着用来标示常规生命周期转变意义的信仰和仪式来组织的,例如生育、婚嫁和死亡。某些特定亚文化可能也形成了围绕转型事件的仪式,例如离开学校、大学毕业、离家、出柜、乔迁、离婚、退休等等。转型的文化意义与心理咨询有关的方式可能有几种。有可能个体受困与转型是因为他们不知怎么的在某个重要的文化仪式上被忽视了("在我离开那家辛苦工作了 20年的工厂时,好像没有人在意")。可能存在一些可以供正在经受某个转型的个体可用的支持群体、网络团体或是自助手册(文

266

化资源）。有可能个体被他们转型的文化意义或信息所困扰。这些文化价值也许不完全是意识层面的，但它们同样在塑造着个体的态度和感受。比如，在一些中产阶级团体中，年轻人有一段介于中学毕业和大学之间的"空缺年"。没有践行过的个体可能会被一种认作是"无趣的"或"无探索精神"的感觉所折磨。在心理咨询中，"本应该"一词的使用可以说是存在这类问题的线索："当我年轻的时候我本应该多出去走走。"

- *创造仪式*：一场仪式是一个将大家聚在一起共享一段有意义且难忘的经历的事件，它体现了关于这个世界的某种核心价值和信念。世界文化已经形成了无数的促进一种身份过渡到另一种的仪式。例如，从单身到已婚、生到死。在当代社会，基于宗教组织的仪式可能在多数人看来并不切身相关。然而，人们仍有可能通过设计个人或家庭仪式来达到相同的功效，凭借这种个性化和独特的方式，说不准对参与者来说甚至还会有更特殊的意义。广为流行的派对就是一种过渡性仪式。例如，一个家庭要搬迁了，他们可能举办一场离别派对；有人离婚了，可能举办一场派对来宣告他们重获自由。另外一些仪式就相对特殊一点，例如在完成学业时烧掉课堂笔记，或者由于疾病导致无法继续跑马拉松而选择在山顶上埋掉自己最喜爱的跑鞋。

在和当事人交流人生转型问题的时候，谨记什么是来访者在那个节点真正想做的事情是很重要的。对于一些来访者来说，只要承认转型正在发生就足够了。对另一些当事人来说，听取关于创造仪式的建议可能是很有用的——或许等他们构建和实行那个仪式已经是好几年以后的事了。和咨询的其他方面一样，就使用心理咨询帮助个体向目标前进这件事上，当事人是判断什么是否足够的审判员。

267

练习 16. 2：你自己处理转型的技巧

基于你自己的个人生活经历，加上咨询培训和阅读，你认为在当事人的转型问题上哪些观点和方法运用起来较为舒适自在和合适？

在你的工作单位中有没有一些特定的转型事件是经常被当事人提到的？在单位或者更大一些的社区里有哪些可得的文化资源可以为正在经受这类转型的人们提供支持。把这些问题综合起来思考一下，在帮当事人顺利完成人生转型的任务上，你感觉能提供给当事人的咨询"菜单"有什么？

268

🐾　小　结　🐾

　　转型的概念，以及帮助人们理解人生转型所涉及的是心理咨询的一个重要方面的观念，代表了心理咨询和实践中的权威观点。转型概念忽略了对困境的医学的或精神病的界定，相反坚定地以社会—文化的视角定位个体正经历的困难。另外，转型的概念还使我们接触到大量的文化资源。转型的概念同时也传达出一种希望的信息：确实，这个人身陷困境，处于崩溃的状态，但这是迈向不同的角色或人生阶段所必须和不可避免的一步。在很多的组织机构中，以转型来思考心理咨询可以为不同形式的预防工作开启更多的可能性：对于很多的大学新生或在健康中心初为人母的新妈妈们来说，要顺利完成他们所面临的人生转型是有一定困难的，所以为什么不在经历转型之前给他们提供一些信息和支持，为接下来要面临的转型做准备呢，还可以最大限度的增加在早期阶段他们有需要的时候向培训过的从业者寻求帮助的机会。

🐾　扩展阅读建议　🐾

　　20 世纪社会科学书刊的经典之一，《负伤的叙事者》(*The Wounded Storyteller*)描述的是由于疾病而被迫转型的经历，从某种程度上也同样适用于很多其他的转型事件：

Frank，A.（1995）*The Wounded Storyteller: Body，Illness，and Ethics*. Chicago，IL：The University of Chicago Press.

Goodman，J.，Schlossberg，N. K. and Anderson，M.（2006）*Counseling Adults in Transition: Linking Practice with Theory*，3rd edn. New York：Springer.

Sugarman，L.（2009）Life course as a meta-model for counseling psychology. In R. Woolfe，S. Strawbridge，B. Douglas and W. Dryden（eds）*Handbook of Counselling Psychology*，3rd edn. London：Sage Publications.

第 17 章

处理困难的关系

"就是那么一个医生，我就是好像不太能和他好好相处。和其他人都没有问题，护士以及理疗师们都很好。"

"你和他发生了什么事？是什么让你和他关系变得这么糟？"

"我想过这个问题。是他在刚开始对话的时候开了个玩笑。"

"他的玩笑怎么了？"

"那一点都不有趣。"

"不有趣——怎么个不有趣法呢？"

"何止是不有趣。那就像是轻轻的一推。让我失去平衡。等到我回过神来咨询也结束了。我总是忘了问他那些安妮塔告诉我我需要问的问题。"

简　　介

在心理咨询中有时会出现的任务之一，是个体希望探讨与他人关系的困境；如交流、自信、交友、亲密、处理人际冲突和类似的问题。这些都是所有人际关系中会发生的普遍困境，而非一个具体人际关系中的问题。而且，有时候来访者需要去理解或解决与另一个人特定的人际关系。本章讨论了一些理解困难人际关系的可能方法，以及一些可以用于处理这类任务的方法。在实践中，当来访者确认与另一个人的问题时，几乎肯定会有其他的任务出现，比如理解正在发生的事，或者顺利完成一个人生的转变(如离开一个人,或对对方做出承诺进入另一种关系)。本章的材料要用这些其他问题正被这样处理的立场或假设来阅读:目标是只关注面对面产生的不适或与一个烦人的"他人"直接接触相关的冲突。

270

✋ 围绕关系中困境的嵌入式心理咨询的例子 ✋

　　作为繁忙的地方机关部门就职的一名社会工作者,丽莎的工作涉及与几个其他机构进行联系以确保来访者的保健需求能得到满足。工作要求她时刻向上级社工汇报其他部门的最新情况,这样她的上级才能确保社会工作部门采取的一系列措施与规范是一致连贯的。但是这一次,却发生了严重的错误。在与另一个机构代表开会时,这位上级社会工作者知道丽莎与他们开发了一系列项目,却没告诉他。他很生气,声称"这已经不是第一次发生这种事了",他坚持让人力资源部门(HR)介入,对丽莎的工作表现发出一个正式警告。因此,人力资源部门的人员安排了一段较长的时间与丽莎进行会谈。在会谈中,丽莎解释说,就与她来访者的工作而言,她是一个称职的社会工作者;但与部门的其他同事而言,她在和部门同事的关系上感到"不知所措"。她在团队中没有朋友,因此缺乏非正式的支持和信息网络。每次她需要就任何问题和上级或其他权威人士沟通时,她都感到高度紧张。当要举例说明她试图与同事交流时发生的事情时,丽莎描述了一系列一直不能被别人听到的场景。她说自己很久之前就放弃了试图对这种"瘫痪恐惧"的改变。然后她转向她的 HR 同事说道:"你可以给我些建议可能能帮助我打破这种模式吗?"

练习 17.1:回应丽莎

　　想象一下你是就这一问题和丽莎工作的人力资源部的代表。你有 45 分钟的时间让你继续上面列出的交谈。你接下来可能会说什么来回应丽莎要求帮助的请求？ 随着对话的继续，你想要发掘什么主题和可能性？ 处于聚焦于解决人际关系困境，还有什么其他咨询技术可能和这个案例相关呢？ （建议在读本章的其他内容之前，最好先完成这个学习任务）。

🖐 处理关系问题的方法 🖐

就发展人际交往技术和解决关系困境任务上，咨询师可以使用一些方法。其中一些方法如下所述，伴随着它们可以被如何应用到与丽莎的简短咨询中的例子。

271

好好谈谈

大部分心理咨询任务的"默认设置"是"就是谈谈"——允许来访者有机会探讨问题的方方面面，开始理解他们的经验及发现经验的意义，并考虑来访者可以采用的可能措施来进行改变。在人力资源同事给予的谈话空间中，丽莎浮现的故事是在工作中感到多么巨大的压力和不受支持。她讲到自己晚上是如何回家并"一下子崩溃的"，以及她的健康和人际关系正日益受到工作的影响。当被问及这种压力水平是如何影响她和上级社工同事的关系时，她回应说"当我看到我的来访者，他们都是深受伤害的人，过着糟糕的生活，但是我从他们那里得到了一些东西——他们以自己的方式欣赏我正在做的事情，我和他们之间有一种连接感。但是和他，没有连接。我可以是任何人。他对统计的兴趣多过于人。我知道这是不合理的，但是当我和他互动时，就像是所有有关部门和工作的坏事情都在那时一起来了。"她的咨询师继续回应说"在我看来，当你碰见这个人时，你有一种相当无力影响发生什么的感觉。对你来说是这样的吗？ 在其他的情境下，你看起来非常霸道并处于掌控中。但是当你和*他*会面时，所有的一切都不是那么回事了。"

分析关键事件

"关键事件"是指个体发现存在问题的一类事件的实例或一个特定的、具体的例子。以笼统的方式探讨烦人的人际关系情境在能使个体开始探讨这个话题上是有益的。概括性的讨论也能使咨询师获得对这个问题的全面认识,了解个体与之有关的深层感觉。然而,就长远来看,这对于个体改变的作用微乎其微,除非个体说得更具体些。对关键事件的描述可以用这样的问题来引出,如"能给我举一个那件事发生的例子吗?"或"那我们可以一起来看看其中一次困难的会面中发生的情况吗?"如果咨询师能与个体一起弄清那个情境中个体行为的"脚本",通过如下信息的收集建立一个发生事件的整体序列每一刻的详细画面,那是极为有用的:

- 谁参与了——情境(背景)是什么?

272
- 在事情发生之前个体在想什么? 感觉怎样? 他们的计划和目标是什么?

- 到底发生了什么——个体每次的所思、所感、所为、其他参与者看起来是怎么想的,如何感受和怎么做的?

- 接着发生了什么,情景或互动是怎样结束或自我解决的,个体对所发生事件的感受是什么,他们从中学到了什么?

- 这个事件的典型性如何——它与其他类似的事件有什么不同?

- 你觉得自己在这件事上哪方面做得好? 对你来说这是一个困难的情境,你怎么想、做、说会让自己感到高兴?

- 个体是否有一个偏好性结果的想法——理想情况下,他们更愿意发生什么?

如果在个体讲述事件故事的时候信息自然地出现,而不是咨询师实施一次访谈让个体回答一系列问题得到这些信息,那是最好的。目的是去灌输一种共同探索和问题解决的精神,使得能够进入确定替代性策略的下一阶段,并把它们加以实施。可以通过这样的方式进入这一阶段,咨询师首先总结所了解到的东西(共情参与和检查),

然后再问个体,描述事件是否导致其意识到一些可以做出改变的东西,来达到一个更好的结果。当个体确定了一些新的策略后,咨询师可以提出一些补充性的建议。一旦达成关于某些不同的行为和策略可以先尝试的协议,咨询对话就继续转到在实践中它们可以在哪里应用或怎么被应用的讨论上。在与丽莎工作的背景中,她的人力资源咨询师邀请她给出一个最近她和上级社会工作者同事会面的详细描述。她依次描述了在进去见他之前自己感到非常焦虑,在对话的很多点上谨慎地决定不给他报告一些关键信息,因为她觉得他不会喜欢听到这些内容,并可能会变得很生气。她也详细叙述了在会面结束时她感到"疲惫不堪"。人力资源顾问—咨询师在纸上画了一张图来描述自己对所听到的话的理解,并问丽莎是否什么想法可以让她在会面场景的很多关键点中能做一些改变,让事情变得对她来说更简单些。丽莎能够确认两种可能性。首先,她可以请别人和她一起参加会面,因为这可以阻止她的上级发脾气。其次,她可以提前准备一份书面报告,并把它交给同事,这样她就可以不会被诱惑去回避传递坏消息。

专栏 17.1: 夫妻咨询和调解工作

　　本章所阐述的心理咨询方法是基于咨询师与作为个体的来访者进行工作的假设。然而,在许多情况下,同时会见争吵中的参与者双方是很有帮助的。联合咨询最常见的例子是夫妻咨询(Payne, 2010),在其中配偶双方参与,还有调解工作,两个或两个以上的同事一起参加咨询(Doherty et al.,2008)。虽然心理咨询的这些形式会利用基本的心理咨询技术和理念,它们也会渗透专业的技能和知识——对任何想要一次同时和多位来访者工作的人来说,接受一些培训,会帮助其准备好应对与这一领域相关的独特挑战和机遇,这是很重要的。在夫妻和调解咨询中的关键策略涉及从业者把会面安排好,让每个人都有讲话的机会,并鼓励大家都去倾听。

273

确认独特的结果

另一个处理人际关系和社交技能问题的方法是不关注问题的例子（关键事件分析）而是采用相反的方法，找出个体能成功应对的例子。叙事治疗的治疗师，如迈克尔·怀特和大卫·易普森，用"独特的结果"和"闪光时刻"来指代个体没有被问题打败，而是成功对抗问题的一段经历。如果个体和咨询师能够一起想出一个词用来指代"问题"，那么确认独特的结果就会容易的多了。例如，在上面讲到的案例里，社会工作者丽莎，谈到被"瘫痪恐惧"所控制。那么，咨询师可以请丽莎找出一些她成功克服恐惧，或恐惧完全不会出现时候的例子。对于那些被困在如"瘫痪恐惧"的自我挫败模式中的人来说，可能需要多花点时间去想反例或"闪光时刻"。然而，由于个体内在的智谋与创造力，这样的例子总是存在的。一旦个体确认了一个闪光时刻，咨询师就可以请其对所发生的事情进行描述，或许采用前面关键事件分析法中提到的一些问题。这可能导致对诸如这样主题的讨论，"你做了什么使瘫痪恐惧进入了你的生活？""你做了什么，摆脱了瘫痪恐惧？"和"谁不会对你克服了瘫痪恐惧而感到惊讶？"这些问题通过了解来访者如何使问题进入生活，要过一个没有问题的生活需要涉及什么，和有哪些支持资源帮助其维持一个无忧无虑的生活，为个体提供了掌握情境的各种可能性。处理人际关系（或者其他）的这个方法的更多细节可以在摩根（2001）的文献中找到。在丽莎的案例中，她能确认出两个场合是她和上级同事说话时体验不到瘫痪恐惧的。在反思是什么可能使得她在这些时候没有感到恐惧时，她想到了很多想法：那时她刚刚度假回来，感到没那么大的压力，这是她坚信必须说的对她来访者的幸福感很重要的时刻，和在员工的咖啡区进行会面而不是围着圆桌进行的时候。

社会技能训练

社会技能训练的方法发展于 20 世纪 60 年代，主要通过英国社会心理学家（特别是迈克尔·阿盖尔）和临床心理学家如彼得·特罗尔的合作发展。社会技能训练的关键理念是：个人需要拥有大量微技能来与他人进行有效的人际沟通，而这些技能的缺乏与特定情境中人际互动的失败相联系。

社交技能的例子包括：

- 观察和解释面部情绪线索
- 眼神接触、声音品质和音量、人际距离（你与旁边的人坐的或站的有多近）
- 放弃引出话题（而不是就唠唠叨叨下去不允许另一个人有机会说话）
- 利用话题引出（成为一个听众并知道什么时候轮到自己说话，而不是粗鲁地打断说话者）

社会技能训练的策略首先是帮助个体意识到自身社会技能的缺陷，接着观察其他人是如何成功地利用特定技能的，然后通过与咨询师（或和社交技能团体中的成员）演练练习新的技能，最后将技能应用到现实生活的情境中。视频录像可以被用来让个体观察自己是如何与他人互动的。有关社会技能方法的进一步信息可以在霍林和特罗尔（Hollin & Trower, 1986），特罗尔等人（1978），特罗尔（1979）和特温迪曼和麦克福尔（Twentyman & Mcfall, 1975）等人的文献中找到。在丽莎和人力资源顾问的咨询中，双方都明显察觉，当丽莎和别人交谈时似乎有一种很奇怪的不愿意看向别人的意愿。她承认自己更倾向于通过电话与他人交流，这样她就不需要看着对方了。作为咨询师，人力资源顾问指出，"不看"可能会导致丽莎失去他人对她所说内容是如何反应的重要信息。她承认这可能是真的。他们表演了一个向管理者报告的简短的场景，一次是没有看对方，一次是有持续的眼神接触。丽莎承认在第二个场景中她"感到没那么偏执了"。她同意在下周试用这个做法，然后再回来作进一步的讨论。在第二次会面时，她报告说"看"起到了很大的作用。

275

演练和角色扮演

从心理咨询的视角来看，人际关系和社交技巧问题是不同寻常的，因为它代表着一个在咨询室中问题可以被排练出来的领域。在丽莎的案例中,人力资源顾问—咨询师邀请丽莎尝试了一个简短的角色扮演"实验",围绕有眼神接触或没有眼神接触进行一次对话。这种技术有显示在一个特定的情境下个体的想法、行为和感受详细信息的潜能。然后,这些材料可以围绕能够做一些什么来改变或其他方面的讨论。角色扮演和演练的一个优势是这种活动类型可以同时是给予活力和表达性的,并会深化个体在心理咨询过程中的参与度。双椅法(two-chair work)是一种特定类型的方法,被很多咨询师用来表现个体与他人互动的动力学。在一张椅子上,来访者作为自己说话,在另一张椅子上,作为"难相处"的人回应。随着互动的进行,来访者在椅子间来回移动。使用这种方法,咨询师可以相当于一个舞台导演,鼓励每个主人公增强并戏剧化地表现角色对彼此所说的内容,以便把掩藏的态度和情感带出来。一个替代性的方式可以是咨询师扮演其中的一个角色。如果咨询是在一个团体中进行的,那么可以让团体的不同成员扮演所有的角色,那么来访者就能有机会观察大伙儿在特定的情境中是什么样的。除了咨询中这些相对局限和直接的使用现场表演的方法,还有一些更复杂的可以研究和应用的以戏剧为基础的模型,例如心理剧(psychodrama, Karp et al. ,1998)和奥古斯都·鲍尔(Augusto Boal)(1979,1995)设计的*受压制者的剧院*(theatre of the oppressed)的方法。这些后期的技术可能很难整合到嵌入式心理咨询中,但是对从业者—咨询师来说,在培训期间尝试把它们作为一种可能学习的手段,是很有用的,这种可能性就是把现场再表演作为使人们能够改变与他人联系方式的一种手段。

自助手册

我们生活在一个高度社会流动与改变的社会中。因此,许多人不知道如何处理日常的人际和社交情境,从告诉别人你对他们生气了(愤怒管理),到组织晚餐聚会。这种对社会规则和礼仪普遍的不确定性引发了大量的自助书籍的出版,其中一些可能对咨询有用。因此,当和来访者围绕着解决人际关系困难的任务一起工作时,有很多机会会提到这些书;或推荐、借或赠与个体一本这样的书。一些来访者喜欢自己看自助的内容,而一些人可能喜欢把书当作面对面咨询的补充。在特定领域工作的从业者可以为他们特定的来访者群体找到关于交流和人际关系主题的自助书籍,并在专业的职业杂志上回顾。大多数公共图书馆都有很多自助书籍。其中一些材料也可以在网上找到。在丽莎的案例中,咨询师建议她看看关于自信最畅销的书——《如何在任何情况下有自信》(Hadfield and Hasson,2010),和看看由玛德琳·班婷(Madeline Bunting)(2004)所写的关于工作压力的社会学分析的流行书籍,可能会发现有帮助。丽莎为自己买了这两本书,并报告这两本书都给了自己一些有用的观念,让她能应用到和她同事的人际关系中。然而,她也补充说,读这些书帮助她意识到她并不是唯一经历这类问题的人——了解到在有这种问题上自己不是孤单的,以及她的人际关系问题肯定不是即将发生的精神崩溃的征兆,让她感到很安心。

利用社区导师,支持者和榜样

通常来说,正努力处理人际关系问题的个体可能在社交世界中发现一些能用多种方法帮助自己的他人。通常,个体可能忽略了这些人的潜在价值,并可能需要在咨询师的协助下激活这些资源。叙事治疗的传统(Morgan,2001)和米尔恩(Milne,1999)提出的社区支持疗法代表了一些关于如何促进与导师、支持者与榜样合作的有用思想来源。例如,一个使用叙事治疗的治疗师会鼓励丽莎在她的社交网络中与足智多谋的人建立联系,这些人能告诉她关于自己处理工作中孤立和压力的个人故事。深化这种策略对丽莎意义的一种方法可能是让她回想与上级同事交流的成功时刻,然后问"谁最不会在听到你成功解决这个问题后感到惊讶?"并督促她让"支持者"更新了解她已经做到的事情。

转介给心理咨询师或心理治疗师

丽莎的案例提出了嵌入式从业者在使用心理咨询技巧时的局限性问题。丽莎的人力资源顾问询问其是否有兴趣参加几次简短的会面来好好谈谈她与同事沟通困难的问题。然而，如果丽莎感到自己需要更多的时间，想要看看其他的可能性，如被转介去当地政府提供的员工辅助项目（EAP）咨询服务。在和顾问的几次会面之后，丽莎拿定主意说与EAP咨询师预约"也不会造成什么伤害"，因此，人力资源顾问发起了围绕预期什么、如何最好地利用心理咨询和还有什么其他选择（如，见一位私人开业的心理治疗师）的讨论。她也表示愿意在任何阶段再次见到丽莎，在整个咨询过程中支持她。这个人力资源顾问在就进入治疗涉及的问题上已经做了充分的准备，因为她把这个作为业务的一部分，让自己知道工作场所咨询服务与可从其他来源获得的专业心理咨询和心理治疗的利弊，这些专业心理咨询和心理治疗的来源包括如英国国家医疗服务体系、第三方机构或私人诊所。

277

> **专栏 17. 2：围绕关系问题在心理咨询中使用此时此刻的即时技术**
>
> 在来访者和咨询师谈论一个令自己困扰的特定关系时，他们也在和咨询师的关系上有同样的问题。很有可能一些被描述为发生在来访者和困扰自己的"他人"之间的问题也会展现在与咨询师时时刻刻联系的方式上。例如，丽莎抱怨她的上级领导冷漠无情，不会倾听她，并同时表现得就像咨询师也对她采用类似的态度。在某个时期，她突然中断了正在说的话，并询问咨询师是否真正意识到自己情况的严重性，以及绝望的深度。咨询师对此有足够的警觉，想要知道这个问题背后潜在的东西是什么，并要求丽莎说更多。这些探索性的话语允许丽莎承认她在假设咨询师和她难相处的同事一样。相应的，咨询师就能发起对这一感知意义的进一步探索，就丽莎与他人的一般相处模式而言，并给予安抚表明她确在意丽莎（这加强了她们的连接）。咨询师使用的是即时性（immediacy）技术，将之作为开启对

来访者关系问题更深入探索的一种手段,也作为一种深化合作关系的一种方式。一个关于使用即时性技术进一步信息的很好来源可以参见希尔(2004)的文献。

就这些方法中任何一个而言,处理人际技巧任务的关键挑战在于不要过于规范化和有指导性。咨询师也许能很好地使用这些困扰个体的技巧;或可能对应该如何使用这些技巧有清晰的想法;并可能会掉入告诉个体该做什么的陷阱中,而不是与个体一步步地共同合作来处理这个问题。咨询师可以成为一个宝贵的资源("这是我可能在那种情境中会说的"),但是总是需要意识到自身可能不是个体最好的,或唯一的榜样。如果当咨询师在执行这类任务的过程中变得太像老师,就会限制个体的力量和自主性的程度,或在改变的过程中处于控制地位。

278

当进行这种类型的任务时,对咨询师来说,一个有用的表象就是起到一个*教练*的作用;教练会帮他们的选手准备好面对只能完全靠自己的时候,并准备好面对真正的比赛。教练是鼓励和支持的,并帮助选手建立有效的比赛形象。然而,教练也知道有很多时候选手会失败,并用失败的经验作为潜在学习的来源。围绕人际技巧问题的咨询/培训领域和体育训练,在近些年中形成了一块被称之为*生命教练*(life coaching)的实践领域。对任何工作中涉及个体经常要求探索人际沟通与社交技巧问题的咨询师而言,生命教练这一领域的文学作品和培训课程为他们提供了宝贵的思想与方法的源泉。关于生命教练进一步信息的很好的来源参见斯克宾斯(Skibbins,2007)的文献。

专栏 17.3:处理冲突性关系:学校中的恢复性措施

最难处理的关系类型之一是一个人对另一个人采取暴力或欺凌的行为方式。通常来说,在这些情境中会诉诸组织制度(例如,学生可能被学校退学)或司法体系(警察可能会介入)。这些行为的最终结果是为了惩罚肇事者,但没有达到任何和解或学习的作用。为了回应这些传统的处理方式的局限性,全世界不同中心的几个团体发展出了一个恢复性措施（restorative practice）模型。这种干预的目的是为了恢复冲突中双方的关系，因此彼此都能够（或所有）仍是他们团体中的成员。恢复性措施是在小团体会面中进行的，由冲突中的主角参与，并有一个或多个促进者，带着引导基于尊重、尊严和关爱原则的对话为目的。会面通常会经历一系列的阶段：

- 设置情境：谁在这里？我们为什么在这里？
- 处理事务：发生了什么？谁受伤了？他们是怎么被伤害的？
- 我们愿意弥补过失吗？
- 我们该怎么做？恢复参与者的尊严；恢复关系；做需要做的。
- 追踪：接下来发生了什么？

尽管这种工作方法主要在学校和少年管教系统运用，它也能被应用到很多人际冲突发生的其他场合。恢复性措施模型提供了咨询技巧和价值观以聚焦的方式，出于一个特定目的，被有效利用的结构。关于这种方法的进一步信息可以在德鲁厄里（Drewery，2007），詹金斯（Jenkins，2006），麦克拉斯基等人（McCluskey，2008）的文献和很多网站上找到。

279

练习 17. 2：就关系问题你与来访者工作的能力

花几分钟回顾一下你在与来访者就解决特定关系问题时可用的观念和策略。什么咨询方法是你感到最舒适和有能力，并且能对来访者使用的？在这一领域你进一步的学习日程是什么？你想要学习的更多理论和技术是什么？

280

🐾 小 结 🐾

处理困难关系的任务代表了心理咨询实践中一个充满挑战，但可能也具有高满足度的领域。它会充满挑战性是因为面对一段关系中出错的部分可能致使来访者去面对敏感的个人问题，或做出困难的决策。它会令人满足是因为与他人解决一个僵局对来访者来说会是很大的欣慰来源，并会释放出能量、创造性与希望。关系问题咨询中挑战的另一方面是它能以意料不到的方式触动咨询师。如重新唤起其自身的一些人际问题。因此，这是心理咨询中一个对咨询师来说，乐于利用督导和咨询式支持很有必要的领域。

扩展阅读建议

关于理解人际关系的不同类型，和它们可能如何出错的大量观点的来源：

Josselson，R.（1996）*The Space Between Us: Exploring the Dimensions of Human Relationships*. Thousand Oaks，CA：Sage Publications.

281

第 18 章

接受丧亲之痛

"这周我感到十分沮丧"

"你知道为什么会这样吗?"

"我知道——丹尼去世了。他是物理疗法班的一个人。我不能相信这个事实,他和我同岁,曾经在同一行业工作,看起来他好像好多了。健壮如牛。然而——去世了。"

"这太惨了。你看起来依然处在震惊中……你能再告诉我一些和丹尼有关的事吗? 你和他有怎样的接触? 他是一个怎样的人?"

简　介

　　丧失是生活中不可避免的一部分。它是人类固有的,即我们与他人形成关系和连接,在人生进程中,很多人会继续前行或死亡。围绕接收丧失主题的问题在大多数的心理咨询中都存在,即使它们不代表当事人主要出现的问题。本章探讨了一些嵌入式心理咨询中合作式多元化的咨询方法,这些方法可以用于处理处于悲伤和丧失中的当事人的问题。本章主要集中于和经历了丧亲之痛的个体相处的挑战上。然而,丧亲咨询的基本原则也与有其他丧失经历和人生转型(第 16 章)的当事人的工作有关。

　　丧亲潜在地对个体生活的各方面都有影响,从他们内心深处的感受、信仰到他们住在哪里及必须花多少钱。本章的主要目标是思考心理咨询任务的框架是如何提供一个灵活的框架来涵盖丧亲咨询的所有方面。很明显,人们处理悲伤的方法不同,并且会在不同类型的咨询干预中发现价值。因此,本章包括了一部分用于描述丧亲咨询方法的介绍。

282

面对亲人丧失的过程需要花费大量的时间。对任何一个从业者来说,参与来访者的所有阶段,从预期死亡到能够用反思的方式回顾自己的丧失,这是不可能的。用 *一段丧失之旅* 进行思考是有意义的(Machin,2008:6):不同的从业者(医生、护士、葬礼策划人、社会工作者、警察、房产经纪人和其他)在这场旅行的不同时间点接触来访者,并在每个阶段就具体的任务提供支持。因此,肯定的是,在所有服务机构工作的从业者会经常遇到悲伤的来访者。因此,本章也处理了有关提供丧亲之痛支持的组织问题。

🐾　丧亲咨询中任务导向方法的例子　🐾

朱迪思(Judith)是一个社区生育单位的助产士,她致力于幼儿夭折的父母的情感需求。她完成了一个心理咨询技术的认证课程,并且单位经理鼓励她发展咨询支持,尤其是给处于悲伤中的父母。单位打造了一个专门设计的咨询室,在那里朱迪思可以与这些父母会晤,并且每周分配出一天到来访者的家中回访。其中一个她工作超过一年多的家长叫希娜(Sheena),是一位 21 岁的未婚年轻女性,她的儿子出生不久就死了。朱迪思与希娜的联系包括了一系列的咨询任务:

- *通过对问题的讨论从而能更好地理解事物*。在很多时候,希娜只需要倾诉,让"这些事情离开我的脑袋"。在刚开始时,希娜和她的男友、母亲及朋友谈了很多,但是感到好像她需要保护他们避免对方遭受自己所经历过的痛苦,她把朱迪思看作一处可以倾诉任何她需要讲的内容的安全地带。随着时间流逝,其他的人变得不怎么愿意谈论这个孩子,所以朱迪思成为了一个更加重要的发泄渠道。

- *理解令人费解与迷惑的事件或经历*。有一些希娜被自己对事件的反应感到震惊和害怕的情景：她认为在医院里和在超市的婴儿推车里看见她的孩子；她对其中一个医生很生气并且做了强烈的梦。对于希娜来说，和任何人讨论这些事都是尴尬的，除了朱迪思，这个能够帮助她理解她自己在悲痛中的经历的人。

- *问题解决、计划和决策*。朱迪思帮助希娜为她儿子的纪念仪式制定计划，并且设计了一个盒子装希娜在生育院时的东西和照片。朱迪思还帮助希娜与为夭折孩子的家长提供支持的团体进行联系。

283

- *改变行为*。丧亲以后，希娜变得非常孤立，不愿意与其他人交往。她意识到这种模式对自己是没有帮助的，并与朱迪思讨论重返社交生活的策略。

- *处理困难的感受和情绪*。几个月以来，希娜认为自己生活在一个充满情感痛苦的世界中。与朱迪思的交谈帮助她解开痛苦的枷锁，使之变成一种失落感和强烈的愤怒。朱迪思介绍了一些疏导这些情绪的方法，用艺术创作和双椅法，并为希娜提供了"释放哭泣"的机会。

- *发现信息、分析信息和根据信息行动*。在儿子死后不久，希娜急切地想要知道发生了什么。朱迪思通过安排与咨询顾问见面让希娜了解为什么她的孩子会死，是怎样死的。这一次见面的一部分准备内容是决定问什么问题，以及如何保持理性。

- *消除自我批评，增强自我照顾*。在事件之后，希娜的一个主要想法就是她必须对已经发生过的事情负责。这种心理的自我批评衍生到了在饮食上缺乏自我照顾。朱迪思在咨询谈话中围绕这些问题对希娜提供了支持和挑战。

- *顺利完成人生转型*。丧亲之痛被希娜感知为她生活中的一个重大转折点。在最后彼此的接触时，朱迪思邀请希娜花一次会面的时间反思从她的丧失中学到了什么，以及她希望未来的生活有什么不同。

- *处理困难或痛苦的关系*。希娜一直与母亲关系不好。在丧亲的这段时期,她母亲做出很大的努力来支持她,但是希娜发现很难接受这些帮助。与此同时,希娜的男友变得越来越情绪孤僻,最终他们分手了。这些问题在咨询中进行了探讨,咨询结果是希娜能够区分"过去的妈妈"和"现在的妈妈"的区别,并允许母亲能更亲近她。

这个案例比较不寻常,因为从业者—咨询师能够在来访者的悲伤之旅中全程陪伴她。然而,它说明了丧失普遍的影响性质,以及采用咨询框架认识来访者所有经历维度的价值。对希娜来说,作为一个咨询师或帮助者,咨询"菜单"的观念提供了一个无价的方式来解开希娜需要被修复的生活中不同的心结。在她们大多数会面的时候,希娜"稀里糊涂",挣扎着处理各种混乱联系的问题。作为响应,朱迪思提供了一个可靠的在场,共情以及商业化的模式:"我能给你带来的是,今天有三样真正困扰你的东西——X、Y 和 Z。你觉得是这样的吗,或者我有没有遗漏什么? 好的,我们以什么样的顺序来依次看呢? 在我们所有的时间里,每次一个,让我们看看我们能否在每一项上都能够有所进步。"

284

练习 18.1: 你个人的丧失经验

构建一个丧失的时间轴(在 265—266 页介绍了怎样绘制时间轴)。 用这个时间轴来说明你生活中曾经经历过的丧失,以及这些事件是如何与你的整个生命历程中的高峰和低谷联系在一起的。 一旦你构建了自己丧失的时间轴,思考自身能够接受各种丧失的程度,或者对你来说是否还有一些悲伤进程仍在继续。 最后,作进一步的思考,你的丧失经历给你留下的可以用来与悲伤来访者工作的知识和敏感度的方式,或者留下哪些脆弱的领域可能使你抗拒向有哀伤的他人开放自己。 在支持性团体的背景中实施这种学习活动是非常有帮助的。

❀ 理解丧失和哀伤的经历 ❀

　　就来访者带到咨询中的任何问题而言,对于一个经历丧亲的来访者来说,能够得到一些用一个相关的令人信服的解释框架对其感受进行处理,是很有帮助的。有四种理论框架被丧亲咨询师特别广泛地应用:*心理动力依恋理论、沃登的任务模型、双重过程模型*和*叙事理论*。除了这些特别的聚焦于丧失的理论,在心理咨询和心理学文献中也有很多其他与丧亲工作的具体方面相关的有价值的理论,例如,情绪(第11章)和转型(第16章)的观念。

依恋理论在丧亲咨询中的应用

　　精神分析心理治疗师和研究者约翰·鲍尔比(John Bowlby),在心理咨询和心理治疗的理论及实践方面做出了贡献,并在过去的50年产生了巨大的影响。鲍尔比强调了人际关系中*依恋*连接的重要性。鲍尔比作品的基本观念是,幼儿和婴儿的生存是依赖于他们与照料者形成的安全依恋的。幼儿还不能照顾自己,因此需要他人喂养,保持他们的温暖干燥,提供刺激和社会联系。对人类来说,生活的这个方面是如此的重要,以至于依恋机制是生理上"内置"在人类的神经系统中的。鲍尔比表示,在童年早期情感"安全基地"的可获得性与后期生活中享受成功的亲密关系、友谊和工作协作的能力有关。相对的,当母亲或其他照料者的行为方式不一致或疏忽时,个体很可能发展出不安全的依恋模式,并且这种模式会在之后的生命中一直持续。在一个广泛的研究项目中,依恋研究者能够识别三种显著不同的不安全的依恋模式:

- *专注/矛盾型*:个体在童年时受到了不一致的照顾模式,这导致他们希望和他人亲近,但是不知道怎么做才能让这些发生,觉得无能为力,当别人让他们失望时,他们感到很生气,并没那么容易被安抚。

- *冷漠型*：在儿童期,个体的生理需求被照顾到了,但是情感上的亲密度很少——作为成人他们表现得似乎不需要亲近其他任何人。

- *恐惧型*：儿童曾被暴露在主动的忽视或虐待下,造成的结果是,他们希望亲近他人,但是当这一切发生时,会经历高水平的恐惧和焦虑。

这些观点在丧亲咨询中有一些意义。依恋模式在个体处理丧失时会展现出来。总的来说,一个有安全依恋风格的人可能会运用任何他们能获得的人(朋友、家人、专业人员)来解决悲伤问题,用一种直接和平衡的方式。

从童年期形成不同类型不安全依恋模式的人会以特定的方式来对丧失做出反应,这种方式是通过他们的依恋风格塑造的：一个有矛盾依恋风格的人将有强烈的交谈需求,但是很可能会责备他人,这种责备他人是作为转移对自己脆弱性关注的一种方式;冷漠依恋模式看起来像是不受丧失的影响,直到感受被后续的事件触发出来;恐惧依恋模式是通过焦虑表达的———一种对丧失的混乱反应,在情感状态间不可预测地转换。这些依恋模式不仅反映为个体在每天生活中表现出的悲伤和失落,还表现在与他们丧亲问题有关的咨询师和其他专业从业者的关系上。从心理动力学的角度来看,依恋模式可以被看成是移情的一种形式。相应地,咨询师自己的依恋风格会塑造他们对来访者的反移情反应。例如,一个冷漠依恋风格的从业者趋向于把来访者丧失的意义最小化。在近几年,有大量的关于依恋在心理咨询和心理治疗中作用的研究和临床著作。最容易获得的依恋理论是如何应用于心理咨询实践的知识,可以在英国精神分析心理治疗师杰里米·福尔摩斯的著作中找到。(1999a, b,2000,2001)。

286

沃登的丧亲任务模型

大多数广泛使用的丧亲咨询的内容,如伦德拉姆和塞姆(Lendrum & Syme,2004)和马伦(Mallon,2010),都是围绕经历丧失的个体完成转型而组织的,转型的过程是由一系列学习应对的阶段组成的。然而,近期对这一主题的见解倾向于质疑固定阶段的概念,它已经被处理丧亲的人会面临的一系列任务这一观念所取代,对每个人来说任务的重要性可能不同,且实施的时候是没有特定顺序的。丧亲的一个有影响力的模型是由威廉·沃登(William Worden,2001)制定出来的,他明确了哀悼的四个关键任务:

1. 接受丧失的事实
2. 解决悲伤的痛苦
3. 适应逝者已经不在了的环境
4. 在感情上重新安置逝者并继续生活

沃登(2001)认为悲痛阶段或时期的概念意味着悲伤的人一定程度上是被动的——他们不能做任何的事,除了等待"时间作为最好的良药"发挥效果。相比之下,他的任务模型为来访者和咨询师一起工作做出改变开创了一个日程。沃登的模型与本书中提出的任务模型和咨询师的菜单概念是一致的。然而,沃登的任务在范围上比第5章介绍的任务列表更广泛。后者在确定可以在特定咨询会议中采用的微步骤上可能更有用;而沃登的任务模型也许在与来访者一起探索必须要做什么这一更普遍方面上是特别有用的。这个工作或许需要在更一般的条件下开展。注意到沃登(2001)的书包括很多,不仅仅是哀悼任务模型的重要。在书里,他非常仔细地讨论了悲伤的本质,以及不同的心理和社会因素影响哀伤过程的方式。这本书还包括了一些生动的案例情景。

应对丧亲的双重加工模型

在处理丧失的经历中一个有价值的视角是玛格丽特·斯特罗毕和亨克·舒特(Margaret Stroebe & Henk Schut,1999)发展起来的,他们确定了两种广义上与悲伤相关的心理活动:*丧失导向*和*复原导向*。丧失导向的任务包括应对丧失感和绝望感的入侵、放开与死者的关系。复原导向任务包括做新的事情和发展新的关系。很显然,在不同个体的情况中,在这些任务上的平衡将是独特的。这个模型与心理治疗相关的一种方式是斯特罗毕和舒特(1999)所提出的个体会在这两种导向之间*犹豫不决*。例如,一段时间投入到复原导向活动也许对一个人是有用的,但是将不可避免地将他们暴露在很多回忆和情感刺激之下("今天和我的新朋友去看电影非常棒,但是 X 不在这里也让我觉得很痛苦")。同样的,沉浸在感情和回忆中一段时间后将不可避免地导致想去做一些不同的事情的感受。双重加工模型表明,两个阶段和任务同时发生,但是是以一种动态往返的方式。

专栏 18.1:关于应对丧失的神话

在一篇经典的论文中,沃特曼和锡尔弗(Wortman & Silver,1989)检阅了有关丧失和悲伤方面的研究文献,并得出结论说在应对丧失没有固定的和可预测的模型:就他们被影响的严重程度上、哀伤过程发生的时间上、他们是否会度过愤怒期和抑郁期上等等,个体之间存在很大的差异。沃尔曼和锡尔弗(1989)极力主张那些在丧亲领域工作上的人要谨慎形式,避免自己卷入到对哀伤过程的流行"神话"中。这显示,尽管丧亲理论和研究是让从业者对应对丧失的可能模型敏感的一种有价值的手段,但最终,试金石总是来访者自己经历的事实。

丧亲之痛的叙事视角

处理悲伤和丧失的叙事方法挑战了隐含在其他的丧亲模式中的假设,即悲伤治疗的最终的目标是"继续生活",也就是把丧失留在过去并重新构建一个新生活。叙事观念强调,在社会生活中的幸福感和有意义的接触,是基于能够发展丰富和连贯的故事或传记的能力,这些故事或自传以各种各样的方式与他人的故事和传记相联接,无论是活着的人还是逝者。因此,从叙事的角度来看,接受丧亲之痛的过程涉及在那些认识他们的人正在进行的生活和故事中为逝者的故事找到一个永恒之地。这个观点在一篇经典的论文中被很好的总结了,英国社会学家和丧失理论家托尼·沃尔特(Tony Walter, 1999a：7, 原文强调说)写道：

> ……幸存者通常想谈论死者并和知道他或她的人交谈。他们共同构建了一个他们生活中死者的故事，一个能够持久的穿越时间的故事。因此，悲伤的目的是构建一个持久的传记，使生者将死者的记忆不断融入他们的生活中；实现这一目的的过程主要是和知道死者的人交谈。

沃尔特指出，就哀悼而言，生活在现代工业社会的许多人可以从传统社会中人们的态度和做法中学会很多。传统社会中，在日常生活的基础上，死者以很多方式被"置于生活中"。

在心理咨询中用来完成对死者的连续叙事的策略有很多。可以在迈克尔·怀特(1998)设计的"说你好"的方法中找到一个例子。在这个案例中，怀特描述了一种工作的方法，聚焦于将死者带入到活着的配偶(玛丽)的生活中的过程，玛丽在她丈夫罗恩(Ron)死后五年里仍然深受失去丈夫这一事实的影响。怀特问问题，邀请玛丽对罗恩"说你好"，例如：

- 如果你现在从罗恩的眼睛里看到你自己，你会注意到你喜欢的自己的什么方面？
- 当你带来了罗恩知道你会带的令人快乐的事情时，你清楚地意识到了你自己的什么？
- 你如何让别人知道你已经重新发现了自己，那部分对罗恩而言是显而易见的？

这种会谈形式并没有将死者定位为悲痛的人脑海中的固定的一系列记忆，而是作为幸存者生活中和其他人生活中的一个积极的参与者。

叙事方法的潜在哲学和原则被沃尔特(1999b)和美国心理治疗学家罗伯特·尼梅耶(Robert Neimeyer, 2005. 20065；Neimeyer, 2006)的书阐述得很详细。

本章讨论的各种关于悲伤过程的理论观念，不需要被视为是相互排斥的。没必要把一些理论认为是"对"的,把其他的看成"错"的。悲伤和丧失是一种复杂的现象,不同的人以不同的方式或在悲伤旅途的不同时间点来理解它。对咨询师来说,这些理论可以作为*理解的资源*,或者是看到丧亲之痛经历所透过的"镜头"。

专栏 18. 2:由自杀带来的丧亲之痛:一个特殊的案例

在来访者发现自己的丧亲之痛是由于一位朋友、家人或亲密的工作伙伴自杀导致的情景中,心理咨询会面临特别的挑战。通常的悲伤过程会被困惑、震惊、内疚、羞愧、背叛和生气等复杂的层次,和是否错过了可以拯救逝者的重要线索和机会的问题所覆盖。关于自杀导致的丧亲之痛,有两本书特别有价值(同时对咨询师和来访者来说):《沉默的悲痛:自杀之后的生活》(Lukas and Seiden ,2007)和《一个特殊的疤痕:有自杀丧亲之痛经历的人》(Wertheimer,2001)。

289

处理丧亲问题的方法

本章之前介绍的希娜的例子,阐述了包罗万象的丧亲之痛的本质,以及咨询可能涉及多种咨询任务类型和很多不同的咨询方法的方式。原则上,当处理来访者的丧亲之痛和丧失问题时,在前面的章节提到的所有方法都有可能与此联系。像任何其他问题一样,一个最有用的方法大概是"就是谈谈"。但是,这里有些方法是被丧亲之痛的咨询师尤为广泛使用的:

用隐喻

挣扎着处理丧失的人可能会觉得所发生的事情对他们来说是一团糟且无法控制的,而且它缺乏意义。但是,在个体讲述的时候,或许会使用可以被进一步用来创造希望和意义的隐喻。对咨询师来说,提供类似的隐喻也是很有用的。在丧亲咨询中特别有用的隐喻类型包括生活是一场*旅行*，而丧失是旅途中的一个阶段，还有作为在自然界中的人类，我们都参与了*生死循环*。在某些情况下，以一个"治愈故事"的形式给出隐喻是有用的(Burns，2005，2007)。

创造性艺术方法

使用创造性艺术的媒介如绘画和涂鸦、雕刻、音乐和摄影，可以在丧亲咨询过程的许多方面起着关键的作用。例如，在一个咨询会话中，如果来访者带来了一张死者的照片，或者与死者有关的一首歌，那么来访者对死者的真实的感情或许会更加容易表达出来。创造一幅素描、油画或雕塑或许可以让个体的情感得以宣泄，也是一种代表和组织不同思想及感觉的方法。创造一种艺术，例如一幅画，可以作为来访者和咨询师一起讨论的外部对象，也能在功能上协助反思和制造意义。这样的物件也是进步的标志："我记得让我画这幅画时的情绪状态，而且意识到现在我没有那种感受了。"

文化资源

当处理丧失问题时，有很多的文化资源供人们用来作为意义的来源和行动的指南。这些资源包括：小说、诗歌、音乐、电影和戏剧；自助书本和网页；提供给经历过不同类型丧失人的支持性网络和团体。除了这些特定的丧亲文化资源，还有无数通用的文化资源，从照料花园到参加夜校，都可能被特定的个体体验为是治愈的。

专栏 18.3：作为文化资源的宠物和动物

有大量证据表明与动物相处对健康和幸福感有积极的影响。例如，养一只狗提供了陪伴和一个成为照料者、有规律的运动和一个没有威胁的接触新朋友方式的机会。一篇关于动物作为咨询辅助手段受益的综述可以在威尔斯(Wells，2011)的观点里找到。

灵修

对于很多人来说,灵修和宗教仪式代表着他们理解丧亲之痛和丧失,以及与他人建立愈合关系的重要途径。同经历丧亲之痛的人工作时,邀请他们谈论自己的宗教信仰和参与灵修的情况,以及他们能利用这些领域来应对丧失的方式,这总是很有用的。

文化敏感性

死亡的意义,以及与其有关的仪式,在不同的文化里有显著的差异。当给有丧亲问题的来访者做咨询的时候,询问任何和他们感觉相关的文化信念和期望是有帮助的。关于死亡和悲伤文化方面的信息可以在迪肯森和约翰逊(Dickenson & Johnson,1993),霍基等人(Hockey et al.,2001)和沃尔特等人的著作中(1999b)找到。

练习 18.2:不同文化下的哀悼

描写一段与你自己的文化群体相关的哀悼仪式的内容。例如,葬礼是如何进行的,家里和家庭成员间做了什么来纪念逝者。围绕在不同的文化背景里是如何处理这些问题的采访至少两个来自不同文化背景的人。如果你是某个包含许多不同文化个体的学习群体中的一员,也许你能够在你的群体中进行这个活动。这个练习的目的是发展对哀伤理解和管理多样性方式的意识。

专栏 18.3:学习障碍患者的丧亲咨询

当处理有学习障碍的人的丧亲问题时,有一系列的问题需要进行考虑。来访者可能不容易理解死亡的概念,他们或许在进行哀悼仪式的能力方面,如去墓地看看,自主权较差。该领域宝贵的进一步信息来源是苏·里德(Sue Read,2007)写的《学习障碍患者的丧亲咨询》。除了其他方面,这本书包括了能用于来自这一群体的来访者的讲义和视觉材料的实例。

✿ 丧亲工作的组织背景 ✿

已建立起很多专业的丧亲咨询服务机构,像英国的 CRUSE,趋向于集中在有严重悲伤反应人群的需求上,并通常会在丧亲发生之后的一段时间与来访者工作,而不是丧亲发生的当下。在大多数的临终关怀机构中,也有咨询服务和在心理咨询中受训过的社会工作者。除此之外,大多数丧亲的,寻求家人以外帮助和支持的人,会转向一大群其他的从业者,包括牧师、信仰团体的其他人员、健康护理专家、丧葬承办人员、老师和社会工作者。

来自研究的证据似乎表明,正式的丧亲辅导在许多情况下是有用的(Schut、Stroebe,2005;Stroebe et al.,2005),但有许多接受咨询的来访者,似乎没有在正确的点上来充分利用它——那些有复杂和严重悲伤反应的人大多数是正式的、定期的治疗援助的对象。在"外展服务"基础上被组织起来的正式心理咨询服务,是社区中所有失去亲人的人定期被邀请接受辅导,看起来没什么特别的帮助(Schut and Stroebe,2005)。这里的主要原因是个体没有深思熟虑做出决定去寻求帮助,可能没有动机或没有做好从咨询中受益的准备,或许不需要咨询,或许甚至被提供的帮助所困扰。这些研究结果直觉上很好理解——在死亡之后的即刻,一个人很大程度上会处于震惊状态,没有准备好交谈,并且,有很多文化资源提供给人们帮助这些人处理他们的悲伤(Hockey et al.,2001;Walter,1999b)。例如,宗教仪式和教学对很多在经历丧失的人有极大的价值。也有很多小说和电影慎重地表现出了死亡意义的愈合图像。像专业的护士、医生、老师和其他人或许是为丧亲的人提供支持的第一线,他们能在这类人希望交谈的时候有足够敏感来回应这些时刻,他们起着尤其重要的作用。对任何提供嵌入式心理咨询的人来说,意识到在个体正在经历复杂的悲伤的情况中,丧失可能会触发其他潜在的问题,咨询师需要处在一个能转介他们到专业服务机构的立场,是至关重要的。

292

在如教育、卫生保健和社会服务等领域的大型组织机构内,对正在应对死亡和丧亲之痛的来访者和服务用户的需求做出回应是一个反复出现的问题。通常,这些组织围绕如何帮助经历丧亲之痛的来访者,与信仰团体的代表和咨询服务机构发现关系,为从业者提供了训练。大型组织机构也会围绕员工离世、家人或同事丧失制定政策,并制定方法向组织成员传递准确信息(例如:当一个小孩去世了,学校里的每个人都应该被告知这件事),并且还有纪念仪式服务或其他类似活动。如果有一个人负责协调这些功能通常是有帮助的。在组织层面,死亡可以产生"连锁"效应。例如,在一个忙碌的医院每天都可能会有患者去世,但是熟知的员工意外死亡可能对数十名患者和同事造成影响。一个组织响应逝者的方法可能会留在员工和服务用户的记忆中——从总体上来说,它呈现的是组织关怀精神的一个关键象征和实际指标。

除了组织水平以外,也有很多丧亲咨询服务是在地区或国家水平被组织起来的,用以对自然灾害、事故、战争、恐怖袭击和多重枪击事件中人们的需要作出反应。对某种"心理紧急援助"(见 19 章)的直接需求是很明显的,但也有在之后的时间对丧亲咨询的需求。在某些情况下,建立自助组织起用以支持那些被特定事故影响的人。

练习 18.3:围绕处理丧失回顾你的学习要求

在本章你已阅读内容的基础上,以及在你咨询经历所作为其他来源基础上,列出一个你已经知道的处理来访者悲伤和丧失问题的方式清单。列出另外一个你现在觉得你想更多了解的领域的清单——理论、干预措施、研究——为更好地为解决来访者的这些问题作出准备。

293

👐 小　结 👐

在许多方面,与丧亲咨询相关的问题在整体上具有作为咨询领域微观缩影的功能。处理丧亲和丧失是一个普遍的人类经历。丧亲并不主要是一个"心理健康"问题（虽然它可能成为心理问题），而是代表了一个潜在的可以挑战个人的生存和关系各方面的生活事件。在接受丧亲问题方面的咨询是有价值的，但许多其他类型的活动也可以——心理咨询与其他文化资源的位置的问题引出了如何组织和传递丧亲支持的核心问题。丧亲之痛是一种不可避免的对所有服务领域的从业者的工作角色产生影响的经历，也会为这些工作角色中的个体带来提供培训和准备水平上的问题。

本章的主要信息是，有很多围绕丧亲咨询这个主题的文献，并且有很多关于如何理解丧亲和丧失和如何促进一个人愈合过程的观点。丧失反应的多面性本质，以及在悲伤旅途的不同阶段丧亲个体会寻求其他人提供情感支持的事实，强调了就特定时刻来访者最重要的具体任务进行合作聚焦时，采用一个灵活的咨询方法的价值。

✋ 扩展阅读建议 ✋

两个宝贵的合集，通过从很多主要来源中精心挑选的摘要，将丧亲之痛和丧失放在更广泛的文化和社会背景下：

Earlen, S., Bartholomew, C. and Komaromy, C. (eds) (2008a) *Making Sense of Death*, *Dying and Bereavement*: An Anthology. London: Sage Publications.

Earle, S., Komaromy, C. and Bartholomew, C. (eds) (2008b) *Death and Dying: A Reader*. London: Sage Publications.

为丧亲问题提供组织层面的情感支持和咨询已经引起了学校系统范围内的高度关注。一些实用的观点和政策可以从这些辩论中找到：

Holland, j. (2008) How schools can support children who experience loss and death, *British Journal of Guidance and Counselling*, 36:

411 - 24.

Katz, J. (2001) Supporting bereaved children at school. In J.
Hockey, J. Katz and N. Small (eds) *Grief*, *Mourning and Death
Ritual*. Maidenhead: Open University Press.

Mallon, B. (2010) *Working Bereaved Children and Young
People*. London: Sage Publications.

以丧亲咨询为主题最近发展起来的有关理论、研究、实践的综合性
综述可以在下面找到:

Neimeyer, R. A., Harris, D. L., Winokuer, H. R. and Thornton,
G. F. (eds) (2011) *Grief and Bereavement in Contemporary Society:
Bridging Research and Practice*. New York: Routledge.

悲伤理论的综述和评论可以被找到:

Small, N. (2001) Theories of grief: a critical review. ln J.
Hockey, J. Katz and N. Small (eds) *Grief*, *Mourning and Death
Ritual*. Maidenhead: Open Univwesity Press.

最后,丧亲咨询有赖于公开谈论死亡的意义和重要性。在面对将
死亡看做生活的一部分的现实方面,欧文·亚隆的作品对咨询师来说
代表了无价的资源。他近年关于这个主题的书籍巧妙的汇集了几十年
的思想,临床实践和研究:

Yalom, I. (2008) *Staring at the Sun: Being at Peace with your
own Mortality: Overcoming the Terror of Death*. London: Piakus.

294

295

第 19 章

应对心理咨询中的困境

"有一些事情我想提出来。"

"好的。这听起来有些吓人。"

"你说你粉刷和装潢的日子已经结束了。不用再爬梯子了。可是你现在又跟我说你周末还在做这些事情。发生了什么？我感到对你有点生气。还有些担心——这样对你不好。"

"我知道,我知道,安妮塔也说过同样的话。"

🖐 简 介 🖐

本书的一个中心主题是咨询"空间"。有人认为,心理咨询代表着一个独特的、无价的、有关复杂社会生活的一种支持的形式,它通过建立起一段关系,提供一个无须承担责任的安全空间,让来访者去反思生活中的问题,以及发展问题的解决方案。前几章节检验了创造一个这样的空间所需要的东西,然后将这个咨询空间用于不同的咨询目的。本章的目的是要考虑一些涉及*维持*咨询空间的问题,特别是一些关系到威胁其完整性和功能性的问题。本章将着眼于*困境*——在咨询过程中可能会出现的使咨询或治疗的谈话无法继续的时刻。

对于一个技术娴熟的咨询师来说,能定期监控咨访关系发生了怎样的变化,意识到任何对咨询空间建立的威胁的可能性是很重要的。

为了能够以关爱和负责的态度回应来访者,任何处于咨询角色的人应该对应对困境的策略有一个清晰的思路。出于这个原因,提供咨询关系的*准备工作*应该总是包含解决"最糟糕的个案"场景的过程,这样的话咨询师就能准备好处理可能出现的任何困难情景。在这些情况中,求助者可能处于他们最脆弱的时候,因此,咨询师对他们将要如何处理任何可能出现的情况有一个清晰的思路就至关重要。

296

本章对一系列的困境进行了描述,并提出解决这些困境的建议。由于本章的局限性,可能无法提供一个涵盖所有可能被用来处理这些情境的策略清单。在很多情况下,组织机构在处理困难的问题时都有自己的协议,这些协议将利用当地可用的资源。比如,一个更有经验的同事的即时加入。有关应对咨询困境进一步的知识和观念,可以在本章结尾的推荐阅读清单中找到。

失 控

任何形式的助人机构中都可能出现自杀行为和暴力行为。在自杀意图或暴力意图出现的情境中,咨询嵌入在其他专业角色中的从业者应该能够运用在其工作场所已经实行的程序和协议。然而,还有一种与咨询的联系更为紧密的危机,可以被定义为"失控"。这种情况发生在个体在探索一个有强烈情绪内容的生活问题时,达到变得被恐惧淹没使得其无法继续参与理性对话的程度。这就好像个体的心理加工过程关闭了,来保持自身的安全,并变得与他人心目中的"现实情境"脱离接触和联系。在咨询过程中可能会发生的"失控"主要有三种形式:

- 惊恐发作
- 分离体验
- 幻觉和妄想行为

这些现象中的每一种都使得在第 5 章中所描述的任何一个咨询任

务很难或无法继续进行,因为有效参与这些任务需要一种对他人做出反应和参与某种合作性会谈或对话的能力。当个体"失控"时,他们从与他人的谈话中逃离,并且很大程度上集中于自己内心体验的某些方面。

惊恐发作与一系列发生在特定情境中的个体体验到高水平焦虑时的反应有关。典型地来说,当个体感到被困住、被隔绝且没有逃脱的可能时会引发恐慌发作。这可能发生在电梯、飞机、或任何其他封闭的空间里。在咨询过程中,个体也许会有一种正"处于危险之中"或者处于压力中的感觉,这就很容易使个体经历这种体验。在惊恐发作中可能发生的是,来访者开始有被困住、无能为力的想法,然后转而触发身体"逃"的反应,特点是伴随快而浅的呼吸。这种生理活动很快会诱发一系列其他的身体症状,比如手和胳膊发麻如针刺、胸口发闷和眩晕感。之后个体又会越来越关注这些症状,这被他们体验为是高度警戒的状态,并且产生出更高水平的失控的想法,甚至将要死去的感觉。反过来,这些想法和失控要死的意象又会导致更快更浅的呼吸和更多的生理症状。惊恐发作是一个会导致失去意识或者真正逃离反应(个体逃跑,或尝试逃离)的螺旋上升的过程。个体随后会被驱使着回避会触发发作的情境,并在被要求进入那个情境时感到更害怕。有几个容易获得的关于惊恐发作管理的资源,这些资源对咨询师和求助者都很有价值(如,Baker,2003;Ingham,2000)。

分离(dissociation)可以被认为是处理无法忍受的威胁性想法(比如,极度痛苦的记忆和创伤性事件的记忆)和情绪的认知加工过程,通过不允许这些想法情绪进入意识层面。个体通过把注意力集中在中性或者是安全的事物上来完成分离,作为那些威胁性的、痛苦的事物的替代选择。通常有两个过程能使个体这样做。第一,个体也许会企图停止呼吸,这会隔断他们对感受到的东西的意识,并几乎使时间"停止"。第二,个体也许在头脑中寻找一个影像来注意,或许将注意力集中在房间中明显没有意义的事物上,比如角落的暖气片,或者是个电灯泡。从咨询师的角度看,来访者将被体验为是"已经离开了"——他们表现得就像听不到咨询师在说什么,也几乎意识不到咨询师的存在。这种形式的一种相对不那么极端的变式是,个体通过转变会谈话题来应对威胁性的想法和情绪——从咨询师的角度来说,这种行为被体验为是一种会谈中连贯性和一致性的缺乏。

幻觉和妄想可以被看做是个体发展出来的应对持续的超乎想象困难和压力性的想法和情感的一种方式。似乎所发生的是,这些想法和情感会组成个体听见的声音、看见的想象中的人或物,或者其组织生活的信念体系。

专栏 19.1:与很难接触的人工作

有时,个体可能会因生活中的问题而寻求帮助,但是在表达自己需要什么时遇到很大的困难。像这样的人也许被认为在生活中有普遍的沟通问题。比如,有学习障碍的人,或者是患有阿尔茨海默氏症的人。也有一些人可能由于暂时的恐惧、焦虑或者听到声音的状态而失去能力,这可能使他们很难将注意力保留在会谈上。美国以人为中心的治疗师加里·普劳蒂(Garvy Prouty)已经研发出了一些与难以接触的人进行情感和人际接触的有效方法。他建议当面对回避或者不能有效交流的个体时,咨询师应只集中于做出具体的、平实的共情反映(empathic reflection)。普劳蒂(2000)描述了五种类型的基本建立接触的反映:

1. *情境反映*:咨询师对个体所处情景或环境的意识的陈述。例如:"你正坐在沙发上"。

2. *面部反映*:试图捕捉个体表现在脸上的前表达性(pre-expressive)情感的陈述。例如:"你在微笑"。

3. *逐字反映*:重述个体所说的单词、句子和其他声音。

4. *身体反映*:咨询师移动他们自己的身体以配合个体所做的姿势或动作。

5. *重复反映*:如果任何先前的陈述似乎能有效地建立联系,那么重复这些陈述。

298

这些平实的共情反映方法背后的假设是,个体暂时与外部世界失去联系,如果想要再建立联系,那么需要从不构成威胁的、在个体掌控之下的、简单的改变开始。当然,以温和的、尊重人的方式提供这些陈述是很重要的。普劳蒂(2000)提供了一个他与一位老年女性——桃乐茜(Dorothy)工作的例子,桃乐茜是一所精神病院的住院患者。她咕咕哝哝了大约十分钟,而普劳蒂如实地反映了任何他能反映的词汇。然后,她做了一个清晰地陈述:"跟我来",普劳蒂同样给予了反映。然后她把普劳蒂领到房间的角落,他们在那里静静地站了一会儿。她把手贴在墙上并说"冷"。他也把手放在了墙上,并重复"冷"。他记录道,"她一直握着我的手;但是当我回应她时,她会握得更紧"。然后桃乐茜的话语逐渐开始表述地更清楚:"我不喜欢这里。我好累⋯⋯好累"(哭着说)(Prouty,2000:69)。

更多关于这种方法的信息可以在普劳蒂等人(2000)和彼得斯(Peters,1999)的文献中找到。它所提供的是以一种训练化和关爱的方式,耐心地尽可能与回避个体的体验贴近,直到达到双方觉得能够进入一种互惠关系的地步。

有一系列回应这些困境的基本方法。本质上讲,当面临任何一种类型的"失控"反应时,咨询师需要能建设性地在**认知**、**身体**以及**社会—人际**水平上参与。在认知层面上,个体很有可能产生一种稳定的源源不断的非常毁灭性和消极的"自我对话"(他们在头脑中对自己说的东西,或者出声或内部对话的苛责他人说的东西);比如,"我无法应对","我死定了","我没有价值的"等等。对于咨询师来说,一直用平静、安慰的方式保持谈话,并将更多积极的自我语句引入个体的意识层面是很有用的,如"你会好起来的","我知道你现在很害怕,但是我们可以共同面对"。咨询师可以引入个体在之前的场景中提到过的充满希望的图像或者语句。咨询师对所发生的一切和可以做的事情做出解释也是有帮助的,比如"我认为你前面开始讲的是一些让你非常害怕的东西,而现在你需要通过……将自己与它隔绝,我觉得如果现在你听着我并且……也许会有帮助"。咨询师需要关注的另一个重要的领域是个体在生理上或者身体上的反应,尤其是他们的呼吸。人们在经历"失控"过程时往往呼吸地快而浅,或者很慢(屏住呼吸)。对于咨询师来说,将个体的注意力引到呼吸上("我意识到你似乎……")并且指导他们有规律地深呼吸是很有用的。例如,邀请个体"跟我一起吸气——尽量地长—— 一、二、三、四、五、六、七——呼出,再一遍—— 一、二……"也许是有效果的。在惊恐的情况下,对个体来说让他们对着袋子或者杯状的双手呼进呼出,作为一种减少氧气摄入量的方法是很有用的。在一些情况下,个体的姿势可能会僵硬,或者蜷缩着(这样会抑制呼吸),鼓励他们动一动,或者走一走也是有用的。最后,这些处理方法的一个普遍特征就是从与他人的接触中撤离,并且退回到自己的世界里。鼓励个体看着咨询师,进行眼神交流,并且(如果咨询关系情景适合的话)有肢体接触也是有用的。伴随着咨询师冷静、自信的谈话,重建人际接触既可以使个体更少地关注自己内在的加工过程,也可以使他们获得一种安全感("在这儿有我可以信赖和依靠的人"),这样使得不管什么令人害怕的事情都似乎更容易忍受一些。这些方法本身不会让惊恐、分离、或听到的声音从个体的生活中永远消除——这些只是帮助寻求咨询的人在那个时刻管理自己想法和感受的策略,由此他们可能,如果他们选择的话,继续参与咨询会谈。

在西方社会中,惊恐发作、分离、幻觉的体验通常是通过精神干预来处理的,如用药物治疗,或者通过专业的心理治疗干预,如认知行为疗法(CBT)。尽管这里描述的这些方法与精神病学治疗或认知行为疗法一致,但是最好把这些方法看作是危机管理策略,用来使个体能利用咨询关系和咨询空间来交流。在多数情况下,和个体探索接受针对他们的惊恐、听到的声音或者分离体验的专业帮助的潜在价值是有帮助的。因此,对任何提供咨询关系的人来说,知道在他们社区中像这样专业帮助可获得的可能性,以及转介的程序是非常重要的。

300

专栏 19.2：心理健康急救

过去的十年里一项很重要的进展是基于心理健康急救模型创立的培训材料和实践指南，心理健康急救模型是由澳大利亚的贝蒂·基奇纳和安东尼·约尔(Betty Kitchener & Anthony Jorm)研发的。这项进展的初衷是为普通人提供他们能用来帮助任何处于心理健康危机中个体的概念和技术。这个方法进一步的信息可参见基奇纳和约尔的研究(2009)。类似的协议已经被发展起来为急救服务中心的员工对属于心理急救的事故或灾难做出回应(Uhernik and Husson,2009)。这些项目对于向组织机构介绍和传播咨询理念具有巨大的潜在价值，因为在一个简短的讨论会上向人们介绍心理健康急救是有可能的。在组织机构里已经完成心理咨询技术训练的人们处于一个通过被培训为培训师拥护接受心理健康急救的好位置上。

转 介

本章的最后一部分是将求助者转介给专业服务中心或机构的处理过程。乐于并能够将个体转介给其他助人资源，对任何提供咨询嵌入在其他专业角色的从业者来说，如护士、医生或教师，是一项非常必要的能力。当求助者出现以下情况时，转介的问题就进入了咨询框架中：

- 需要的时间比咨询师所能给予的更多，或者需要更频繁地见面
- 主要希望得到实际的信息和建议，而不是一个"好好谈谈事情"的机会
- 所描述的生活中的问题是咨询师认为超出其工作能力的
- 利用专业机构可能会收获更多，在那里的从业者对个体所描述的问题类型有丰富的知识与经验（换句话说，有一个他们可以去的更好的地方）

- 与咨询师存在一种更重要的关系,这种关系与创造一个安全和保密的咨询空间是不相容的

正如本书所设想的,意识到咨询是一种普通的帮助形式是很重要的,原则上说,生活中许多的问题可以通过不同类型的从业者来解决。与其他形式的帮助相比,咨询的优势在于它是灵活的和易获得的——是与准备好倾听和参与治疗性会谈的个体进行谈话的一件事。然而,有必要认识到目前存在大量的专业和志愿的团体和机构,它们在帮助人们处理特定类型问题上已经发展出专业的知识和技术。对任何咨询师来说,当其他从业者对个体问题的解决有更好的资源时,努力挣扎着帮助个体解决某个问题是没有任何意义的。

对咨询师来说,转介过程中的关键步骤有:(a)知道可获得的替代性资源;(b)与个体讨论去见其他人的可能性;还有(c)进行转介并管理"转移"阶段。上述每一个都是非常敏感的任务。

提供咨询关系的部分准备工作涉及建立个体可能被转介的机构的网络,并保持这个数据库的更新。对任何服务系统或机构来说,有必要了解它们愿意接待的来访者类型、可以提供的服务类型、个体可以如何获得这种服务、谁支付费用以及需等待的时间。与在服务机构工作的某位工作人员取得联系是极其有用的,无论是正式的还是非正式的,由此,如果当需要做转介时,可以在个人的基础上探讨任何细节问题。收集可能被求助者阅读的关于机构的信息也是很有用的;例如传单或者网页的细节。之所以需要这种细节是因为求助者可能处于迫切和有需求的状态中,他们很难容忍模棱两可或者不确定性("我认为 CBT 服务机构应该能帮助你,但是我不确定你是否需要通过你的医师转介"),也由于过长的等待时间、复杂的转介程序、费用(私人开业诊所)或者位置(只设置在大城市里,因此,偏远地区的人无法接触到或者没有能力支付路费),使得专业服务机构有不易接近的趋势。

- 向个体提出建议去考虑另一个可替代性的帮助资源也许是有价值的,这代表着咨询关系中的敏感时刻。几乎可以确定的是,如果咨询师认为到了可能转介有用的程度,那他们将会相当了解

个体并开始和其建立起关系。从求助者的角度来看，已经对咨询师敞开心扉了，那就会很难把一个转介的建议听成拒绝之类的其他意思（"我真的再也不想见到你了"）或者当作个人缺陷的信号（"我一定对她太不理智了……"）。为了将这些反应最小化，咨询师应该尽可能开放地与个体挑明需要转介的缘由，并且留出充足的时间和个体共同协商这个问题，这样是有用的。

到做转介的时候，尽一切可能帮个体为他们将接收到的新形式帮助做好准备是很重要的（"你将发现 CBT 诊所的治疗师将以不同于我的方式工作……比如，他们可能希望你能够完成"家庭作业"，如记日记之类的……"）。让个体清楚传递给新治疗师有关自己的信息也是有必要的——个体也许会假设新的助人者会知道关于自己的所有事情，或者对他们知道所有的事情感到不安。在某些情况下，当个体已经开始与另一个不同的从业者共事时，继续与个体见面一些时间，或者在将来的某个时间里安排与他们见面，以"跟进"他们的进展，也是很有价值的——这些做法也可以帮助减轻任何可能出现的被拒绝的感觉。

转介也许是最容易获得专家专业服务的机会。然而，有许多其他类型的社区资源也许才是真正适合个体的环境。这些包括自助团体和网络、教会团体、教育项目和政治运动团体。社区资源也可以包括那些讲述自己克服困难故事的个体。

> **练习 19.1：评估转介的成功性**
>
> 你将个体转介给专业服务机构的程序是怎样的？ 你如何知道这些被转介的人对转介程序是否满意呢？

✋ 当面质也许是必要之时 ✋

对于任何一个咨询师来说，协作是最根本的立场——当个体尝试解决生活中的问题时，保持与个体统一战线，成为他们的盟友。然而，有时候,站在一个相反的立场,去挑战或面质个体也许是有必要的。有一些情况下,当咨询师体验到继续做求助者的盟友很难,他们为此分心,此时面质就不可避免了。这些情境包括:

- 当个体对咨询师说谎的时候
- 尽管围绕着潜在的问题做了大量的探索,但是个体依然继续参与自我毁灭的行为之时
- 当个体利用咨询去获得额外好处时;比如,一个学生寻求咨询只是为了获得一个便条能让论文的截止日期延期
- 当来访者利用或者威胁咨询师时;比如,将咨询师作为性唤起的对象

303

在上述的每种情境中,和其他可能想象的情况下,咨询空间的完整性将处于危险中,因为如果咨询师不采取一些行动的话,那么他们将无法维持任何程度的真正的自尊。

当挑战或者面质个体时,咨询师做出"我"的陈述并且对自己的判断和感受负责是很重要的。只有在个体已经被以其他方式珍惜或肯定时再使用面质也是很重要的,这样可以避免给人以迫害者印象的可能性。明确哪个确切的行为触发了一种特定反应是有帮助的。比如,使用这样的公式:"当你说/做……时,我感到/认为……",并避免用"归纳性(totalizing)"语句来概括个体的全部:最好将问题或行为从个体的整体中分离出来。当与某个人面质时,要确保接受者已经听明白你说的话,并且明白你要说的重点。注意安全问题也是必要的——单独地在楼房里与一个有暴力历史的人面质显然是不明智的。资深心理治疗师欧文·亚隆(Irvin Yalom,2000)曾写下他的经验法则,只要有可能,就"趁冷打铁"。换句话说,在个体生气或受挫的情况下,或者当个体处于对自己愤怒或生气时,面质可能导致一种情况,就是双方的话都不会被听到,结果就是咨询关系的活力可能受到威胁。

对于希望成为被人喜欢、被视为是有帮助的咨询师来说,面质通常是令人恐惧的经历。因此,对任何咨询师来说,在遇到这种情况时利用咨询和督导是尤为重要的。然而,直率的面质在咨询中是很少见的。

挑战和异意可以被认为是一个良好咨询基石的对话过程的本质部分。另一方面，面质是更强烈的部分。它不是常规咨询操作的一部分，而是阻止咨询空间遭遇危险性破坏的措施。

练习 19. 2：你个人的面质经历

在工作场景中，你自己被权威者面质的经历是什么样的？这样的事件引发了有成效的结论吗？在面质你的过程中，对方做的什么是有建设性的，做的什么又是有毁灭性的？你从这件事中学到了什么让自己对在咨询中使用面质和挑战有所了解？

❧ 小 结 ❧

贯穿本章的一个中心主题是*危机*的理念——咨询中的困境倾向于是那些需要解决危机的情境；要么是求助者生活中的一个危机；要么是个体与咨询师咨询关系中的危机。在对危机进行反应时，重要的是不要假设所经历的紧急困难是个体（或关系）的必然特征。正如詹姆斯和吉利兰（James & Gilliland, 2001：21）描述它的："危机是一种关于事件或情况的知觉，把事件或情况感知为超出个体*即时可用*资源和应对机制的，让人无法忍受的困境。"换句话说，个体或许有能力去利用那些不能即时获得但是能对情况有影响的资源和应对机制。

当关系中的安全空间因任一理由受到威胁时，咨询中的危机时刻，可能会引起一种复杂的混合情绪、思想和行为倾向。在不知道该如何应对时，个体可能表达愤怒和敌意、焦急和害怕，或是悲伤/失落，这取决于情境对他们的意义。个体的想法可能被一种侵犯感所主导，他们可能会提前考虑正在发生的事情可能的后果，或者他们的想法可能会被导向过去，并固着在过去已经发生的并不能恢复或修正的可怕的事情上。就行为而言，个体可能会积极尽力去解决危机事件，他们或许寻求逃避或逃脱事件,或者会被事件钳制住不能动弹,甚至可能参与到徒劳的、自我挫败的和紊乱的行为中去。个体,也可能是咨询师,在咨询的困境中都可能体验到这些模式和反应中的任——种。在这种情况下,对咨询师来说,能利用个体之前预先制定好的原则和策略(准备和培训时),并能利用同事的支持是尤其重要的。

贯穿本章所谈论问题的另一个主题是困境对咨询师的价值观和合作立场的挑战程度。有时当求助者乐意就生活中的问题进行双向会谈时,对咨询师来说一个相对直接的任务就是将个体当作一位平等的搭挡,尊重其力量,相信其自我成长和发展的能力,参与共同决策等等。在关键时刻,比如当个体有自杀倾向时,害怕退缩到无法离开自己的椅子;或者当咨询师告之个体将需要见其他人时,个体把咨询师的这种做法理解为是一种背叛,并对此极为愤怒时,平衡被打破了。在这些时刻,具备指导性是相当有必要的。比如,询问个体关于自杀的计划;或者明确关爱和承诺的限制("我很抱歉,但是我无法提供你需要的时间")。同时,采取掌控和使用权威来维护个体的安全(或者是作为咨询师自身的安全),咨询师应注意到这样的事实,在未来的某个时候,需要重建一个更具合作性的工作方式。

困境并不顺利和容易。它们是艰难的工作甚至很是可怕的。然而,它们提供了将个体和咨询者之间的关系,以及双方的信任更进一步连接的机会。本章中所描述的困境没有一个是不重要的。相反的,他们反映了对人们的真正挑战,有时甚至是生命和死亡的挑战。能够成功地解决这些挑战,即使是混乱而困难的,也能让人们团结在一起并能够学到很多的东西。

305

🐾　**扩展阅读建议**　🐾

创造性地思考和回应心理健康问题的方式在以下文献中有所描述:

Barker, P. and Buchanan-Barker, P. (2005) *The Tidal Model: A Guide for Mental Health Professionals*. London: Brunner-Routledge.

Newnes, C. , Holmes, G. and Dunn, C. (eds) (1999) *This is Madness: A Critical Look at Psychiatry and the Future of Mental Health Service*. Ross-on-Wye: PCCS Books.

Newnes, C. , Holmes, G. and Dunn, C. (eds) (2000) *This is Madness too: A Further Look at Psychiatry and the Future of Mental Health Service*. Ross-on-Wye: PCCS Books.

Romme, M. And Escher, S. (2000) *Making Sense of Voices: A Guide for Mental Health Professionals Working with Voice Hearers*. London: Mind Publications.

危机干预的文献包含了大量关于如何在助人关系中处理困境的智慧和实践知识:

James, R. (2012) *Crisis Intervention Strategies*, 7th edn. Belmont, CA: Wadsworth.

306

第 20 章

考虑文化多样性

"你认为我是苏格兰人有什么差别?"

"你是什么意思?"

"你知道,我抑制感情的方式"。

"我想这会是一个因素"。

"你在开玩笑吗? 你知道这是一个因素"。

"对的,我在开玩笑,我认为它是一个很大的因素"。

简 介

任何一种咨询的基本内容皆是围绕来访者生活最私密方面进行的对话:了解其为什么这样感受;作出重大的人生决定;解决亲密关系中的冲突。任何人解决问题的方法,会不可避免地被他所成长的文化背景中习得的观念和信仰所束缚。此外,一个人所持的关于什么是有用的,或感情伤口怎样才能被治愈的观念,同样来自文化资源。一个咨询的悖论是亲密的、私人问题的讨论同时亦是对跨文化交流可能性的探讨:我能在多大程度上*真正地*理解结婚或生气对这个人的意义?

成为一名能发挥作用的咨询师,培养与来自广泛文化背景的人交往的能力是有必要的。大多数咨询师会遇到能与他们做即时和深度连接的来访者,好像这些人是同一个家族中的成员,或者在同一条街长大的。但是,大部分的来访者和咨询师在某些重要方面是不一样的。本章的目标是，概述咨询师与来自不同文化传统个体的交往方法和做有效咨询的方式。本章涉及两个主要主题：理解文化多样性，在多元文化背景下实用的咨询策略。

307

专栏 20.1：解码咨询文献中讨论文化多样性的方式

在咨询文献中，用来讨论文化多样性这一主题的各种术语，表明可以对这个问题采取不同的立场。一个很少明确使用，但会频繁在咨询书本和文章中出现的概念，是文化普遍主义。这个概念指的是一个假设——就心理过程或咨询干预措施来说，所有的人基本上都是一样的，文化差异可以被忽视。跨文化这个术语被用来指咨询师和来访者被视为代表单一的截然不同的文化背景这一情况（例如：一个"黑人"咨询师和一个"白人"咨询师）。交叉文化这个术语指咨询师承认文化差异，但寻找方法来超越这些因素。与本章中采取的方法呼应最紧密的观点是多元文化，它采用的观点是，在当代社会中，个人身份地位是建立在多元文化差异基础上的。多元文化咨询这个概念与保罗·佩德森（Paul Pedersen，1991）的工作相关，他是在咨询实践中强调文化因素关键作用的领军人物之一。

理解文化多样性

有两种类型的文化多样性需要被咨询师注意到。首先，有一种可以被描述为"世界文化"的影响。这个概念是指广泛的文化群体或传统，例如伊斯兰教、基督教、犹太教和佛教。在实践中，这大类通常是以更具体的民族文化形式表现的，例如天主教的西班牙裔美国人、逊尼派穆斯林、毛利语或苏格兰长老会。有时候，更广泛的类别被使用，例如"亚洲人"或"西方人"。这些文化传统的关键点是，他们是包罗万象、根深蒂固的。他们存在很长时间，并塑造个人的态度和行为方式，被这些传统文化中的成员以理所当然的方式接纳，在某种程度上，这些成员也许没有意识到这些。人们都是出生在一个或多个这样的文化传统中的。

第二种文化多元性是由大量存在于任何主流文化或社会中的亚文化所组成。有一些亚文化,例如社会阶级和性别,相对弥漫但有很大的影响力。有一些其他的亚文化包含大批的人,但同时保持相对清晰的界定。关于这种类型的亚文化例子包括聋人社区、女同性恋、男同性恋、双性恋和变性人(LGBT)亚文化。有局部的、暂时的或小规模的亚文化,例如生态卫士或曼彻斯特联合支持者。最后,强大的文化世界可以通过一些工作和职业产生。例如,对一些人而言,警察和武装部队或微软会员可能是他们文化身份的定义特征。

308

这里关键的是,可能参与咨询互动的文化元素,也许是非常复杂的。因此,不能满足于以一个单独文化群体成员的方式理解每个个体。在当代世界中,当大多数人被要求确认多种文化影响时,存在高水平的社会和地理流动性。个体可能在谢菲尔德区的中产阶级、白人、基督教文化中长大,但是后来他们的生活中整合了同性恋和佛教文化的方面,还阅读日本漫画书。在咨询的不同阶段,任何或所有这些文化的影响都可能是相关的。

练习 20.1:描绘你自己的文化身份

一个鉴别文化身份复杂本质的最好办法就是反思自己生活中的文化影响。拿一大张纸和一些彩笔,花一些时间画下或描绘你自己文化身份的不同元素。一些意见也许会帮助你开展这项任务:

- 尽可能写出很多关于"我是谁?"的答案。
- "家"对你而言意味着什么?在家里,什么地方和什么时候你感觉最自在?
- 你父母或祖父母的文化身份或文化世界是什么?他们的文化现实中哪些方面纳入了你自己的生活?

在团体中实行这个练习是有用的:将你自己的文化身份与其他人的作比较,这是突出你独特的自我意识鉴赏的有价值的手段。

> 一旦你构建和反映了自己的文化身份地图，如果有可能，允许自己花点时间思考这个练习的含义，以一个咨询师的角色，这个练习和一些来访者是怎样以文化概念看待你（或将你归类）有什么联系，以及这类标签的含义可能是什么（例如，它是否会抑制来访者谈论特定的问题?）

文化多样性的基本维度

尽管来访者定位自己的文化传统可能有很多不同，但可以确定文化的一组基本的维度，这些维度似乎能够捕捉大部分的文化变异（Hofstede，2003）。对咨询师来说，学会对这些文化维度敏感是很重要的，这可以作为一种理解特定来访者的文化假设，以及这些假设是如何匹配的，或是与他们自己的信仰和态度冲突的方式。

- *个人主义——集体主义*：在个人主义和集体主义文化的连续轴上文化存在很大不同。个人主义文化强调个人的权利，在这种文化中的人趋向于把自己看成有自主权和独立的个体。相对而言，在集体主义文化中的人把自己看成是一个家庭或社区的一部分。他们倾向于说"我们"而不是"我"，并认为很多重要的人生决定是被决定，而不是由自己决定的。个人主义—集体主义维度在心理咨询中非常重要。大部分成熟的心理咨询模型，例如个人中心疗法和认知行为疗法（CBT）有一种强烈的个人主义倾向，因为它们集中于个体来访者是如何思考或感受的。所以，一些来自这些流派的观念和方法，当用于来自带有集体主义传统的来访者时，或许需要被改编或修正。相反的，集体主义倾向形式的心理咨询，例如家庭疗法，对于有个人主义价值观的人来说或许并不合适。就像任何文化因素一样，把个人主义——集体主义看成一个非此即彼的情况是错误的。成长在强烈的集体主义文化中的人，可能有重要的个人主义倾向或可能性（反之亦然）。用一个文化敏感的方式工作，包括能够描绘出这些文化体系对来访者试图在某个时间点及时解决特定问题的相对影响。

- *平均主义*：在有些文化中，每个人或多或少都是平等的观念被普遍接受，并且原则上，任何人都可以成为总统或首相。这些文化的特征在于非正式的穿着和演讲风格，还有收入分配相对较窄的频带。其他文化的特征在于在权利和权威上可见的和明确的差异。这些差异在日常生活中，由"低"社会阶层或"高"种族群体展现的差异上可以观察到。这一维度更深层次的方面可以在宗教和精神实践中体现。在一些宗教团体中，祭司是和其他的社会成员分开的。在其他团体中，精神指导在圣餐仪式成员中被共享。权力与权威差异的文化维度，通过来访者感到舒服的，或所期望的咨访关系，对咨询产生影响。生活在权利差异小的文化中的来访者趋向于关注合作的工作方式，在这种工作方式中，咨询师是一个促进者而不是"专家"。相反，来自权利差异显著文化的个体时常会期望咨询师起主导作用，并提供方向。

- *理性——精神性*：从历史角度，人类社会是围绕着各种形式的信念来组织的，这些信念认为个体或团体的命运是由神灵或灵性的力量来控制的。也只是相对近期，在阿拉伯和欧洲地中海文化中开始，然后蔓延至整个欧洲甚至更广泛，出现的文化是基于一个主要的理性或科学的世界观。文化差异的理性——精神性维度以两种方式与心理咨询相关。第一，它和人们看待生活中发生事件方式的差异有关。从精神性的角度讲，一个事件可能是"命运"，或"上帝之作"，或是其他人所施加"恶灵"的结果。在这种情况下，个体自己不用为所发生的事情负责。另一方面，从科学或唯物观的角度，个体被视为可以掌控自己的生活，所以应该为发生在身上的任何事情负责。在心理咨询中，理性——科学文化的观点是与鼓励来访者为变化负责的观点一致的。再一方面，同样的观点可能会让人们很难*接受*自己所处的情景。对生活的一种精神性的视角很可能与在整体上理解事件的愿望，以及在生活的广泛背景中

310

讨论问题的愿望有关。然而,一个理性的观点很可能引起仔细分析事件因果关系的欲望。理性——精神性连续轴影响心理咨询的第二种方式是来访者认为和自己相关的解决问题的类型或愈合的形式。一个来自精神性倾向文化的个体,即使他可能想要和咨询师谈论自身的问题,但同时,他也可能使用祈祷、冥想、传统医药或其他精神实践。一个文化上敏感的咨询师会想要承认和鼓励这些行为,并且探索能如何补充咨访关系中的咨询师和来访者所要做的事。

● *性别分化*:目前,性别分化的概念可能是文化差异中有最广泛争议的维度。在多大的程度上,男性和女性是平等且任务相似的,如养孩子、照顾他人、保持组织中的管理角色、战争中的战斗? 如果有差异,这些因素在多大程度上反映了地位和价值上的不平等性? 在日常水平上,性别差异的问题表现在男女外表和着装方式、会面的地点、收入、健康和教育成果上。性别差异也塑造了理解性取向的方法:对男性和女性来说,有同性别的伴侣是可接受的吗? 成为男性或女性意味着什么这一基本问题贯穿在咨询的很多方面。来访者和同性或异性讲话的时候感觉怎样? 来访者如何理解自己在工作和家庭生活中的角色? 来访者在表达特定情绪上的可接受度如何?

● *空间和地点的重要性*:文化差异的最后一个维度体现在人们与所生活的物理环境连接的重要性上。这个维度在主流的心理咨询模型和大多数的咨询培训中基本都被忽略了。总的来说,在现代工业化文化中的人们生活在自然环境被控制的,并且"外部"空间(房间和建筑)基本上是可以互换的城市空间。相反,生活在传统文化中的人会对特定的地方有强烈的投入,就他们社会团体的故事和他们与自然节律的联系上来说,这些地方对他们来说是有意义的。特定地点的重要性可能通过与这些位置相关联的实践或仪式被强调。这些因素对咨询的影响刚刚开始被理解。例如,一些人发现很难相信咨询师,直到他们感觉到自己被正式地欢迎进入咨询空间,可能是通过提供食物或饮品;再或者是赠送礼物。另外,在对敬畏地点的氛围中养育长大的人们不是因为功能失调的思维方式或与他人的关系感觉"不安定",而仅仅是因为他们没有一个可以有归属感的"地方"。

实用的咨询策略:有效应对文化多样性

为了有效地与来自不同文化传统中的来访者工作,咨询师不仅有必要了解文化的组织方式和个人身份中文化因素的作用,还有必要掌握实际的技能来解决真实来访者的问题。以下所列的多元文化心理咨询技巧或能力清单是建立在使用第 5 章介绍的基本咨询技巧的基础之上的。

主动的好奇心

为来自不同文化背景的人提供咨询关系的准备工作涉及主动地培养一种文化好奇心——一种了解文化差异和提问的意愿。采取步骤和求助者讨论潜在的文化差异和误解,将咨询师定位为开放地寻找克服差异影响方法的位置。相比之下,对这些因素保持沉默,要么把解决文化差异问题的责任置于求助者身上(那时他们可能有更紧迫的问题要讨论),或将它驱逐到不可说的,未能说的范围里去(Cardemil and Battle,2003)。在咨询中邀请和发起对文化及种族问题差异的探索,是任何有意提供咨询关系的人的一项关键能力。存在很多咨询师和来访者都意识到了文化差异的咨询情景("我的父母来自印第安,同时她也是英国的中产阶级——她真的能理解我要离家这个问题的两难吗?""我已婚,有三个孩子,我新的来访者刚好作为同性恋出柜了——我完全不知道对他而言进入一个新世界会是什么样的")。在这些时刻,应该由咨询师就这种意识的含义邀请来访者进行讨论("就你讨论的问题而言,我想是不是可能是因为我们来自于不同的文化背景的问题……

312

例如,我没有……方面的直接经验……我想知道你和我说这个对你而言的感觉会是什么……")。这种类型的陈述是*元信息交流*的一种形式,邀请来访者澄清对自己来说什么是最好的。一些来访者比较喜欢与来自不同文化背景的咨询师交谈,因为这提供给他们截然不同的观点,或者是因为他们担心来自自己文化团体的人可能知道,或许会谴责他们,或许不能保密。其他的一些来访者很乐意帮助咨询师达到理解自己文化信仰的满意水平。然而,有一些来访者就是不能跨越咨询师不能"理解这个"的槛,或是傲慢或侵入性地询问他们的文化背景问题的真实或实际的恐惧。这些来访者可能通过看一位已经共享其文化身份,或是已经了解其文化身份的咨询师,而得到最好的服务。

专栏 20. 2:不愿意谈文化差异的实际后果

汤普森和耶奈尔(Thompson & Jenal,1994)还有塔克维尔(Tuckwell,2001)进行了一个研究,研究中,咨询师与来自另一个不同文化背景中的来访者配对。一半的咨询师被要求避免提到来访者——咨询师的文化或种族差异;而另一半的咨询师要求围绕这些因素发起讨论。在这两个研究中发现的结果是,避免谈论显著的文化差异会导致咨询中的来访者产生受挫的情绪,而逐渐变得远离咨询师,并在咨询过程中参加度下降。相反的,在文化敏感的咨询条件下,来访者能够就他们不同的文化背景进行简短的对话,然后继续转移到谈论他们实际的个人问题上。

自我意识

心理咨询的基本技巧之一涉及到对来访者或来访者探索的问题引起的思想、感受和行为倾向的持续的*自我监控*。咨询师的自我监控代表了一个关于来访者内心世界(如果咨询师能够与来访者的情绪状态共情共鸣),以及其他人可能响应来访者的方式("当来访者讲话的时候,如果我觉得脱离了,那么或许其生活中的其他人会对其有同样的反应)的非常宝贵的信息来源。自我监控也使咨询师能确认可能阻止他们充分呈现给来访者的任何个人障碍或未解决的问题。自我监控的这一最后方面对文化多样性情景来说特别的重要。在她关于咨询师与来自不同文化背景下的来访者工作的经验的研究中,塔克韦尔(2001)发现一些咨询师报告了普遍存在的*对他人的恐惧*。在某些情况下,咨询师对在两类人群之间存在混乱的文化或种族关系历史有深刻的理解,并担心这些可能会导致愤怒或排斥的表露。在其他情况中,他们担心不能理解来访者,或者会卷入文化的刻板印象。承认这种恐惧会在自己身上发生对于咨询师与来自不同文化世界的来访者的工作有潜在价值。它是某件重要事件正在发生的一个信号。它可能代表了在工作中对于种族和民族的个人态度发展的一种刺激。在这一刻,它标志着对愿意克服个人焦虑,并让一个真正的对话发生的勇气的呼唤。

利用文化资源

　　一个处理文化多样性最有效的方法是重新定义来访者的文化,不把这些文化看作是问题或障碍,而是把它看作正面的资源。文化资源的概念在第 5 章已经介绍过,是描述一种文化的成员可获得的处理个人问题的多种类型的活动。例如,如果一个欧洲文化背景的中产阶级个体感到抑郁,那么去健身房是激励人心的,会带来一种自我成就感,并且有结识新朋友的功能。对低收入的,有拉丁美洲的文化背景的人来说,健身私人教练和健身房会员可能不能融入他们的文化景观图。但是,去咖啡店或他们可以跳探戈的酒吧可能提供了类似的功能。在心理咨询中利用文化资源,有必要建立对来访者"个人领域"的理解,个人领域是个人在其生活的广泛文化中构建的个人文化世界。保持对人们在过去使用但是现在不再使用的文化资源的好奇心和敏感度是非常重要的。例如,一个人也许去过教堂,或者养过一只狗,再或者曾耕耘一个花园,但是,由于各种原因,放弃了这些宝贵的实践。在叙事治疗中,"回忆"这个概念被用来说明咨询师鼓励来访者重新与过去治愈或帮助过他们的人、空间或活动重新连结的过程。在心理咨询中利用文化资源的一个基本原则是，咨询师不提建议（"我认为通过徒步旅行做更多的运动对你来说是有用的"），因为有可能来访者没有处于学习新事物的良好状态——咨询师的"处方"仅仅只是增加他们的压力。取而代之的是，咨询师尝试去恢复过去对来访者有用的活动和关系。可以被用来邀请来访者利用文化资源的这类问题包括："你的生活中是否有一些事，例如，一些你做的或曾从事过的活动，可能帮助你处理我们讨论过的问题？""在你的生活中是否有人能在这段时间里帮助你？""在你生活中的哪个人不会对你成功克服这个问题而感到吃惊？"

让来自不同背景的人易于获得咨询

一旦来访者参与咨询，一个来访者和咨询师能够讨论问题的咨询"空间"就被建立了，对于咨询师来说，询问来访者文化差异的潜在影响，并且对咨询做相应的修正是可能的。然而，有一些重要的程序发生在咨询空间之外，需要从一个多样性的角度来考虑这种情况。其中一个最显著的因素是提供给来访者的任何书面的信息。例如，说明了咨询如何获得，或咨询如何进行的传单，以及自助阅读材料。这些信息只对能读懂所写语言的来访者有用，或一些有视觉障碍的人可以通过其他方式了解它。语言差异也是一个因素，可能需要翻译者，以及对一个咨询师来说，要知道如何利用翻译者。有很多人需要在特定的物理环境中利用咨询；例如，设有轮椅通道的私人房间。准备提供咨询时的一个基本元素是，不管是一个嵌入式咨询角色或在专业服务中，是预期不同群体的人能够知道咨询获得的方式，以及他们需要什么能参加咨询程序。

这四个领域（主动的好奇心、自我意识、利用文化资源、获得性的关注）代表确保咨询被用一种对文化多样性敏感的方式进行的基本能力。然而，这些策略都是空洞的，除非它们伴随着对人们创造的不同世界的真正的兴趣，以及检验个人的刻板印象和假设的意愿。

专栏 20.3：微攻击性的概念

　　多元文化心理咨询理论和研究的一位领军人物，德洛德·温·苏(Derald Wing Sue)用*微攻击性*这个术语指代"短暂和普通的日常用语、行为或环境轻蔑，无论是有意还是无意的，传达对有色人种的敌意的、贬义或消极的种族歧视和侮辱"(Sue et al.，2007：271)。确定有三种形式的微攻击：微人身侵犯(对少数民族群体成员使用种族主义语言或主动歧视)；微侮辱(例如，向少数民族员工提问"你怎样得到那份工作的？"；还有微无效化(使目标个体的现实无效化，如果个体抱怨遭遇了负面的态度，告诉他是他的反应过激了)。谢尔顿和德尔加多·罗梅罗(Shelton & Delgado Romero，2011)记录了无数在治疗中女同性恋、男同性恋、双性恋和异常来访者体验到的微攻击的例子。这些研究表明，地位较低的文化群体成员在日常的生活中暴露在排外和伤人的反应中，这些反应大部分是不被意识到的。对咨询的意义是，这种互动发生在咨询过程中，并且咨询师也许不会意识到它正在发生。似乎很清楚的一点是，微攻击破坏了富有创造性和相互信任的咨询关系的建立。为了抵消这种趋势，咨询师不仅需要检验自己关于文化问题的态度和知识，也要检验自己与来自不同文化群体中的人互动的微妙方式。

315

316

🐾 小　结 🐾

　　考虑心理咨询中多样性的关键在于*尊重*。当一个咨询师没有对来访者的生活方式和的信仰表示尊重时，想让任何有意义的咨询过程发生都是不可能的。相反，如果咨询师对来访者的世界表现出积极的好奇心，可以通过检验假设以及要求信息和反馈来证实，来访者会收到例如："你很特别""我能从你这里学到东西""我对你看待事物的方式感兴趣"这样的信息。这些信息都是支持合作的，可以帮助来访者培养自尊和一种他们有能力克服问题的感觉。

作为一名咨询师,对文化*始终*感兴趣,而不仅仅是在来访者明显与自己不同时转移到"跨文化模式",这是一个很好的观念。文化信仰和假设总是与生活中问题的形成有关,文化资源总是在这些问题的解决中发挥作用。理所当然地发起对文化因素的讨论,意味着咨询师培养了解决这种问题的自信与能力,并不太可能被"对他人的恐惧"所吓到。

最后,有必要谨记在心的是,存在*贯穿*所有人类的共同人性纽带(我们都是爱与被爱的;我们都有家庭;我们都会感到沮丧……)*并且*人们在理解和安排这些共同经验时存在很大的差异。就像在心理咨询的很多领域一样,技巧就是保持对这些显然不相容的真理的即时洞察。差异的真相意味着,作为一个咨询师,我将始终努力理解你独特的现实。我们共享人性的真相意味着,我相信在某一点上我们将可以相互联结。

🖐 扩展阅读建议 🖐

发展对文化维度理解的一个关键人物是荷兰社会学家格里特·霍思福泰德(Greet Hosftede):

Hofstede, G, (2003) *Culture's Consequences: Comparing Values, Behaviors, Institutions, and Organizations Across Nations*, 2ed edn. Newbury Park, CA: Sage Publications.

对本章中提出的问题的扩展讨论将出现于:

Lago, C. (2006) *Race, Culture and Counselling: The Ongoing Challenge*, 2nd edn. Maidenhead: Open University Press.

Lago, C. (ed.) (2011) *The Handbook of Transcultural Counseling and Psychotherapy*. Maidenhead: Open University Press.

Lago, C. and Smith, B. (2010) *Anti-Discriminatory Practice in Counseling and Psychotherapy*, 2nd edn. London: Sage Publications.

第 21 章

综合运用：运用督导和咨询做好工作

我能花几分钟谈下唐纳德吗？他是一个老人。六个月来我每两周和他见一次面。常规工作——药物治疗、处理问题、做测验。他从没谈过这一切对他意味着什么。大量的家庭支持。上周，一切都毫无保留地说了出来。什么？是的，当然——*什么* 被毫无保留地说了出来？我认为主要的还是关于死亡的，他在某种层面上有所了解，但在另一层面上并不。但眼下最主要的就是让他的孩子们知道他对他们的感受。在为时不晚时说出他想说的一切。他感觉自己正越来越累，并不愿面对任何事了。他再也不是一个情绪化的人了。不管怎样，他有了在自己的生日派对上做个演讲的想法。我们聊了一些他可能会说的内容。他认为他们会把它录下来。抱歉—这将一切又都带了回来。一度他说了一些类似于"这一切变得如此的糟糕我可能会伤害自己"的话。是的，我问了他关于伤害他自己的事。他说他绝不会真的那么做。我相信他。你认为呢？下次我见他时再回来谈这一点有价值吗？什么？这为我带来了什么？你想让我从哪儿开始呢？

简　　介

在前几章中，我们讨论了咨询技巧的很多维度。为了探索这些不同的维度，有必要将它们——分开并轮流做检验。然而，在实践中，当真正地和某人畅谈问题的工作过程中，就需要将咨询技巧所有这些不同的方面完美地结合起来。总的来说,将咨询技巧的不同方面整合起来最好的方法——就像任何其他技巧一样——就是去应用这些技术。每次咨询师与个体进入助人关系都是一个学习的机会,并为建立实践知识的储备库作出贡献。然而,在从初步学习心理咨询到初步实践这个阶段,一些特定的问题将会出现。这些问题包括:发展一种与它可能被嵌入的其他职业角色相一致的咨询方法;有目的性地使用咨询和督导;发展有个人风格的个体工具箱或方法集;参与持续的职业发展;应对工作的压力;利用研究和调查。

318

嵌入在其他专业角色中的 心理咨询:整合知识

　　一个近年来在社会科学领域中出现的,并被叙事治疗师加以开发的有用概念就是*知识*的观念。相对于将"知识"看做是概念与信息的单一整合体,包含着一个固定不变的真理,认为将它认识为不同群体的人对任何话题都有他们自身独特的"知识"是更合适的。"知识"这一概念揭示对同一个对象或话题可以有很多不同的"真理",反映出多样的立场与视角。叙事治疗师采用术语"局内人知识"(insider knowledge)进一步发展了这个概念,局内人知识对比分析了"专家"或者"客观"知识与人们对于某一对象的一手经验的个人知识。例如,尽管教科书能够提供丰富的关于抑郁的专家知识,但这也许不符合在他们生活中已了解的抑郁之人所持有的"局内人知识"。叙事治疗师认为问题往往被专业助人者将"专家知识"加于他们之上,而并不认真对待他们个人的"局内人知识"的趋势所严重化。很容易就这么做,因为专家知识从基于研究和图书馆书架上的书本中获得权威性,而局内人知识只能通过个体声音宣布权威性,或者也许是一群服务对象一起大声说出的权威性。

　　知识的概念对任何涉及在另一个职业角色背景下提供心理咨询的

人来说有很大的相关,比如一个护士暂停了对伤口的护理,允许患者畅谈毁容对他的生活方式影响的感受;或者一个老师花时间去探究一个小学生对欺凌行为反应的选择。在任何这样的情况下,提供咨询帮助的人需要考虑三种不同形式的局内人知识:

- 咨询师知识
- 护士或教师的专业知识
- 个人知识

这三方面来源的局内人知识只提到了发生在咨询师意识里的东西——另外,咨询师还要承认求助者的局内人知识。

319

知识不可避免是复杂的,是包含了想法、概念、记忆与实践等的网络。为了强调知识之间潜在的张力,将一种"知识"视作是包含了*如何去理解*一些事和*怎么去做*它们的说明书是有用的。比如说,在之前的例子中的护士,照料着一个表示想要谈论自己感受的,脸部有毁容性伤口的患者,护士可能会随时觉察到一系列潜在的冲突反应:

- 咨询师反应:"我怎么能创造一个安全地探索这个问题的空间呢?""他足够相信我向我坦白他的感受。""我们有多少时间呢?""这里谈话够隐秘吗?"
- 护士的反应:"这会是他正在接受的药物的副作用吗?""他抑郁了吗?""我应该考虑精神科转介吗?""我目前没有时间处理这个。"
- 个人回应:"如果这发生在我身上我肯定会觉得很糟糕。""如果我处在他的情况下,我肯定只想哭了。""我不能处理这个——这太沉重了。"

这里的每一种反应都是基于一种不同类型的局内人知识。对任何涉及在另一个工作角色中提供嵌入式咨询的人来说,最大的一个挑战是发展策略承认和利用*所有*可获得的知识。作为一个穿制服的护士,忙于更换患者伤口的包扎,直接进入咨询师的身份而忽略护士——患者的关系是不可能的。与此同时,一个没有咨询师个人体验的咨询会谈将面临分离和疏远的风险。

对"嵌入式"咨询师建设性地处理知识冲突的挑战方式的研究或著作很少。一种最显著的策略就是*排序*（sequencing），将不同的知识轮流运用。比如，那个护理伤口的护士可以进入一段咨询谈话，结束谈话，然后询问副作用和抑郁的其他可能症状。相较之下，许多在公共服务职业工作的人，比如教育和教学，他们可能具有敏感性和咨询技巧，发现改变他们职业的主要知识立场是不可能的，并倾向于抑制他们对来访者、服务对象或患者的情感需要的意识。

一些从业者选择通过谨慎地整合咨询"邀请"到他们的日常实践中，建立与他们工作的来访者咨询的机会。用这种方式，从业者就可以设置咨询的场景，而不是处于一个被要求对咨询需求做出回应，但是此时很难做到的立场上。比如，一位老师可以让学生知道她每周有一对一咨询的固定时间；或者一个社区护士去患者家中访问时，一旦护理任务完成，可以试着与每位患者在常规活动的基础上安排一次茶歇和谈话。

320

练习 21.1：反思你自己的个人和专业知识

你所拥有的，可能对心理咨询有潜在价值的个人和专业知识领域有哪些？你如何把这些知识整合到你与来访者的咨询角色中去？你觉得自己已充分利用了这些知识源了吗？你会做什么来更坚定地认可这些知识源？

❦ 使用督导、咨询和支持 ❦

英国咨询行业的一项特别的成就是它对一项关键原则的坚持，即任何涉及咨询角色的个体必须从一个不是他直属管理者的、有经验的同事那里接受定期督导。这一原则反应了和另一个人进行对于生活困境的一对一的咨询任务会出现的一系列挑战，而这些挑战是不能被独自有效解决的。在一次咨询中会发生许多事，知道总有人会像一块回音壁似的回答诸如"我漏了点什么吗？""我还可以做一些其他什么来帮助他人？""我怎么理解我正在听的这个复杂而混乱的故事？"的问题是非常宝贵的。督导也是一个可以探索工作对个人影响的地方，且咨询者可以得到支持并发展自我关爱的策略。不可避免的是，某些个体寻求咨询帮助的故事会触发咨询师的记忆和情绪，使其想起自己生活中类似的经历。另外，前来咨询的某些人的情绪和关系需要和模式会招致咨询师无意识的相互回应，这可能是没有帮助的。举个例子，一个人通过与他人争吵来解决两人的困境，这强化了个体"我必需靠自己解决每件事，因为没有人能懂我"的定位，他们谈论担忧时的方式可能会微妙地激怒咨询师，并在咨询结束时留下强烈的残余情绪。督导为探索这一情绪提供了一个地方："每次欧尼告诉我他的问题时发生了什么让我觉得很生气？"

　　督导与直属管理的分离是很重要的，因为直属管理督导的焦点往往是和个人在组织目标上的表现有关，而咨询督导的焦点是更加具有探索性、支持性和个人化的。有效的咨询督导要求咨询师应该对承认可能的错误和暴露个人的脆弱感到自在——和一个可能和你继续续约或推荐你升职的人一起做这件事就很难。管理督导与咨询督导之间有明显的重叠——例如，如果他们发现受督导者未能有效地工作，咨询督导者必须能交流他们的担忧，并让它们起作用——但是总的来说，将这些角色分离被证实是最有用的。

321

　　督导的组织方法有很多不同的方式。许多担任咨询师角色的人与他们的督导者安排每月碰面一次，每次90分钟，在紧急情况下可以通过电话或电子邮件咨询。一些咨询师成立一个小组和一位督导者会面，通常每月会见更长的时间，或有更多次数，以保证每个成员都有充分的个人时间。另一些咨询师在一个朋辈督导小组里会面，而有些人属于网络咨询，他们能在网络上拜访其他成员寻求咨询支持。合格的咨询师会在职业行为准则里工作，职业行为准则明确指出了需要督导的次数、督导师的资质和经验水平。目前，对在其他工作角色背景下提供咨询的从业者来说,这类的指导方针还不存在。这种情况会导致这类咨询师在让他们的管理者同意分配出专门的督导时间,或支付督导费用上存在困难。

当安排督导时,认识到不同的咨询师有不同的督导需求是很重要的。正如人们有不同的学习风格和应对策略,他们也有参与督导的不同方式(见 Weaks ,2002)。督导风格或咨询师的需求可能会随着他们生涯的发展而变化;例如,当他们变得更有经验,或面对不同的来访者群体时。

专栏 21. 1:督导时发生了什么

正如咨询师创造了一个求助者可以探索和解决一系列不同类型的生活中问题的空间一样,督导师给咨询师提供了一个类似的空间。咨询师工作中许多方面的问题可以在督导中被有效解决。霍金斯和舒赫特(Hawkins & Shohet,2000)发明了一个在行业内被广泛运用的督导模型。他们认为督导有三个基本的功能:教育、支持和管理。督导的教育维度与如更好地理解来访者,和探索解决来访者问题的方法的这类目的有关。支持维度指的是意识到求助者的情绪和需要如何对助人者产生影响这一任务,并避免职业倦怠。管理维度是指确保能维持最高水平的关爱与服务。霍金斯和舒赫特观察到,这三种功能可以通过反思七个必要的显著领域得到探索:

1. 求助者所说的内容

2. 咨询师所使用的策略、干预与方法

3. 咨询师与求助者之间的关系

4. 咨询师对求助者的个人反应

5. 咨询师与督导师之间的关系

6. 督导师对于咨询师的个人反应

7. 咨询的组织背景与社会背景

督导中第五和第六方面的相关(在督导过程中发生的事情),在于被我们所知为"平行加工"现象的重要性——把在咨询关系中出现的问题在督导关系中重新演绎出来。一个"平行加工"的例子可能是，求助者发现很难开口讲述他们的问题，然后相应的，咨询师在督导过程中描述案例时也会模糊或犹豫。

大多数的督导通过谈话实现——讨论咨询师正在做的工作。然而，就像在咨询中一样，督导可以通过很多不同的方法得以促进。例如，拉哈(Lahad,2000)描述了在个体和团体督导背景中表达性艺术技术的使用。

有效督导的基石是督导师与被督导者之间良好的工作关系的建立。对督导的研究证据显示，咨询师的督导经验呈现出非常明显的两极化(Wheeler and Richards)。一些咨询师找到一个能与之建立坚固的、富有成效的、支持性的合作关系的督导师，并且他们永远不愿意与督导师分开。另一些督导师——被督导者的关系看起来几乎是进入一种螺旋向下的状态，咨询师不愿和督导师分享任何困难或脆弱的迹象，而督导师对咨询师变得越来越苛刻。对咨询师来说，这种经历会造成很大的伤害，因为鉴于更有经验的督导师的权威，以及倾向于接受他们的批评可能是有道理的趋势，可能要花一些时间才能决定从这样的关系中退出。劳顿和费尔瑟姆的书中(Lawton & Feltham,2000)包含了一个对侮辱性的或没有帮助的督导所涉及的因素有用的分析。尽管大部分有经验的咨询从业者能对他们的同事提供令人满意的督导或咨询，近年来，已经开办了大量的督导培训的课程，这对让将要成为督导师的人意识到这一角色的复杂性，以及建立恰当的督导协议涉及的问题是极为有价值的(Page and Wosket,2001)。

当构建一个督导或咨询系统时，以多样性和有选择性的方式建立是很有用的。理想的来说，经过一段时间后，任何担任咨询师角色的人都应该能与不同的督导师合作，并获得不同模式的督导和支持的经验（例如，个体、团体、面对面、网络督导）。督导和咨询支持也需要放在一个持续专业发展和学习的更广阔的背景下看待，在这样的背景下，从

323

业者将他们自己视为*反思性的实践者*（reflective practitioners）。对实践的反思应该是与实践为一体的一种活动，通过下列形式实现：充分思考不同的行为方式、写个人学习日志、记笔记和参加培训课程。当正式督导能引发自我督导时，正式的督导所发挥的作用最大：最好的督导师是个体能在自己的头脑中进行一个对话，并对一个即时的困境产生富有成效的答案。认识到发展一个有效的督导网络会有巨大的组织障碍也是很重要的。特别在一个忙碌的机构中，如健康中心，在这个机构中咨询并不是提供给来访者的主要东西，而是嵌入在其他从业者的活动之中的，很容易说，这里"没有时间"做督导，或者说督导是一种"在这里我们支付不起的奢侈品"。在其他的组织机构中，也许会有一种责怪的文化，或是过于官僚的方式，以至于很难达到真诚的督导关系。霍金和舒赫特（2000）提供了一个对督导组织障碍的精彩讨论，并对督导为一个学习性组织的创立所做贡献的方式提出一系列的建议。

专栏 21. 2: 运作中的督导: 一个案例

斯蒂芬·佩奇和瓦尔·沃斯科特（Steve Page & Val Wosket，2001）提出督导的周期性模型，特别关注"反思性空间"的创造，在其中被督导者可以探索工作中出现的困境，也特别关注在实践中应用督导洞察力这个关键性任务。佩奇和沃斯科特（2001）认为，督导工作可以被分为五个阶段：

*阶段 1: 建立契约。*咨询师和督导师协商此类事务，如基本准则、界限、义务、相互的期望和他们关系的本质。

*阶段 2: 商定一个聚焦点。*确认要探索的问题，与特定的问题相关的咨询师的目的和优先级。

*阶段 3: 创造一个空间。*进入对焦点问题的反思、探索、理解和洞察的过程。

*阶段 4: "桥梁"——在督导和实践之间建立联系。*巩固、设定目标和计划行为以便于决定学到的东西如何被运用到咨询领域。

　　*阶段5：回顾和评价。*督导师和咨询师评估他们所做工作的有用性，并进入一个重新制定契约的阶段。

　　佩奇和沃斯科特（2001）强调这一系列阶段是周期性循环的，在每个循环完成之后会导致咨询师——督导师关系的增强，并以协商一个新的契约作为结束。下面的例子表明了这些阶段是如何在实践中展开的：

　　海伦（Helen）是药物和酒精服务中心的一个社会工作者，为司法系统转介的来访者提供心理咨询。戴维（Pave）是她的督导。她带入督导的来访者是安娜（Anna）。安娜32岁，单身，在一家商业制造公司的实验室有一份高薪高素质的工作。安娜在关系的形成上有问题，在社交场合会感到焦虑。她喝很多酒，并有过两次自杀尝试（三年前），最终都被送到急救室。在她童年时期，妈妈是个酗酒者，爸爸经常离开家出差。她来咨询已经有三个月了。

- *建立契约。*海伦要求将督导的大部分时间用来谈论她和安娜的工作。她说自己感到被困住了，不知道咨询该往什么方向走。戴维同意了，但表示想要确定有一些时间更新海伦其他案件的情况。

- *商定一个聚焦点。*戴维询问海伦想特别看看与安娜工作的哪部分。海伦说她想先处理的是理解为什么对安娜来说在咨询中开口这么难。

- *反思咨询中的内容。*戴维请海伦描述在咨询中发生了什么，特别是最近的一次咨询。海伦概述了一个模式，就是安娜几乎每天发邮件给她说她感到有多糟糕，但是咨询时就坐在那里不开口说话，有很长时间的沉默。

- *对咨询师使用的技术和策略的探讨。*戴维："当她不说话时你做了什么？你做了什么来鼓励她说话呢？"海伦："最初，我会让沉默一直出现，但是那样太难受了。"戴维："这样谁是很不舒服的？"海伦："我。安娜看上去对此还好。我开始做的就是提醒她我们之前已经谈论过的内容,并询问更多的信息。尽管,这么做没什么太大的影响力。我还能做什么呢?"

● *探索咨询关系*。海伦描述关系为"亲密但是不一致"。她说安娜经常告诉她咨询有多么的重要,以及她是多么的有帮助。海伦说她真的很关心安娜。戴维问海伦,她对安娜共情的怎么样?"我想我一直是共情的,但是很难说。我不知道我进入了多少她的世界。我想我可能问她太多的问题了,而不是提供共情反映。"

● *咨询师对来访者的感受*。戴维请海伦多说一些她对安娜的感受——她能不能接受安娜就是这样的,在她的感受上她有多一致。海伦回答说和安娜在一起她感到很受挫——很难接受犹豫不决和想要慢慢来的那部分的安娜。

● *督导师的反移情*。戴维说起他第一次作为来访者时,告诉他的咨询师自己的感受有多么难的往事。这帮助海伦得到了一些关于海伦发生了什么事情的视角。

● *督导师和被督导者之间此时此刻发生了什么*。戴维和海伦都同意他对安娜案例的讨论看起来不同于他们曾有的其他督导会谈。好像这里有个平行过程发生,海伦看起来不愿意交谈,并一直期望戴维有答案并指导她怎么做。

● *"桥梁"——在督导和实践之间建立联系*。讨论完这些问题,海伦承认她更能理解与安娜工作中的受挫感和被困感来自于自己处理事情的风格。然后,他们两个人得以探索对于安娜的沉默,海伦可以采取不同方法的所有选择。他们一致认为,对海伦来说,更多地处理安娜此时此刻中正发生的事情,或在安娜很难开口的时刻他们的关系中正在发生的事情,可能是一种有用的策略。

● *回顾和评估*。在对督导进行总结时,他们一致同意在下次的督导会面时,回顾和安娜的工作可能是有帮助的。

练习 21. 2：回顾你的督导和咨询安排

你有什么机会谈论你的咨询工作，是和一个正式有契约的督导者，或是通过和同事的咨询？这些安排的满意度怎么样？就先前章节列出的督导理念而言，你接受到的督导的积极方面有什么，分歧在哪里？你可以做什么来改善这一情况？

🐾 收集方法"工具箱" 🐾

心理咨询方法（怎样去实现目标）的重要性在本书中一直被高度强调。也许，在开始向求助者提供咨询时，任何从业者所依赖的方法都是很有限的——一些在培训中获得，而另一些是基于个人的生活经验。在整个生涯过程中，持续专业发展的一个有趣的方面在于获得新方法的意识和能力。可能本书的一个关键信息在于咨询师可以做很多很多对个体有帮助的事情。心理学家和心理治疗师已经设计了很多方法，从艺术、商业、教育、体育和很多其他领域引申出来的方法。积累"咨询客体"的集合也是有价值的——纽扣、石头、浮木、玩具——可以有助于情绪和生活状况的描述。收集与来访者工作的群体有关的隐喻、图像和故事似乎也是有用的。

326

练习 21. 3：你的工具箱里有什么？

在你现在的咨询"工具箱"里有什么点子和方法？在接下来的两年里，你想要给你的工具范围增加什么项目？

🐾 避免职业倦怠(burnout) 🐾

心理咨询的实践是有压力的。有几个因素看起来与咨询师的压力特别有关：

- 通常，咨询师在潜在需求（例如，求助者的人数）显著大于可用于满足需求的资源的机构中工作，因此，就会有很长时间工作或寻找空间去见个体的压力。

- 很多时候，咨询要么看起来对求助者几乎没什么积极影响，要么就是确实有用的益处对咨询师进行了隐藏（例如，在一次有用的咨询之后，个体也许会决定不再需要回去看咨询师了，结果就使咨询者永远不知道他好转的消息）。

- 一些进行咨询的人有非常痛苦和凄惨的故事要讲，或者活在极度伤痛的情绪状态中——暴露在这些现实中将不可避免地会对咨询师产生巨大的影响。

- 大多数咨询是在一对一的基础上进行的，在保密性的情况下——相较于团队工作可行的其他职业，咨询会造成咨询师被孤立、缺乏社会支持和一种被暴露的感觉（"我对于这个人发生的事有责任"）。

327　　　这里每种压力源的强度和相关重要性将取决于咨询进行的环境。例如，在处理被虐女性机构工作的个体会规律性地暴露在高水平的痛苦情绪中，但通常能从同事们那儿取得强烈的集体支持。相反地，在忙碌的医院病房工作的护士也许很少遇到虐待的故事，但可能会体验到很大的工作负担、时间压力，并且缺乏从同事那儿获得情绪的支持。

　　　在从事咨询工作的人中，有两种主要形式的压力看起来很流行。第一种可以被称作"职业倦怠"（Leiter and Marslach，2005；Marslach and Leiter，1997）。职业倦怠理论是由心理学家克里斯汀·马萨兰奇（Christina Marslach）提出来的，用来说明"公共服务"或者助人职业对从事这类工作的个体的影响。马萨兰奇认为，人们是带着帮助他人的激情进入这些行业的。随着时间流逝，老是为别人"付出"的情绪结果会导致助人的激情"被耗尽"。这就好像人们的精力和动机已经被用尽了。职业怠倦的主要症状是：情绪耗竭感；有一种以超然的方式对待来访者的趋势，将他们视作"客体"或"个案"而不是人；和一种深深的幻灭或缺乏个人成就感（"这完全是在浪费时间……我已经做这个工作10年了，什么都没改变……"）。因此，一个职业倦怠的咨询师是仅仅只做这些行为，并没有真正融入与他们一起工作的对象。这种状态也对其私人生活和维持亲密关系的能力有严重的消极影响。倦怠是一种一天天、一周周逐渐积累起来的压力，当人们照顾他人而没有照顾好自己的时候。

发生在那些提供咨询关系的人中的第二种形式的压力被描述为*二次创伤*（secondary traumatization）。这种类型的反应发生在当咨询师与受过创伤的人工作时（Morrissette，2004）。当一个人经历了可怕的事件，比如拷打、自然灾害、战争之类的，一系列的心理后果可能产生。事件的一些感觉画面常常太过恐怖以至于它们不能被轻易地融入个体的记忆中。事件的影像持续被侵入性地再体验，当个体的认知加工挣扎着把所发生的事情整合到他们对世界的现存的理解中时，事件的影像就被封锁或被回避。对于咨询者来说，这意味着，当个体确实在咨询中开始谈论这些可怕的经历、影像和再体验，以及恐惧的水平时，这些东西太过强烈以至于咨询师就是原始事件的目击者一样。咨询师可能发现自己不能把个体说的话语，或他们的故事，赶出脑外。另一个发生的过程源自于乔诺夫——布曼（Janoff-Bulman）所称的"粉碎假设"（shattered assumptions）。当一个人经历了一些本"不应该发生"的事件时，他对相信这个世界是安全的，人们都是友善的这种基本假设被粉碎了。与这些人工作的咨询师面临着必须克服求助者的基本缺乏信任的问题，并且也许会发现这个人的故事，转而也粉碎了或威胁了自己对世界是安全和美好的假设。因此，咨询中的风险之一，就是产生二次创伤的危险，这可以表现为对人信任的缺乏，回忆残酷和毁灭的画面，并会对一切潜在的威胁保持普遍的过度警戒。

尽管对咨询中的压力源和咨询师的应对方式已经有大量的研究，但这些研究的发现却是相互矛盾的，并很难解释清楚，也很难达到普遍认同的程度。看起来似乎咨询师的压力过程经常是微妙的、隐秘的。对咨询感兴趣的，并乐意为他人提供咨询的人，通常把自己视为有良好

328

的自我认识水平和处理压力的能力的人。大部分时候也许这是真的，并导致大多数咨询者都能有效的自我照顾。然而，这也许也会导致为了维持有能力的表面现象，不愿承认困难和脆弱。有许多针对咨询师隐藏倦怠的方法。比如，对服务对象采用分离、远离的方法，变得专注于"专业化"；或远离一线工作而专注于督导、培训和行政工作。很大比例的咨询师发现他们到了一个不能继续工作的点，并经历个人危机、生病、休假和重新评估自己职业生涯中的个人目标。有时，这些从业者会从他们的危机中学到很多，并在回来时变得更强大，更有弹性。

针对咨询中压力的研究主要聚焦于全职专业咨询师和心理治疗师的经验。现在尚没有对咨询角色嵌入在其他工作角色中的人的压力和职业倦怠的研究。总的来说，嵌入式咨询发生的职业——护理、教育、社会工作和其他行业都是高压力的职业。在这些角色中，回应来访者和患者的咨询需求可能将所有压力水平上升到了另一个等级。另一方面，在这些领域内，至少某些从业者将他们角色中的咨询维度视作为工作提供某种意义和平衡，因此，把咨询作为某种能缓解其他压力的东西。

在这一章节中讨论的压力和职业倦怠主要针对它们对咨询师的影响。意识到咨询师的压力对求助者也有影响也是很必要的。与一个职业倦怠的咨询师在一起是不会让人满意的。急诊室里的一名疲倦的护士也许还可以较为可信地记录血压值并给予肌肉注射。而相反的，一个疲倦的咨询师只能最低限度地保持对关系的开放。

练习 21. 4: 描绘你的支持系统

拿一张大一些的纸（A3 或者更大），画下你工作时依赖的支持系统的地图。在纸的中间画一个你自己的标志或图画。然后在这幅画或标志旁画上代表所有支持你学习和创造性的工作的事物和人的图画、标志、图表或词语。这些可能是你工作路上的人行道、你读的书、同事、会面、朋友等等。呈现你与这些支持物联系的本质。它们是近的还是远的？这种联系是强烈且常规的，还是薄弱，

328

或疏离的？它们像下方的基石一样支持着你，或是像气球一样把你带离？这些只是建议，允许你找到自己绘画支持系统的方式。

当你对最初图画满意时，用一种完全不同的颜色画一幅代表阻碍你充分使用这些支持的图画。可能是对被这些支持批判的恐惧；或这些支持的阻碍物；或这些支持相对不能获得。可能是你自身的阻碍；可能是支持物的阻碍；或者是组织机构的阻碍。画下任何你感到会阻止你得到需要支持的东西。

当你做好了这些之后，选一个人来分享你的图画。当你和对方分享图画时，他应该首先对整个画面做出回应。这幅画带来了什么印象？然后能问你以下这些问题：

- 这是你想要的支持类型吗？
- 这是够了吗？什么类型的支持缺失了？要得到这类支持你需要做什么？
- 什么支持对你来说是非常正向的，到了你必须确定你要培养和维持它的程度？
- 哪个阻碍是你需要做一些改变来减轻的？

然后，就你可以如何改进你的支持系统，你的同伴可以鼓励你提出一些特定的行动计划。一个行动计划应该包括你打算接下来做什么；你打算怎么做；你打算什么时候，在什么地方去做；以及和谁一起做。

👏 咨询师的个人治疗 👏

在整个生涯过程中，大多数专业职业心理咨询师和心理治疗师会经历一个或多个治疗片段。对治疗从业者来说，成为一个来访者的经历常被作为"个人治疗"提及。一般人去看治疗师（咨询师或心理治疗师）是因为他们想要处理困扰自己的生活中的问题，而咨询师去看治疗师不仅仅是为了处理困境,还带着要学习咨询的附加目标。成为一个来访者是了解心理咨询过程是如何起作用(和不起作用)的最好的一种方法。坐在来访者的椅子上,可以查看咨询师在做什么。也可以监控个体对咨询师所说与所做的回应,可以在咨询中,和在咨询之后的几天或几周里。吉勒等人(Geller et al. ,2005)编辑和校正的一本包含了对个人治疗在从业者发展中作用的彻底分析的书。它同样也包含了一些非常有趣的可读性很强的章节,是由知名的治疗师描述他们自己接受治疗的个人经历。此书这一部分的一位贡献者是卡拉拉·希尔,在心理咨询技术和心理咨询研究领域的领军人物。

练习 21.5: 反思你使用的个人治疗

花几分钟反思一下成为治疗中的来访者对你意味着什么,和你从中学到了什么。具体来说: 个人治疗对你向来访者提供有效的咨询关系做出了什么贡献? 在团体中进行这个练习,并分享经验是十分有用的。

❊ 利用研究和调查 ❊

在现代工业化社会中,以高水平的社会和科技变化为特点的时代,很少有职业是在"手艺"基础上进行实践的,通过应用在学徒期获得一生的知识和技术。相反的,存在一种预期,认为新的知识和信息将会通过研究不断地产生,并且有能力的从业者将通过"了解研究信息"持续性地更新他们的方法。基于实践研究的领域可以被视作是一个连续体。一端是巨大的、由基于大学的全职研究者进行的理论驱动或者政策驱动的研究。也有一些由从业者进行的小型研究。在连续体的这端,关心的是知识的生成,研究是一种个人积极参与的活动,是复杂问题解决的一种形式。在连续体的另一端,研究是一个被消费的产品。

详细的研究报告可以在研究期刊中读到。粗略些的报告可以在专业期刊中找到。领会了的研究知识出现在课本中。

在咨询界中，大部分的从业者承认对研究不是非常感兴趣已经成了一种趋势。研究的产物被视作是枯燥的、难懂的、无关的和太过于抽象化或理论化（Morrow-Bradley and Elliott，1986）。咨询从业者报告说，通过与同事和督导师的咨询，参加基于技术的工作坊，和从来访者那里学习，他们的工作得到的信息更多、更新、更快，比通过阅读研究报告或做研究要好。咨询中研究——实践的"隔阂"深度对来自高度基于研究的职业是令人惊讶的，如护理和医学，在这些职业中了解研究信息是工作生活的常规部分。然而，在心里牢记这一点很重要，即相对于大量的健康研究，对于咨询的研究是要少的多。另外，许多药物干预可以被划分为独立的组成部分（比如一种药、一个特定的治疗程序），这意味着进行产出的结果可以被"应用"在日常实践中的研究要容易的多。一个咨询研究中产生的知识可以直接被运用在实践中是非常少见的。

存在一系列不同的研究方法可以被用来审视在嵌入式情境中使用咨询技巧的过程和结果。利用研究和调查是一种从实践中退离，并参与到建设性和批判性反思中去的一个宝贵的方式。这也是一种学习其他地方的同事发展出来的观念和方法的好方式——这让个体与最好的实践保持一致成为可能。

330

331

🐾 小　结 🐾

本章讨论了大量的对很多读者来说很显而易见的主题——这些都是没什么新意的内容，培训和督导在专业工作中很重要，或发展出应对压力和避免职业倦怠的策略是个不错的主意。这一章试图去做的是将这些良好实践的基本真理置于一个咨询的背景下——有时候，对他人的困境敞开心扉的人的确有独特的培训和支持的需要。对不仅在本章中，且是在整本书中讨论的这个问题，也许有两个首要的观念可以提供一个有用的概述。第一个是*技术*（craftsman）*的*观念。一个优秀的咨询者,不管其工作的背景是高端的私人诊所还是市中心繁忙的健康诊所的一个角落,他是担任工艺师的角色。工作的满意度来源于最大程度利用可获得的材料,并生产出被顾客和同行认可的成品。技术的本质是对手头任务的注意,随着时间推移对技术的逐步深化,和对顺利做好工作的自豪感。另一个重要的概念就是*智谋*。纵观整本书,这个观点已经被强调过了,人们遭遇到生活中的问题是因为他们缺乏解决生活中的困难的资源。人们寻求帮助是因为他们的资源不足以应对所处的情境。同样的分析也可应用于咨询师的角色。事实上,每个人都能称为一小撮人的合格的咨询师——那些人的问题和关于改变的假设和从业者的助人资源最为匹配。然而,从长远看来,想要给各种不同人提供咨询的人需要扩大自身助人资源的全部技能。希望这本书代表一个去往智谋的邀请函,一扇通往思考和尝试我们文化中存在的多种的咨

333　询资源的大门。

☙　扩展阅读建议　☙

一本多方面探索"做好工作"的令人着迷的书:

Skovholt, T. M and Jennings, L. (2004) *Master Therapist: Exploring Expertise in Therapy and Counseling*. New York: Allyn and Bacon.

尽管这本书是基于对专业心理治疗师的访谈,而不是基于对咨询嵌入在其他角色中的从业者的访谈,但这本书包含了大量可在嵌入式咨询中运用的东西。

关于这项研究的一个简短的报告可以下面找到:

Jennings, L. and Skovholt, T. M. (1999) The Cognitive, Emotional and relational characteristics of master therapists, *Journal of Counseling Psychology*，48：3-11.

Rothschild，B.（2006）*Help for the Helper: The Psychophysiology of Compassion*，*Fatigue and Vicarious Trauma*. New York：W. W. Norton.

Skovholt，T. S.（2008）*The Resilient Practitioner: Burnout Prevention and Self-care Strategies for Counselors*，*Therapists*，*Teachers*，*and Health Professionals*，2nd edn. New York：Allyn & Bacon.

"知识"可以影响专业实践的很多方法在以下书中被探讨了：

White，C. and Hales，J.（eds）（1997）*The Personal is the Professional: Therapists Reflect on their Families*，*Lives and Work*. Adelaide：Dulwich Centre Publication. 334

参 考 文 献

Adamsen, L. (2002) From victim to agent: the clinical and social significance of self-help group participation for people with life-threatening diseases, *Scandinavian Journal of Caring Sciences*, 16: 224–31.

Aldridge, S. and Rigby, S. (eds) (2001) *Counselling Skills in Context*. London: Hodder & Stoughton.

Allan, H. (2001) A 'good enough' nurse: supporting patients in a fertility unit, *Nursing Inquiry*, 8: 51–60.

Allan, H. (2007) Experiences of infertility: liminality and the role of the fertility clinic, *Nursing Inquiry*, 14: 132–9.

Ambady, N., Koo, J., Rosenthal, R. and Winograd, C.H. (2002) Physical therapists' nonverbal communication predicts geriatric patients' health outcomes, *Psychology and Aging*, 17: 443–52.

Angus, L.E. and Rennie, D.L. (1988) Therapist participation in metaphor generation: collaborative and noncollaborative styles, *Psychotherapy*, 25: 552–60.

Angus, L.E. and Rennie, D.L. (1989) Envisioning the representational world: the client's experience of metaphoric expressiveness in psychotherapy, *Psychotherapy*, 26: 373–9.

Argyle, M. and Kendon, A. (1967) The experimental analysis of social performance. In L. Berkowitz (ed.) *Advances in Experimental Social Psychology*, Vol. 3. New York: Academic Press.

Baker, R. (2003) *Understanding Panic Attacks and Overcoming Fear*. London: Lion Hudson.

Baker, S.B., Daniels, T.G. and Greeley, A.T. (1990) Systematic training of graduate level counselors: narrative and meta-analytic reviews of three programmes, *Counseling Psychologist*, 18: 355–421.

Barker, C. and Pistrang, N. (2002) Psychotherapy and social support: integrating research on psychological helping, *Clinical Psychology Review*, 22: 361–79.

Barker, M., Vossler, A. and Langbridge, D. (eds) (2010) *Understanding Counselling*. London: Sage Publications.

Barker, P. and Buchanan-Barker, P. (2005) *The Tidal Model: A Guide for Mental Health Professionals*. London: Brunner-Routledge.

Barkham, M. (1989) Brief prescriptive therapy in two-plus-one sessions: initial cases from the clinic, *Behavioural Psychotherapy*, 17: 161–75.

Barkham, M. and Shapiro, D.A. (1989) Towards resolving the problem of waiting lists: psychotherapy in two-plus-one sessions, *Clinical Psychology Forum*, 23: 15–18.

Barkham, M. and Shapiro, D.A. (1990) Exploratory therapy in two-plus-one sessions: a research model for studying the process of change. In G. Lietaer, J. Rombauts and R. Van Balen (eds) *Client-centered and Experiential Psychotherapy in the Nineties*. Leuven: Leuven University Press.

Barrett-Lennard, G. (1993) The phases and focus of empathy, *British Journal of Medical Psychology*, 66: 3–14.

Barrett-Lennard, G.T. (1981) The empathy cycle – refinement of a nuclear concept, *Journal of Counseling Psychology*, 28: 91–100.

Barrett-Lennard, G.T. (1998) *Carl Rogers' Helping System: Journey and Substance*. London: Sage Publications.

Bauman, Z. (2004) *Wasted Lives: Modernity and its Outcasts*. London: Polity Press.

Bedi, R.P., Davis, M.D. and Williams, M. (2005) Critical incidents in the formation of the therapeutic alliance from the client's perspective, *Psychotherapy: Theory, Research, Practice, Training*, 41: 311–23.

Bennett-Levy, G., Butler, M., Fennell, M., Hackmann, A., Mueller, M. and Westbrook, D. (eds) (2004) *Oxford Guide to Behavioural Experiments in Cognitive Therapy*. Oxford: Oxford University Press.

Berne, E. (1964) *Games People Play: The Psychology of Human Relationships*. Harmondsworth: Penguin.

Boal, A. (1979) *Theatre of the Oppressed*. London: Pluto Press.

Boal, A. (1995) *The Rainbow of Desire*. London: Routledge.

Bobevski, I., Holgate, A.M. and McLellan, J. (1997) Characteristics of effective telephone counselling skills, *British Journal of Guidance and Counselling*, 25: 239–49.

Bohart, A.C. (2000) The client is the most important common factor: clients' self-healing capacities and psychotherapy, *Journal of Psychotherapy Integration*, 10: 127–48.

Bohart, A.C. (2006) The active client. In J.C. Norcross, L.E. Beutler and R.F. Levant (eds) *Evidence-based Practices in Mental Health: Debate and Dialogue on the Fundamental Questions*. Washington, DC: American Psychological Association.

Bohart, A.C. and Tallman, K. (1996) The active client: therapy as self-help, *Journal of Humanistic Psychology*, 3: 7–30.

Bohart, A.C. and Tallman, K. (1999) *How Clients Make Therapy Work: The Process of Active Self-healing*. Washington, DC: American Psychological Association.

Bolger, E. (1999) Grounded theory analysis of emotional pain, *Psychotherapy Research*, 9: 342–62.

Bolwand, L., Cockburn, J., Cawson, J., Andreson, H.C., Moorehead, S. and Kenny, M. (2003) Counselling interventions to address the psychological consequences of screening mammography: a randomised trial, *Patient Education and Counseling*, 49: 189–98.

Bond, T. (1989) Towards defining the role of counselling skills, *Counselling*, 69: 24–6.

Bond, T. (2000) *Standards and Ethics for Counselling in Action*, 2nd edn. London: Sage Publications.

Boukydis, K.M. (1984) Changes: peer counselling supportive communities as a model for community mental health. In D. Larson (ed.) *Teaching Psychological Skills: Models for Giving Psychology Away*. Monterey, CA: Brooks/Cole.

Bower, P., Richards, D. and Lovell, K. (2001) The clinical and cost-effectiveness of self-help treatments for anxiety and depressive disorders in primary care: a systematic review, *British Journal of General Practice*, 51: 838–45.

Boyle, J., Kernohan, G.W. and Rush, W. (2009) 'When you are tired or terrified your voice slips back into its old first place': the role of feelings in community mental health practice with forensic patients, *Journal of Social Work Practice*, 23: 291–313.

Brammer, L. (1990) Teaching personal problem solving to adults, *Journal of Cognitive Psychotherapy*, 4: 267–79.

Branch, W.T and Malik, T.K. (1993) Using 'windows of opportunities' in brief interviews to understand patients' concerns, *Journal of the American Medical Association*, 269: 1667–8.

British Association for Counselling and Psychotherapy (2001) *Ethical Framework for Good Practice in Counselling and Psychotherapy*. Rugby: BACP.

Brown, L.S. (2005) Feminist therapy with therapists: egalitarian and more. In J.D. Geller, J.C. Norcross and D.E. Orlinsky (eds) *The Psychotherapist's own Psychotherapy: Patient and Clinician Perspectives*. New York: Oxford University Press.

Bryant, R.A. and Harvey, A.G. (2000) Telephone crisis intervention skills: a simulated caller paradigm, *Crisis*, 21: 90–94.

Buckroyd, J. (2011) *Understanding Your Eating*. Maidenhead: Open University Press.

Bunting, M. (2004) *Willing Slaves: How the Overwork Culture is Ruling our Lives*. London: HarperCollins.

Burns, G.W. (2005) *101 Healing Stories for Kids and Teens: Using Metaphors in Therapy*. New York: Wiley.

Burns, G.W. (ed.) (2007) *Healing with Stories: Your Casebook Collection for Using Therapeutic Metaphors*. New York: Wiley.

Burns, G.W. (ed.) (2010) *Happiness, Healing, Enhancement: Your Casebook Collection for Applying Positive Psychology in Therapy*. New York: Wiley.

Bylund, C.L. and Makoul, G. (2002) Empathic communication and gender in the physician–patient encounter, *Patient Education and Counseling*, 48: 207–16.

Bylund, C.L. and Makoul, G. (2005) Examining empathy in medical encounters: an observational study using the empathic communication coding system, *Health Communication*, 18: 123–40.

Cameron, D. (2004) Communication culture: issues for health and social care. In M. Robb, S. Barrett, C. Komaromy and A. Rogers (eds) *Communication, Relationships and Care: A Reader*. London: Routledge.

Campbell, H.S., Phaneuf, M.R. and Deane, K. (2004) Cancer peer support programs – do they work? *Patient Education and Counseling*, 55: 3–15.

Cardemil, E.V. and Battle, C.L. (2003) Guess who's coming to therapy? Getting comfortable with conversations about race and ethnicity in psychotherapy, *Professional Psychology: Research and Practice*, 34: 278–86.

Carkhuff, R.R. (1969a) *Helping and Human Relations, Vol. 1: Selection and Training*. New York: Holt, Rinehart & Winston.

Carkhuff, R.R. (1969b) *Helping and Human Relations, Vol. 2: Practice and Research*. New York: Holt, Rinehart & Winston.

Carrell, S.E. (2001) *The Therapist's Toolbox*. Thousand Oaks, CA: Sage Publications.

Carroll, M. (1996) *Workplace Counselling: A Systematic Appoach to Employee Care*. London: Sage Publications.

Carroll, M. and Walton, M. (eds) (1997) *Handbook of Counselling in Organisations*. London: Sage Publications.

Cash, R.W. (1984) The human resources development model. In D. Larson (ed.) *Teaching Psychological Skills: Models for Giving Psychology Away*. Monterey, CA: Brooks/Cole.

Coles, A. (2003) *Counselling in the Workplace*. Maidenhead: Open University Press.

Connolly, M., Perryman, J., McKenna, Y., Orford, J., Thomson, L., Shuttleworth, J. and Cocksedge, S. (2010) SAGE and THYME: a model for training health and social care professionals in patient-focussed support, *Patient Education and Counseling*, 79: 87–93.

Cooper, M. and McLeod, J. (2010) *Pluralistic Counselling and Psychotherapy*. London: Sage Publications.

Corey, G., Corey, M. and Callanan, P. (2007) *Issues and Ethics in the Helping Professions*, 7th edn. Pacific Grove, CA: Brooks/Cole.

Cornell, A.W. (1996) *The Power of Focusing: Finding your Inner Voice*. New York: New Harbinger Publications.

Cowen, E.L. (1982) Help is where you find it: four informal helping groups, *American Psychologist*, 37: 385–95.

Cowen, E.L., Gesten, E.L., Boike, M., Norton, P., Wilson, A.B. and DeStefano, M.A. (1979) Hairdressers as caregivers: a descriptive profile of interpersonal help-giving involvements, *American Journal of Community Psychology*, 7: 633–48.

Cowie, H. and Wallace, P. (2000) *Peer Support in Action: From Bystanding to Standing By*. London: Sage Publications.

Crandall, R. and Allen, R. (1981) The organisational context of helping relationships. In T. A. Wills (ed.) *Basic Processes in Helping Relationships*. New York: Academic Press.

D'Zurilla, T.J. and Nezu, A.M. (1982) Social problem solving in adults. In P.C. Kendall (ed.) *Advances in Cognitive-behavioral Research and Therapy*. New York: Academic Press.

Davies, L., Krane, J., Collings, S. and Wexler, S. (2007) Developing mothering narratives in child protection practice, *Journal of Social Work Practice*, 21: 23–34.

Davison, K.P., Pennebaker, J.W. and Dickerson, S.S. (2000) Who talks? The social psychology of illness support groups, *American Psychologist*, 55: 205–17.

De Board, R. (2007) *Counselling for Toads: A Psychological Adventure*. London: Routledge.

Degner, J., Henriksen, A. and Oscarsson, L. (2010) Investing in a formal relationship: support persons' view of treatment involvement regarding young persons in residential care, *Qualitative Social Work*, 9: 321–42.

den Boer, P.C.A.M., Wiersma, D., Russo, S. and van den Bosch, R.J. (2005) Paraprofessionals for anxiety and depressive disorders, *Cochrane Database of Systematic Reviews*, Issue 2, Art. No.: CD004688. DOI: 10.1002/14651858.CD004688.pub2.

Dickson, W.J. and Roethlisberger, F.J. (1966) *Counseling in an Organization: A Sequel to the Hawthorne Researches*. Boston, MA: Graduate School of Business Administration, Harvard University.

Doherty, N., Steffan, B. and Guyler, M. (2008) *The Essential Guide to Workplace Mediation and Conflict Resolution: Rebuilding Working Relationships*. London: Kogan Page.

Drewery, W. (2007) Restorative practices in schools: far-reaching implications. In G. Maxwell and J.H. Liu (eds) *Restorative Justice and Practices in New Zealand: Towards a Restorative Society.* Wellington: Institute of Policy Studies, Victoria University of Wellington.

Duncan, B.L., Miller, S.D. and Sparks, J. (2004) *The Heroic Client: A Revolutionary Way to Improve Effectiveness through Client-directed, Outcome-informed Therapy,* 2nd edn. San Francisco, CA: Jossey-Bass.

Duncan, B.L., Miller, S.D., Wampold, B.E. and Hubble, M.A (eds) (2009) *The Heart and Soul of Change: Delivering What Works in Therapy,* 2nd edn. Washington, D.C.: American Psychological Association.

Earle, S., Bartholomew, C. and Komaromy, C. (eds) (2008a) *Making Sense of Death, Dying and Bereavement: An Anthology.* London: Sage Publications.

Earle, S., Komaromy, C. and Bartholomew, C. (eds) (2008b) *Death and Dying: A Reader.* London: Sage Publications.

Easton, S. and van Laar, D. (1995) Experiences of lecturers helping distressed students in higher education, *British Journal of Guidance and Counselling,* 23: 173–8.

Egan, G. (1984) Skilled helping: a problem-management framework for helping and helper training. In D. Larson (ed.) *Teaching Psychological Skills: Models for Giving Psychology Away.* Monterey, CA: Brooks/Cole.

Egan, G. (2004) *The Skilled Helper: A Problem Management and Opportunity Development Approach to Helping,* 8th edn. Belmont, CA: Wadsworth.

Eide, H., Frankel, R., Haaversen, C., Vaupel, K., Graugard, P. and Finset, A. (2004) Listening for feelings: identifying and coding empathic and potential empathic opportunities in medical dialogues, *Patient Education and Counseling,* 54: 291–7.

Ellis, A. (1962) *Reason and Emotion in Psychotherapy.* New York: Lyle Stuart.

Engebretson, J. (2000) Caring presence: a case study, *International Journal for Human Caring,* 4: 211–23.

Eyrich-Garg, K.M. (2008) Strategies for engaging adolescent girls at an emergency shelter in a therapeutic relationship: recommendations from the girls themselves. *Journal of Social Work Practice,* 22: 375–88.

Fairburn, C.G. (1995) *Overcoming Binge Eating.* New York: Guilford Press.

Feltham, C. (1995) *What is Counselling?* London: Sage Publications.

Feltham, C. (ed.) (1999) *The Counselling Relationship.* London: Sage Publications.

Fennell, M. (1999) *Overcoming Low Self-esteem: A Self-help Guide Using Cognitive-behavioural Techniques.* London: Constable & Robinson.

Fineman, S. (1993) Organizations as emotional arenas. In S. Fineman (ed.) *Emotion in Organization.* London: Sage Publications.

Firestone, R.W. (1997a) *Combating Destructive Thought Processes: Voice Therapy and Separation Theory.* Thousand Oaks, CA: Sage Publications.

Firestone, R.W. (1997b) *Suicide and the Inner Voice: Risk Assessment, Treatment, and Case.* Thousand Oaks, CA: Sage Publications.

Fluckiger, C., Wueste, G., Zinbarg, R.E. and Wampold, B.E. (2010) *Resource Activation: Using Clients' own Strengths and Counseling.* Cambridge, MA: Hogrefe & Huber.

Frank, A. (1995) *The Wounded Storyteller: Body, Illness, and Ethics.* Chicago, IL: The University of Chicago Press.

Frank, A. (1998) Just listening: narrative and deep illness, *Families, Systems and Health,* 16: 197–212.

Frank, A. (2000) Illness and autobiographical work: dialogue as narrative destabilization, *Qualitative Sociology,* 23: 135–56.

Gabriel, L. (2005) *Speaking the Unspeakable: The Ethics of Dual Relationships in Counselling and Psychotherapy.* London: Routledge.

Gabriel, L. and Casemore, R. (2009) *Relational Ethics in Practice: Narratives from Counselling and Psychotherapy.* London: Routledge.

Gallacher, T.J., Hartung, P.J. and Gregory Jr., S.W. (2001) Assessment of a measure of relational communication for doctor–patient interaction, *Patient Education and Counseling,* 45: 211–18.

Gambrill, E. (1984) Social skills training. In D. Larson (ed.) *Teaching Psychological Skills: Models for Giving Psychology Away*. Monterey, CA: Brooks/Cole.

Geller, J.D., Norcross, J.C. and Orlinsky, D.E. (2005) *The Psychotherapist's own Psychotherapy: Patient and Clinician Perspectives*. New York: Oxford University Press.

Gendlin, E.T. (1984a) The politics of giving therapy away: listening and focusing. In D. Larson (ed.) *Teaching Psychological Skills: Models for Giving Psychology Away*. Monterey, CA: Brooks/Cole.

Gendlin, E.T. (1984b) The client's client: the edge of awareness. In R.F. Levant and J.M. Shlien (eds) *Client-centered Therapy and the Person-centered Approach: New Directions in Theory, Research and Practice*. New York: Praeger.

Gendlin, E.T. (1996) *Focusing-oriented Psychotherapy: A Manual of the Experiential Method*. New York: Guilford Press.

Gendlin, E.T. (2003) *Focusing: How to Open Up your Deeper Feelings and Intuition*. New York: Rider.

Gergen, K.J. (1990) Therapeutic professions and the diffusion of deficit, *The Journal of Mind and Behavior*, 11: 353–68.

Giddens, A. (1991) *Modernity and Self-identity: Self and Society in the Late Modern Age*. Cambridge: Polity Press.

Gilbert, P. and Irons, C. (2005) Focused therapies and compassionate mind training for shame and self-attacking. In P. Gilbert (ed.) *Compassion: Conceptualisations, Research and Use in Psychotherapy*. London: Routledge.

Glowa, P.T., Frasier, P.Y. and Newton, W.P. (2002) Increasing physician comfort level in screening and counseling patients for intimate partner violence: hands-on practice, *Patient Education and Counseling*, 46: 213–20.

Goldberg, C. (2000) Basic Emotional Communication (BEC) for intimate relating: guidelines for dialogue, *Journal of Contemporary Psychotherapy*, 30: 61–70.

Goldberg, M.C. (1998) *The Art of the Question: A Guide to Short-term Question-centered Therapy*. New York: Wiley.

Goleman, D. (2005) *Emotional Intelligence*. New York: Bantam Books.

Goodman, G. (1984) SASHAtapes: expanding options for help-intended communication. In D. Larson (ed.) *Teaching Psychological Skills: Models for Giving Psychology Away*. Monterey, CA: Brooks/Cole.

Goodman, J., Schlossberg, N.K. and Anderson, M. (2006) *Counseling Adults in Transition: Linking Practice with Theory*, 3rd edn. New York: Springer.

Gordon, K.M. and Toukmanian, S.G. (2002) Is *how* it is said important? The association between quality of therapist response and client processing, *Counselling and Psychotherapy Research*, 2: 88–98.

Gordon, T. (1984) Three decades of democratising relationships through training. In D. Larson (ed.) *Teaching Psychological Skills: Models for Giving Psychology Away*. Monterey, CA: Brooks/Cole.

Goss, S. and Antony, K. (eds) (2003) *Technology in Counselling and Psychotherapy: A Practitioner's Guide*. London: Palgrave Macmillan.

Grant, A., Mills, J., Mulhern, R. and Short, N. (2004) *Cognitive Behavioural Therapy in Mental Health Care*. London: Sage Publications.

Grayson, A., Miller, H. and Clarke, D. (1998) Identifying barriers to help-seeking: a qualitative analysis of students' preparedness to seek help from tutors, *British Journal of Guidance and Counselling*, 26: 237–54.

Greenberg, L.S. (1992) Task analysis: identifying components of intrapersonal conflict resolution. In S.G. Toukmanian and D.L. Rennie (eds) *Psychotherapy Process Research: Paradigmatic and Narrative Approaches*. Thousand Oaks, CA: Sage Publications.

Greenberg, L.S. (2001) *Emotion-focused Therapy: Coaching Clients to Work Through their Feelings*. Washington, DC: American Psychological Association.

Greenberg, L.S. and Geller, S. (2001) Congruence and therapeutic presence. In G Wyatt (ed.) *Rogers' Therapeutic Conditions: Evolution, Theory and Practice, Vol. 1: Congruence*. Ross-on-Wye: PCCS Books.

Greenberg, L.S., Rice, L.N. and Elliott, R. (1993) *Facilitating Emotional Change: The Moment-by-moment Process*. New York: Guilford Press.

Greenberger, D. and Padesky, C.A. (1995) *Mind Over Mood: Change How you Feel by Changing the Way you Think*. New York: Guilford Press.

Greenhalgh, T. and Hurwitz, B. (eds) (1998) *Narrative-based Medicine – Dialogue and Discourse in Clinical Practice*. London: BMJ Publications.

Grohol, J.M. (2004) *The Insider's Guide to Mental Health Resources Online*, 2nd edn. New York: Guilford Press.

Guerney Jr., B.G. (1984) Relationship enhancement therapy and training. In D. Larson (ed.) *Teaching Psychological Skills: Models for Giving Psychology Away*. Monterey, CA: Brooks/Cole.

Gulbrandsen, P., Krupat, E., Benth, J.S., Garratt, A., Safran, D.G., Finset, A. and Frankel, R. (2008) 'Four Habits' goes abroad: report from a pilot study in Norway, *Patient Education and Counseling*, 72: 388–93.

Hadfield, S. and Hasson, G. (2010) *How to be Assertive in any Situation*. London: Prentice Hall.

Haldeman, D.C. (2010) Reflections of a gay male psychotherapist, *Psychotherapy: Theory, Research, Practice, Training*, 47: 177–85.

Hall, B. and Gabor, P. (2004) Peer suicide prevention in a prison, *Crisis*, 25: 19–26.

Hall, E., Hall, C., Stradling, P. and Young, D. (2006) *Guided Imagery: Creative Interventions in Counselling and Psychotherapy*. London: Sage Publications.

Hall R.C. and Platt D.E. (1999) Suicide risk assessment: a review of risk factors for suicide in 100 patients who made severe suicide attempts, *Psychosomatics*, 40: 18–27.

Hart, N. (1996) The role of tutor in a college of higher education – a comparison of skills used by personal tutors and by student counsellors when working with students in distress, *British Journal of Guidance and Counselling*, 24: 83–96.

Harting, P., van Assema, P., van der Molen, H., Ambersen, T. and de Vries, N.K. (2004) Quality assessment of health counselling: performance of health advisors in cardiovascular prevention, *Patient Education and Counseling*, 54: 107–18.

Hawkins, P. and Shohet, R. (2000) *Supervision in the Helping Professions*, 2nd edn. Maidenhead: Open University Press.

Hecker, L.L. and Deacon, S.A. (eds) (2006) *The Therapist's Notebook: Homework, Handouts, and Activities for Use in Psychotherapy*. New York: Routledge.

Hecker, L.L. and Sori, C.F. (eds) (2007) *The Therapist's Notebook, Volume 2: More Homework, Handouts, and Activities for Use in Psychotherapy*. New York: Routledge.

Heron, J. (2001) *Helping the Client: A Creative Practical Guide*, 5th edn. London: Sage Publications.

Hill, C.E. (ed.) (2001) *Helping Skills: The Empirical Foundation*. Washington, DC: American Psychological Association.

Hill, C.E. (2004) *Helping Skills: Facilitating Exploration, Insight and Action*. 2nd edn. Washington, DC: American Psychological Association.

Hill, C.E. and Kellems, I.S. (2002) Development and use of the Helping Skills Measure to assess client perceptions of the effects of training and of helping skills in session evaluation, *Journal of Counseling Psychology*, 49: 264–72.

Hill, C.E. and Lent, R.W. (2006) A narrative and meta-analytic review of helping skills training: time to revive a dormant area of inquiry, *Psychotherapy: Theory, Research, Practice, Training*, 43: 154–72.

Hochschild, A. (1983) *The Managed Heart: The Commercialization of Human Feeling*. Berkeley, CA: University of California Press.

Hockey, J., Katz, J. and Small, N. (eds) (2001) *Grief, Mourning and Death Ritual*. Maidenhead: Open University Press.

Hofstede, G. (2003) *Culture's Consequences: Comparing Values, Behaviors, Institutions, and Organizations across Nations*, 2nd edn. Thousand Oaks, CA: Sage Publications.

Hofstede, G.J., Pedersen, P.B. and Hofstede, G. (2002) *Exploring Culture: Exercises, Stories and Synthetic Cultures*. Yarmouth, ME: Intercultural Press.

Holland, J. (2008) How schools can support children who experience loss and death, *British Journal of Guidance and Counselling*, 36: 411–24.

Hollin, C.R. and Trower, P. (eds) (1986) *Handbook of Social Skills Training. Vols. 1 and 2: Applications Across the Life Span; Clinical Applications and New Directions.* New York: Pergamon Press.

Holmes, J. (1999a) Narrative, attachment and the therapeutic process. In C. Mace (ed.) *Heart and Soul: The Therapeutic Face of Philosophy.* London: Routledge.

Holmes, J. (1999b) The relationship in psychodynamic counselling. In C. Feltham (ed.) *Understanding the Counselling Relationship.* London: Sage Publications.

Holmes, J. (2000) Attachment theory and psychoanalysis: a *rapprochement, British Journal of Psychotherapy,* 17: 157–72.

Holmes, J. (2001) *The Search for the Secure Base: Attachment, Psychoanalysis, and Narrative.* London: Routledge.

Honos-Webb, L. and Stiles, W.B. (1998) Reformulation of assimilation analysis in terms of voices, *Psychotherapy,* 35: 23–33.

Hopson, B. (1989) Life transitions and crises. In N. Niven (ed.) *Health Psychology.* Edinburgh: Churchill Livingstone.

Hopson, B. and Adams, J. (1976) Towards an understanding: defining some boundaries of transition dynamics. In J. Adams, J. Hayes and B. Hopson (eds) *Transition: Understanding and Managing Personal Change.* London: Martin Robertson.

Hunter, M. and Struve, J. (1998) *The Ethical Use of Touch in Psychotherapy.* Thousand Oaks, CA: Sage Publications.

Illich, I. (2001) *Medical Nemesis: The Expropriation of Health,* rev. edn. London: Marion Boyars.

Imber-Black, E. and Roberts, J. (1992) *Rituals for our Times: Celebrating Healing and Changing our Lives and Relationships.* New York: HarperCollins.

Ingham, C. (2000) *Panic Attacks: What they Are, Why they Happen and What you Can Do about them.* Glasgow: HarperCollins.

Ivey, A.E. and Galvin, M. (1984) Microcounseling: a metamodel for counselling, therapy, business and medical interviews. In D. Larson (ed.) *Teaching Psychological Skills: Models for Giving Psychology Away.* Monterey, CA: Brooks/Cole.

Ivey, A.E. and Matthews, M.J. (1984) A meta-model for structuring the clinical interview, *Journal of Counseling and Development,* 83: 237–43.

Ivey, A.E., Ivey, M.B. and Zalaquett, C.P. (2010) *Intentional Interviewing and Counseling: Facilitating Client Development in a Multicultural Society,* 7th edn. Belmont, CA: Brooks/Cole.

Jacobs, M. (2005) *The Presenting Past,* 3rd edn. Maidenhead: Open University Press.

James, R. (2012) *Crisis Intervention Strategies,* 7th edn. Belmont, CA: Wadsworth.

James, R. and Gilliland, B. (2001) *Crisis Intervention Strategies,* 4th edn. Belmont, CA: Wadsworth.

Jamison, K.R. (1999) *Night Falls Fast: Understanding Suicide.* New York: Vintage.

Jampel, J.B. (2010) When hearing clients work with a deaf therapist, *Psychotherapy: Theory, Research, Practice, Training,* 47: 144–50.

Jangland, E., Gunningberg, L. and Carlsson, M. (2009) Patients' and relatives' complaints about encounters and communication in health care: evidence for quality improvement, *Patient Education and Counseling,* 75: 199–204.

Jansen, J., van Weert, J.C.M., de Groot, J., van Dulmen, S., Heeren, J. and Bensing, J.M. (2010) Emotional and informational patient cues: the impact of nurses' responses on recall, *Patient Education and Counseling,* 79: 218–24.

Janssen, A.L. and MacLeod, R.D. (2010) What can people approaching death teach us about how to care? *Patient Education and Counseling,* 81: 251–6.

Jeffers, S. (2007) *Feel the Fear and Do it Anyway: How to Turn your Fear and Indecision into Confidence and Action,* rev. edn. New York: Vermilion.

Jenkins, A. (2006) Shame, realisation and restitution: the ethics of restorative practice, *Australia and New Zealand Journal of Family Therapy,* 27: 153–62.

Jenkins, P. (2007) *Counselling, Psychotherapy and the Law,* 2nd edn. London: Sage Publications.

Jennings, L. and Skovholt, T.M. (1999) The cognitive, emotional and relational characteristics of master therapists, *Journal of Counseling Psychology,* 48: 3–11.

Jennings, L., Sovereign, A., Bottoroff, N., Mussell, M.P. and Vye, C. (2005) Nine ethical values of master therapists, *Journal of Mental Health Counseling*, 27: 32–47.

Jevne, R.F. (1987) Creating stillpoints: beyond a rational approach to counselling cancer patients, *Journal of Psychosocial Oncology*, 5: 1–15.

Jevne, R.F., Nekolaichuk, C.L. and Williamson, F.H.A. (1998) A model for counselling cancer patients, *Canadian Journal of Counselling*, 32: 213–29.

Johnson, B. (2008) Teacher–student relationships which promote resilience at school: a micro-level analysis of students' views, *British Journal of Guidance and Counselling*, 36: 385–98.

Joseph, D.I. (2000) The practical art of suicide assessment: a guide for mental health professionals and substance abuse counselors, *Journal of Clinical Psychiatry*, 61(9): 683–4.

Josselson, R. (1996) *The Space Between Us: Exploring the Dimensions of Human Relationships*. Thousand Oaks, CA: Sage Publications.

Kagan, N. (1984) Interpersonal Process Recall: basic methods and recent research. In D. Larson (ed.) *Teaching Psychological Skills: Models for Giving Psychology Away*. Monterey, CA: Brooks/Cole.

Karp, M., Holmes, P. and Taubon, K.B. (eds) (1998) *The Handbook of Psychodrama*. London: Routledge.

Katz, J. (2001) Supporting bereaved children at school. In J. Hockey, J. Katz and N. Small (eds) *Grief, Mourning and Death Ritual*. Maidenhead: Open University Press.

Kenny, D.T. (2004) Constructions of chronic pain in doctor–patient relationships: bridging the communication chasm, *Patient Education and Counseling*, 52: 297–305.

Kettunen, T., Poskiparta, M. and Karhila, P. (2003) Speech practices that facilitate patient participation in health counselling – a way to empowerment? *Health Educational Journal*, 62: 326–40.

King, A. (2001) *Demystifying the Counseling Process: A Self-help Handbook for Counselors*. Needham Heights, MA: Allyn & Bacon

Kinman, C.J. and Finck, P. (2004) Response-able practice: a language of gifts in the institutions of health care. In T. Strong and D. Pare (eds) *Furthering Talk: Advances in the Discursive Therapies*. New York: Kluwer.

Kitchener, B. and Jorm, A. (2009) *Mental Health First Aid Manual*. Melbourne, VIC: University of Melbourne Orygen Research Centre.

Kitchener, K.S. (1984) Intuition, critical evaluation and ethical principles: the foundation for ethical decisions in counseling psychology, *Counseling Psychologist*, 12: 43–55.

Kleinman, A. (1988) *The Illness Narratives: Suffering, Healing and the Human Condition*. New York: Basic Books.

Kopp, R.R. and Craw, M.J. (1998) Metaphoric language, metaphoric cognition, and cognitive therapy, *Psychotherapy*, 35: 306–11.

L'Abate, L. (2004) *A Guide to Self-help Workbooks for Mental Health Clinicians and Researchers*. New York: Haworth.

Lago, C. (2006) *Race, Culture and Counselling: The Ongoing Challenge*, 2nd edn. Maidenhead: Open University Press.

Lago, C. (ed.) (2011) *The Handbook of Transcultural Counselling and Psychotherapy*. Maidenhead: Open University Press.

Lago, C. and Macmillan, M. (eds) (2000) *Experiences in Relatedness: Groupwork and the Person-centred Approach*. Hay-on-Wye: PCCS Books.

Lago, C. and Smith, B. (2010) *Anti-discriminatory Practice in Counselling and Psychotherapy*, 2nd edn. London: Sage Publications.

Lahad, M. (2000) *Creative Supervision: The Use of Expressive Arts Methods in Supervision and Self-supervision*. London: Jessica Kingsley.

Lakoff, G. and Johnson, M. (1980) *Metaphors we Live By*. Chicago, IL: University of Chicago Press.

Lakoff, G. and Johnson, M. (1999) *Philosophy in the Flesh: The Embodied Mind and its Challenge to Western Thought*. New York: Basic Books.

Larson, D. (ed.) (1984) *Teaching Psychological Skills: Models for Giving Psychology Away*. Monterey, CA; Brooks/Cole.

Larson, E.B. and Yao, X. (2005) Clinical empathy as emotional labor in the patient–physician relationship, *Journal of the American Medical Association*, 293: 1100–6.

Lawton, B. and Feltham, C. (eds) (2000) *Taking Supervision Forward: Enquiries and Trends in Counselling and Psychotherapy*. London: Sage Publications.

Lazarus, A.A. and Zur, O. (eds) (2002) *Dual Relationships in Psychotherapy*. New York: Springer.

Le Surf, A. and Lynch, G. (1999) Exploring young people's perceptions relevant to counselling: a qualitative study, *British Journal of Guidance and Counselling*, 27: 231–44.

Leahy, R.L. (2003) *Cognitive Therapy Techniques: A Practitioner's Guide*. New York: Guilford Press.

Leiper, R. (2004) *The Psychodynamic Approach to Therapeutic Change*. London: Sage Publications.

Lendrum, S. and Syme, G. (2004) *Gift of Tears: A Practical Approach to Loss and Bereavement in Counselling and Psychotherapy*, 2nd edn. London: Brunner-Routledge.

Leiter, M.P. and Maslach, C. (2005) *Banishing Burnout: Six Strategies for Improving your Relationship*. San Francisco, CA: Jossey-Bass.

Lent, R.W., Hill, C.E. and Hoffman, M.A. (2003) Development and validation of the Counselor Activity Self-Efficacy Scales, *Journal of Counseling Psychology*, 50: 97–108.

Levinson, D.J. (1986) *The Seasons of a Man's Life*. New York: Ballantine.

Levitt, H., Butler, M. and Hill, T. (2006) What clients find helpful in psychotherapy: developing principles for facilitating moment-to-moment change, *Journal of Counseling Psychology*, 53: 314–24.

Lewchanin, S. and Zubrod, L.A. (2001) Choices in life: a clinical tool for facilitating midlife review, *Journal of Adult Development*, 8: 193–6.

Lieberman, M., Yalom, I. and Miles, M. (1973) *Encounter Groups: First Facts*. New York: Basic Books.

Linden, S. and Grut, J. (2002) *The Healing Fields: Working with Psychotherapy and Nature to Rebuild Shattered Lives*. London: Frances Lincoln.

Lindgren, B.-M., Sture, A. and Graneheim, U.H. (2010) Held to ransom: parents of self-harming adults describe their lived experience of professional care and caregivers, *International Journal on Qualitative Studies of Health and Well-being*, 5: 1–10.

Loewenstein, G.F., Weber, E.U., Hsee, C.K. and Welch, N. (2001) Risk as feeling, *Psychological Bulletin*, 127: 267–86.

Luborsky, L., Barber, J.P. and Diguer, L. (1992) The meanings of narratives told during psychotherapy: the fruits of a new observational unit, *Psychotherapy Research*, 2: 277–90.

Luborsky, L., Popp, C., Luborsky, E. and Mark, D. (1994) The core conflictual relationship theme, *Psychotherapy Research*, 4: 172–83.

Lukas, C. and Seiden, H.M. (2007) *Silent Grief: Living in the Wake of Suicide*, 2nd edn. London: Jessica Kingsley.

MacCormack, T., Simonian, J., Lim, J., Remond, L., Roets, D., Dunn, S. and Butow, P. (2001) 'Someone who cares': a qualitative investigation of cancer patients' experiences of psychotherapy, *Psycho-Oncology*, 10: 52–65.

Machin, L. (2008) *Working with Loss and Grief: A New Model for Practitioners*. London: Sage Publications.

Madigan, S. (1999) Inscription, description and deciphering chronic identities. In I. Parker (ed.) *Deconstructing Psychotherapy*. London: Sage Publications.

Mahrer, A.R., Gagnon, R., Fairweather, D.R., Boulet, D.B. and Herring, C.B. (1994) Client commitment and resolve to carry out postsession behaviors, *Journal of Counseling Psychology*, 41: 407–44.

Mair, J.M.M. (1977) The community of self. In D. Bannister (ed.) *New Perspectives in Personal Construct Theory*. London: Academic Press.

Maisel, R., Epston, D. and Borden, A. (2004) *Biting the Hand that Starves you: Inspiring Resistance to Anorexia/Bulimia*. New York: W.W. Norton and Company.

Maiter, S., Palmer, S. and Manji, S. (2006) Strengthening social worker–client relationships in child protective services: addressing power imbalances and 'ruptured' relationships, *Qualitative Social Work*, 5: 161–86.

Mallon, B. (2010) *Working with Bereaved Children and Young People*. London: Sage Publications.

Maslach, C. and Leiter, M.P. (1997) *The Truth about Burnout: How Organizations Cause Personal Stress and What to Do about It*. San Francisco, CA: Jossey-Bass.

McAdams, D. (2000) *The Person*, 3rd edn. New York: Harcourt.

McAdams, D.P. (1993) *The Stories We Live By: Personal Myths and the Making of the Self*. New York: William Murrow.

McCluskey, G., Lloyd, G., Kane, J., Riddell, S., Stead, J. and Weedon, E. (2008) Can restorative practices in schools make a difference? *Educational Review*, 60: 405–17.

McGoldrick, M. (1998) Belonging and liberation: finding a place called 'home'. In M. McGoldrick (ed.) *Re-visioning Family Therapy: Race, Culture and Gender in Clinical Practice*. New York: Guilford Press.

McLellan, J. (1991) Formal and informal counselling help: students' experiences, *British Journal of Guidance and Counselling*, 19: 149–58.

McLeod, J. (1990) The client's experience of counselling and psychotherapy: a review of the research literature. In D. Mearns and W. Dryden (eds) *Experiences of Counselling in Action*. London: Sage Publications.

McLeod, J. (1997a) Listening to stories about health and illness: applying the lessons of narrative psychology. In I. Horton *et al.* (eds) *Counselling and Psychology for Health Professionals*. London: Sage Publications.

McLeod, J. (1997b) *Narrative and Psychotherapy*. London: Sage Publications.

McLeod, J. (1999) Counselling as a social process, *Counselling*, 10: 217–22.

McLeod, J. (2003) *Doing Counselling Research*, 2nd edn. London: Sage Publications.

McLeod, J. (2004a) The significance of narrative and storytelling in postpsychological counseling and psychotherapy. In A. Lieblich, D. McAdams and R. Josselson (eds) *Healing Plots: The Narrative Basis of Psychotherapy*. Washington, DC: American Psychological Association.

McLeod, J. (2004b) Social construction, narrative and psychotherapy. In L. Angus and J. McLeod (eds) *The Handbook of Narrative and Psychotherapy: Practice, Theory and Research*. Thousand Oaks, CA: Sage Publications.

McLeod, J. (2005) Counseling and psychotherapy as cultural work. In L.T. Hoshmand (ed.) *Culture, Psychotherapy and Counseling: Critical and Integrative Perspectives*. Thousand Oaks, CA: Sage Publications.

McLeod, J. (2009) *An Introduction to Counselling*, 4th edn. Maidenhead: Open University Press.

McMillan, D.W. (2006) *Emotion Rituals: A Resource for Therapists and Clients*. London: Routledge.

McNeill, B.W. and Worthen, V. (1989) The parallel process in psychotherapy supervision, *Professional Psychology: Research and Practice*, 20: 329–33.

Mead, N., MacDonald, W., Bower, P., Lovell, K., Richards, D., Roberts, C. and Bucknall, A. (2006) The clinical effectiveness of guided self-help versus waiting-list control in the management of anxiety and depression: a randomized controlled trial, *Psychological Medicine*, 36: 1633–44.

Mearns, D. (1997) *Person-centred Counselling Training*. London: Sage Publications.

Mearns, D. and Cooper, M. (2005) *Working at Relational Depth in Counselling and Psychotherapy*. London: Sage Publications.

Mearns, D. and Thorne, B. (2007) *Person-centred Counselling in Action*, 3rd edn. London: Sage Publications.

Meichenbaum, D. (1994) *Treating Post-traumatic Stress Disorder: A Handbook and Practical Manual for Therapy*. Chichester: Wiley.

Menchola, M., Arkowitz, H.S. and Burke, B.L. (2007) Efficacy of self-administered treatments for depression and anxiety, *Professional Psychology: Research and Practice*, 38: 421–9.

Menzies, I. (1959) A case-study in the functioning of social systems as a defence against anxiety: a report on a study of the nursing service of a general hospital, *Human Relations*, 13: 95–121.

Menzies Lyth, I. (1988) *Containing Anxiety in Institutions: Selected Essays*. London: Free Association.

Menzies Lyth, I. (1989) *The Dynamics of the Social: Selected Essays*. London: Free Association.

Merry, T. (2002) *Learning and Being in Person-centred Counselling*, 2nd edn. Hay-on-Wye: PCCS Books.

Miller, R.B. (2004) *Facing Human Suffering: Psychology and Psychotherapy as Moral Engagement.* Washington, DC: American Psychological Association.

Miller, W.R. and Rollnick, S. (2002) *Motivational Interviewing: Preparing People for Change,* 2nd edn. New York: Guilford Press.

Milne, D.L. (1999) *Social Therapy: A Guide to Social Support Interventions for Mental Health Practitioners.* Chichester: Wiley.

Milne, D.L. and Mullin, M. (1987) Is a problem shared a problem shaved? An evaluation of hairdressers and social support, *British Journal of Clinical Psychology,* 26: 69–70.

Mirsalimi, H. (2010) Perspectives of an Iranian psychologist practicing in America, *Psychotherapy Theory: Research, Practice, Training,* 47: 151–61.

Moleski, S.M. and Kiselica, M.S. (2005) Dual relationships: a continuum ranging from the destructive to the therapeutic, *Journal of Counseling and Development,* 83: 3–11.

Moodley, R. and West, W. (eds) (2005) *Integrating Indigenous Healing Practices into Counselling and Psychotherapy.* London: Sage Publications.

Moore, J. and Roberts, R. (eds) (2010) *Counselling and Psychotherapy in Organisational Settings.* London: Learning Matters.

Morgan, A. (2001) *What is Narrative Therapy? An Easy-to-read Introduction.* Adelaide: Dulwich Centre.

Morrissette, P.J. (2004) *The Pain of Helping: Psychological Injury of Helping Professionals.* London: Routledge.

Morrow-Bradley, C. and Elliott, R. (1986) Utilization of psychotherapy research by practicing psychotherapists, *American Psychologist,* 41: 188–97.

Mynors-Wallis, L. (2001) Problem-solving treatment in general psychiatric practice, *Advances in Psychiatric Treatment,* 7: 417–25.

Neander, K. and Skott, C. (2006) Important meetings with important persons: narratives from families facing adversity and their key figures, *Qualitative Social Work,* 5: 295–311.

Neimeyer, R.A. (2005) Growing through grief: constructing coherence in narratives of loss. In D. Winter and L. Viney (eds) *Advances in Personal Construct Psychotherapy.* London: Whurr.

Neimeyer, R.A. (2006) Complicated grief and the reconstruction of meaning: conceptual and empirical contributions to a cognitive-constructivist model, *Clinical Psychology: Science and Practice,* 13: 141–5.

Neimeyer, R.A., Baldwin, S. and Gillies, J. (2006) Continuing bonds and reconstructing meaning: mitigating complications in bereavement, *Death Studies,* 15: 715–38.

Neimeyer, R.A., Fortner, B. and Melby, D. (2001) Personal and professional factors and suicide intervention skills, *Suicide and Life-Threatening Behavior,* 31: 71–82.

Neimeyer, R.A., Harris, D.L., Winokuer, H.R. and Thornton, G.F. (eds) (2011) *Grief and Bereavement in Contemporary Society: Bridging Research and Practice.* New York: Routledge.

Newman, C.F. (2000) Hypotheticals in cognitive psychotherapy: creative questions, novel answers, and therapeutic change, *Journal of Cognitive Psychotherapy,* 14: 135–47.

Newnes, C., Holmes, G. and Dunn, C. (eds) (1999) *This is Madness: A Critical Look at Psychiatry and the Future of Mental Health Services.* Ross-on-Wye: PCCS Books.

Newnes, C., Holmes, G. and Dunn, C. (eds) (2000) *This is Madness Too: A Further Look at Psychiatry and the Future of Mental Health Services.* Ross-on-Wye: PCCS Books.

Nezu, A.M., Nezu, C.M. and Perri, M.G. (1989) *Problem Solving Therapy for Depression: Theory, Research, and Clinical Guidelines.* New York: Wiley.

Nezu, A.M., Nezu, C.M., Friedman, S.H., Faddis, S. and Houts, P.S. (1998) *Coping with Cancer: A Problem Solving Approach.* Washington, DC: American Psychological Association.

Nichols, K. (2003) *Psychological Care for Ill and Injured People: A Clinical Guide.* Maidenhead: Open University Press.

Norcross, J.C. (2006) Integrating self-help into psychotherapy: 16 practical suggestions, *Professional Psychology: Research and Practice,* 37: 683–93.

Norcross, J.C., Santrock, J.W., Campbell, L.F., Smith, T.P., Sommer, R. and Zuckerman, E.L. (2003) *Authoritative Guide to Self-help Resources in Mental Health,* rev. edn. New York: Guilford Press.

Oatley, K. and Jenkins, J.M. (1996) *Understanding Emotions*. Oxford: Blackwell.

Obholzer, A. and Roberts, V.Z. (eds) (1994) *The Unconscious at Work: Individual and Organizational Stress in the Human Services*. London: Routledge.

O'Connell, B. (1998) *Solution-focused Therapy*. London: Sage Publications.

Omer, H. (1997) Narrative empathy, *Psychotherapy*, 25: 171–84.

Orford, J. (1992) *Community Psychology: Theory and Practice*. Chichester: Wiley.

Page, S. and Wosket, V. (2001) *Supervising the Counsellor: A Cyclical Model*, 2nd edn. Hove: Brunner-Routledge.

Palmer, S. (2002) Suicide reduction and prevention, *British Journal of Guidance and Counselling*, 30: 341–52.

Palmer, S. (ed.) (2001) *Multicultural Counselling: A Reader*. London: Sage Publications.

Pavilanis, S. (2010) *A Life Less Anxious: Freedom from Panic Attacks and Social Anxiety without Drugs or Therapy*. Chicago, IL: Alpen.

Payne, M. (2010) *Couple Counselling: A Practical Guide*. London: Sage Publications.

Pedersen, P.B. (1991) Multiculturalism as a generic approach to counseling, *Journal of Counseling and Development*, 70: 6–12.

Pedersen, P. (1997) The cultural context of the American Counseling Association Code of Ethics, *Journal of Counseling and Development*, 76: 23–8.

Pedersen, P. (2000) *A Handbook for Developing Multicultural Awareness*, 3rd edn. Alexandria, VA: American Counseling Association.

Penn, P. and Frankfurt, M. (1994) Creating a participant text: writing, multiple voices, narrative multiplicity, *Family Process*, 33: 217–32.

Pennebaker, J.W. (1997) *Opening Up: The Healing Power of Expressing Emotions*, rev. edn. New York: Guilford Press.

Peters, H. (1999) Pre-therapy: a client-centered/experiential approach to mentally handicapped people, *Journal of Humanistic Psychology*, 39: 8–29.

Pierce, D. and Gunn, J. (2007) GPs' use of problem solving therapy for depression: a qualitative study of barriers to and enablers of evidence based care, *BMC Family Practice*, 8: 24.

Pilnick, A. (2002) 'There are no rights and wrongs in these situations': identifying interactional difficulties in genetic counselling, *Sociology of Health and Illness*, 24: 66–88.

Pistrang, N. and Barker, C. (1998) Partners and fellow patients: two sources of emotional support for women with breast cancer, *American Journal of Community Psychology*, 26: 439–56.

Pistrang, N., Barker, C. and Humphreys, K. (2010) The contributions of mutual help groups for mental health problems to psychological well-being: a systematic review. In L.D. Brown and S. Wituk (eds) *Mental Health Self-help: Consumer and Family Initiatives*. New York: Springer Verlag.

Platt, D. (2008) Care or control? The effects of investigations and initial assessments on the social worker–parent relationship, *Journal of Social Work Practice*, 22: 301–15.

Pope, K.S. (1991) Dual relationships in psychotherapy, *Ethics and Behavior*, 1: 21–34.

Prilleltensky, I. and Nelson, G.B. (2005) *Community Psychology: In Pursuit of Liberation and Wellbeing*. Basingstoke: Palgrave Macmillan.

Prochaska, J.O. and DiClemente, C.C. (2005) The transtheoretical approach. In J.C. Norcross and M.R. Goldfried (eds) *Handbook of Psychotherapy Integration*, 2nd edn. New York: Oxford University Press.

Prochaska, J.O., Norcross, J.C. and DiClemente, C.C. (1994) *Changing for Good*. New York: William Morrow.

Proctor, G., Cooper, M., Sanders, P. and Malcolm, B. (eds) (2006) *Politicizing the Person-centred Approach: An Agenda for Social Change*. Ross-on-Wye: PCCS Books.

Prouty, G. (2000) Pre-therapy and the pre-expressive self. In T. Merry (ed.) *The BAPCA Reader*. Hay-on-Wye: PCCS Books.

Prouty, G., Van Werde, D. and Portner, M. (2002) *Pre-therapy: Reaching Contact-impaired Clients*. Hay-on-Wye: PCCS Books.

Purton, C. (2005) *Person-centred Therapy: A Focusing-oriented Approach*. London: Sage Publications.

Qian, M., Gao, J., Yao, P. and Rodriguez, M.A. (2009) Professional ethical issues and the development of professional ethical standards in counselling and clinical psychology in China, *Ethics and Behavior*, 19: 290–309.

Quirk, M., Mazor, K., Haley, H., Philbin, M., Fischer, M., Sullivan, K. and Hatem, D. (2008) How patients perceive a doctor's caring attitude, *Patient Education and Counseling*, 72: 359–66.

Randall, R. and Southgate, J. (1980) *Co-operative and Community Group Dynamics*. London: Barefoot Books.

Read, S. (2007) *Bereavement Counselling for People with Learning Disabilities: A Manual to Develop Practice*. London: Quay Books.

Redding, R.E., Herbert, J.D., Forman, E.M. and Gaudiano, B.A. (2008) Popular self-help books for anxiety, depression, and trauma: how scientifically grounded and useful are they? *Professional Psychology: Research and Practice*, 39: 537–45.

Reeves, A., Bowl, R., Wheeler, S. and Guthrie, E. (2004) The hardest words: exploring the dialogue of suicide in the counselling process – a discourse analysis, *Counselling and Psychotherapy Research*, 4: 62–71.

Reid, M. (ed.) (2004) *Counselling in Different Settings: The Reality of Practice*. London: Palgrave Macmillan.

Rennie, D.L. (1994) Clients' defence in psychotherapy, *Journal of Counseling Psychology*, 41: 427–37.

Rennie, D.L. (1998) *Person-centred Counselling: An Experiential Approach*. London: Sage Publications.

Rogers, C.R. (1961) *On Becoming a Person*. Boston, MA: Houghton Mifflin.

Rogers, N. (2000) *The Creative Connection: Expressive Arts as Healing*. Ross-on-Wye: PCCS Books.

Romme, M. and Escher, S. (2000) *Making Sense of Voices: A Guide for Mental Health Professionals Working with Voice Hearers*. London: Mind Publications.

Ronan, K.R. and Kazantis, N. (2006) The use of between-session (homework) activities in psychotherapy, *Journal of Psychotherapy Integration*, 16: 254–9.

Ronnestad, M.H. and Skovholt, T.M. (2001) Learning arena for professional development: retrospective accounts of senior psychotherapists, *Professional Psychology: Research and Practice*, 32: 181–7.

Rothschild, B. (2006) *Help for the Helper: The Psychophysiology of Compassion Fatigue and Vicarious Trauma*. New York: W.W. Norton and Company.

Rowan, J. and Cooper, M. (eds) (1998) *The Plural Self: Multiplicity in Everyday Life*. London: Sage Publications.

Rowe, D. (2003) *Depression: The Way Out of your Prison*, 3rd edn. London: Routledge.

Sachse, R. and Elliott, R. (2002) Process-outcome research on humanistic outcome variables. In D.J. Cain and J. Seeman (eds) *Humanistic Psychotherapies: Handbook of Research and Practice*. Washington, DC: American Psychological Association.

Safran, J.D. (1993) Breaches in the therapeutic alliance: an arena for negotiating authentic relatedness, *Psychotherapy*, 30: 11–24.

Safran, J.D. and Muran, J.C. (2000) Resolving therapeutic alliance ruptures: diversity and integration, *Journal of Clinical Psychology*, 56: 233–43.

Saleebey, D. (2002) *The Strengths Perspective in Social Work Practice*, 3rd edn. New York: Allyn & Bacon.

Salkovskis, P., Rimes, K., Stephenson, D., Sacks, G. and Scott, J. (2006) A randomized controlled trial of the use of self-help materials in addition to standard general practice treatment of depression compared to standard treatment alone, *Psychological Medicine*, 36: 325–33.

Scheel, M.J., Hanson, W.E. and Razzhavaikina, T.I. (2004) The process of recommending homework in psychotherapy: a review of therapist delivery methods, client acceptability, and factors that affect compliance, *Psychotherapy: Theory, Research, Practice, Training*, 41: 38–55.

Scheel, M.J., Seaman, S., Roach, K., Mullin, T. and Mahoney, K.B. (1999) Client implementation of therapist recommendations predicted by client perception of fit, difficulty of implementation, and therapist influence, *Journal of Counseling Psychology*, 46: 308–16.

Schein, E.H. (2004) *Organizational Culture and Leadership*, 3rd edn. San Franciso, CA: Jossey-Bass.

Schoenberg, M. and Shiloh, S. (2002) Hospitalized patients' views on in-ward psychological counseling, *Patient Education and Counseling*, 48: 123–9.

Schut, M. and Stroebe, M. (2005) Interventions to enhance adaptation to bereavement, *Journal of Palliative Medicine*, 8: 140–7.

Scott, M.J. and Stradling, S.G. (2006) *Counselling for Post-traumatic Stress Disorder*, 3rd edn. London: Sage Publications.

Scott, S.G. and Bruce, R.A. (1995) Decision-making style: the development and assessment of a new measure, *Educational and Psychological Measurement*, 55: 818–31.

Seden, J. (2005) *Counselling Skills in Social Work Practice*, 2nd edn. Maidenhead: Open University Press.

Seiser, L. and Wastell, C. (2002) *Interventions and Techniques*. Maidenhead: Open University Press.

Sennett, R. (1998) *Corrosion of Character: The Personal Consequences of Work in the New Capitalism*. New York: W.W. Norton and Company.

Shafran, R., Egan, S.J. and Wade, T.D. (2010) *Overcoming Perfectionism: A Self-help Guide Using Cognitive-behavioural Techniques*. London: Constable & Robinson.

Sheehy, G. (1984) *Passages: Predictable Crises of Adult Life*. New York: Bantam.

Shelton, K. and Delgado-Romero, E.A. (2011) Sexual orientation microaggressions: the experience of lesbian, gay, bisexual, and queer clients in psychotherapy, *Journal of Counseling Psychology*, 58: 210–21.

Shiloh, S., Gerad, L. and Goldman, B. (2006) Patients' information needs and decision-making processes: what can be learned from genetic counselees? *Health Psychology*, 25: 211–19.

Shoaib, K. and Peel, J. (2003) Kashmiri women's perceptions of their emotional and psychological needs, and access to counselling, *Counselling and Psychotherapy Research*, 3: 87–94.

Silove, D. and Manicavasagar, V. (1997) *Overcoming Panic: A Self-help Guide using Cognitive-behavioural Techniques*. London: Constable & Robinson.

Silverstone, L. (1997) *Art Therapy: The Person-centred Way*, 2nd edn. London: Jessica Kingsley.

Singer, J. and Blagov, P. (2004) Self-defining memories, narrative identity and psychotherapy: a conceptual model, empirical investigation and case report. In L.E. Angus and J. McLeod (eds) *Handbook of Narrative and Psychotherapy*. Thousand Oaks, CA: Sage Publications.

Skibbins, D. (2007) *Becoming a Life Coach: A Complete Workbook for Therapists*. London: New Harbinger.

Skovholt, T.M. (2008) *The Resilient Practitioner: Burnout Prevention and Self-care Strategies for Counselors, Therapists, Teachers, and Health Professionals*, 2nd edn. New York: Allyn & Bacon.

Skovholt, T.M. and Jennings, L. (2004) *Master Therapists: Exploring Expertise in Therapy and Counseling*. New York: Allyn & Bacon.

Small, N. (2001) Theories of grief: a critical review. In J. Hockey, J. Katz and N. Small (eds) *Grief, Mourning and Death Ritual*. Maidenhead: Open University Press.

Sori, C.F. and Hecker, L.L. (eds) (2008) *The Therapist's Notebook Volume 3: More Homework, Handouts, and Activities for Use in Psychotherapy*. New York: Routledge.

Stadler, H.A. (1986) Making hard choices: clarifying controversial ethical issues, *Counseling and Human Development*, 19: 1–10.

Stein, T., Frankel, R.M. and Krupat, E. (2005) Enhancing clinician communication skills in a large healthcare organization: a longtitudinal case study, *Patient Education and Counseling*, 58: 4–12.

Stewart, I. and Joines, V. (1987) *TA today: A New Introduction to Transactional Analysis*. Nottingham: Lifespace Publishing.

Stiles, W.B. (1999) Signs and voices in psychotherapy, *Psychotherapy Research*, 9, 1–21.

Stokes, A. (2001) Settings. In S. Aldridge and S. Rigby (eds) *Counselling Skills in Context*. London: Hodder & Stoughton.

Stone, H. and Stone, S. (1993) *Embracing your Inner Critic: Turning Self-criticism into a Creative Asset*. New York: Harper.

Stroebe, M.S. and Schut, H.W. (1999) The dual process model of coping with bereavement: rationale and description, *Death Studies*, 23: 197–224.

Stroebe, W., Schut, H. and Stroebe, M. (2005) Grief work, disclosure and counselling: do they help the bereaved? *Clinical Psychology Review*, 25: 395–414.

Strong, T. and Zeman, D. (2010) Dialogic considerations of confrontation as a counseling activity: an examination of Allen Ivey's use of confronting as a microskill, *Journal of Counseling and Development*, 88: 332–9.

Sue, D.W., Capodilupo, C.M., Torino, G.C., Bucceri, J.M., Holder, A.M. B., Nadal, K.L. and Esquilin, M. (2007) Racial microaggressions in everyday life: implications for clinical practice, *American Psychologist*, 62: 271–86.

Sugarman, L. (2004) *Counselling and the Life Course*. London: Sage Publications.

Sugarman, L. (2009) Life course as a meta-model for counselling psychology. In R. Woolfe, S. Strawbridge, B. Douglas and W. Dryden (eds) *Handbook of Counselling Psychology*, 3rd edn. London: Sage Publications.

Syme, G. (2003) *Dual Relationships in Counselling and Psychotherapy*. London: Sage Publications.

Talmon, S. (1990) *Single Session Therapy: Maximising the Effect of the First (and often only) Therapeutic Encounter*. San Francisco, CA: Jossey-Bass.

Thompson, C. and Jenal, S. (1994) Interracial and intraracial quasi-counselling interactions: when counselors avoid discussing race, *Journal of Counseling Psychology*, 41: 484–91.

Timulak, L. (2011) *Developing your Counselling and Psychotherapy Skills and Practice*. London: Sage Publications.

Tolan, J. (2003) *Skills in Person-centred Counselling and Therapy*. London: Sage Publications.

Trower, P. (1979) Fundamentals of interpersonal behavior: a social-psychological perspective. In A.M. Bellack and M. Hersen (eds) *Research and Practice in Social Skills Training*. New York: Plenum Press.

Trower, P. (1988) *Cognitive-behavioural Counselling in Action*. London: Sage Publications.

Trower, P., Bryant, B. and Argyle, M. (1978) *Social Skills and Mental Health*. London: Methuen.

Tuckwell, G. (2001) 'The threat of the Other': using mixed quantitative and qualitative methods to elucidate racial and cultural dynamics in the counselling process, *Counselling and Psychotherapy Research*, 1: 154–62.

Twentyman, C.T. and McFall, R.M. (1975) Behavioral training of social skills in shy males, *Journal of Consulting and Clinical Psychology*, 43: 384–95.

Uhernik, J.A. and Husson, M.A. (2009) Psychological first aid: an evidence informed approach for acute disaster behavioral health response. In G.R. Walz (ed.) *Compelling Counseling Interventions*. Alexandria, VA: American Counseling Association.

Ungar, M., Barter, K., McConnell, S.M., Tutty, L.M. and Fairholm, J. (2009) Patterns of abuse disclosure among youth, *Qualitative Social Work*, 8: 341–56.

Vanaerschot, G. (1993) Empathy as releasing several micro-processes in the client. In D. Brazier (ed.) *Beyond Carl Rogers*. London: Constable.

Varley, R., Webb, T.L. and Sheeran, P. (2011) Making self-help more helpful: a randomized controlled trial of the impact of augmenting self-help materials with implementation intentions on promoting the effective self-management of anxiety symptoms, *Journal of Consulting and Clinical Psychology*, 79: 123–28.

Walter, T. (1999a) A new model of grief: bereavement and biography, *Mortality*, 1: 7–25.

Walter, T. (1999b) *On Bereavement: The Culture of Grief*. Maidenhead: Open University Press.

Warren, B. (ed.) (1993) *Using the Creative Arts in Therapy*, 2nd edn. London: Routledge.

Weaks, D. (2002) Unlocking the secrets of 'good' supervision, *Counselling and Psychotherapy Research*, 2: 33–9.

Weaks, D., McLeod, J. and Wilkinson, H. (2006) Dementia, *Therapy Today*, 17: 12–15.

Weiser, J. (1999) *PhotoTherapy Techniques: Exploring the Secrets of Personal Snapshots and Family Albums*, 2nd edn. Vancouver, BC: PhotoTherapy Centre Press.

Wells, D. (2011) The value of pets for human health, *The Psychologist*, 24: 172–6.

Wertheimer, A. (2001) *A Special Scar: The Experiences of People Bereaved by Suicide*, 2nd edn. London: Routledge.

Westbrook, D., Kennerley, H. and Kirk, J. (2007) *An Introduction to Cognitive Behaviour Therapy: Skills and Applications*. London: Sage Publications.

Wheeler, S. (ed.) (2006) *Difference and Diversity in Counselling: Contemporary Psychodynamic Approaches*. Basingstoke: Palgrave Macmillan.

Wheeler, S. and Richards, K. (2007) *The Impact of Clinical Supervision on Counsellors and Therapists, their Practice and their Clients: A Systematic Review of the Literature*. Lutterworth: BACP.

White, C. and Hales, J. (eds) (1997) *The Personal is the Professional: Therapists Reflect on their Families, Lives and Work*. Adelaide: Dulwich Centre Publications.

White, G.L. and Taytroe, L. (2003) Personal problem-solving using dream incubation: dreaming, relaxation, or waking cognition? *Dreaming*, 13: 193–209.

White, M. (1997) *Narratives of Therapists' Lives*. Adelaide: Dulwich Centre Publications.

White, M. (1998) Saying hullo again: the incorporation of the lost relationship in the resolution of grief. In C. White and D. Denborough (eds) *Introducing Narrative Therapy: A Collection of Practice-based Writings*. Adelaide: Dulwich Centre Publications.

White, M. and Epston, D. (1990) *Narrative Means to Therapeutic Ends*. New York: W.W. Norton and Company.

White, V.E., McCormack, L.J. and Kelly, B.L. (2003) Counseling clients who self-injure: ethical considerations, *Counseling and Values*, 47: 220–9.

Wigrem, J. (1994) Narrative completion in the treatment of trauma, *Psychotherapy*, 31: 415–23.

Willi, J. (1999) *Ecological Psychotherapy: Developing by Shaping the Personal Niche*. Seattle, WA: Hogrefe & Huber.

Williams, G. (1984) The genesis of chronic illness: narrative re-construction, *Sociology of Health and Illness*, 6: 175–200.

Williams, M. (1997) *Cry of Pain: Understanding Suicide and Self-harm*. London: Penguin.

Williams, M. and Winslade, J. (2011) Co-authoring new relationships at school through narrative mediation, *New Zealand Journal of Counselling*, 30: 62–74.

Williams, M., Teasdale, J., Segal, Z. and Kabat-Zinn, J. (2007) *The Mindful Way through Depression: Freeing yourself from Chronic Unhappiness*. New York: Guilford Press.

Wills, F. (1997) *Cognitive Therapy*. London: Sage Publications.

Wills, T.A. (1982) Nonspecific factors in helping relationships. In T.A. Wills (ed.) *Basic Processes in Helping Relationships*. New York: Academic Press.

Worden, W. (2001) *Grief Counselling and Grief Therapy: A Handbook for the Mental Health Practitioner*. London: Brunner/Routledge.

Wortman, C.B. and Silver, R.C. (1989) The myths of coping with loss, *Journal of Consulting and Clinical Psychology*, 57: 349–57.

Wosket, V. (2006) *Egan's Skilled Helper Model*. London: Routledge.

Yalom, I. (2002) *The Gift of Therapy: Reflections on Being a Therapist*. London: Piatkus.

Yalom, I. (2006) *The Schopenhauer Cure*. London: Harper.

Yalom, I. (2008) *Staring at the Sun: Being at Peace with your own Mortality: Overcoming the Terror of Death*. London: Piatkus.

Yalom, I.D. (2005) *Theory and Practice of Group Psychotherapy*, 4th edn. New York: Basic Books.

Yip, K. (2005) A strengths perspective in working with an adolescent with depression, *Psychiatric Rehabilitation Journal*, 28: 362–9.

Yip, K. (2006) A strengths perspective in working with an adolescent with self-cutting behaviors, *Child and Adolescent Social Work Journal*, 23: 134–42.

Zuckerman, E. (2003) Finding, evaluating, and incorporating internet self-help resources into psychotherapy practice, *Journal of Clinical Psychology*, 59: 217–25.

索 引

注：此处页码为原版书页码。

图书在版编目(CIP)数据

心理咨询技巧：心理咨询师和助人专业人员实践指南：第二版/(英)约
翰·麦克劳德(John McLeod)著；谢晓丹译. —上海：上海社会科学院出版
社,2016

书名原文：Counselling Skills：A practical guide for counsellors and
helping professionals，2nd Edition

ISBN 978 - 7 - 5520 - 1444 - 0

Ⅰ.①心⋯　Ⅱ.①约⋯　②谢⋯　Ⅲ.①心理咨询—咨询服务—指南
Ⅳ.①R395.6 - 62

中国版本图书馆 CIP 数据核字(2016)第 153657 号

**心理咨询技巧：心理咨询师和助人专业人员
实践指南：第二版**

作　　者：(英)约翰·麦克劳德,(英)朱莉娅·麦克劳德
译　　者：谢晓丹
责任编辑：杜颖颖
封面设计：黄婧昉
出版发行：上海社会科学院出版社
　　　　　上海顺昌路 622 号　邮编 200025
　　　　　电话总机 021 - 63315900　销售热线 021 - 53063735
　　　　　http://www.sassp.org.cn　E-mail:sassp@sass.org.cn
排　　版：南京展望文化发展有限公司
印　　刷：上海信老印刷厂
开　　本：720×1020 毫米　1/16 开
印　　张：25.75
插　　页：1
字　　数：360 千字
版　　次：2016 年 7 月第 1 版　　2020 年 9 月第 2 次印刷

ISBN 978 - 7 - 5520 - 1444 - 0/R · 033　　　定价：79.80 元